스포츠 재활운동의 실제

栗山節郎 편저

(사) 한국선수트레이너 협회 옮김

ATHLETIC REHABILITATION

영 문 출 판 사

■ 옮긴이
장 명 재　경희대학교 체육대학원 교수, (사) 한국선수트레이너협회 자문이사
노 호 성　경희대학교 체육대학교 교수, (사)한국선수트레이너협회 국제이사
김 효 철　중국요녕 중위학원 객원교수, (사)한국선수트레이너협회 교육이사
성 기 석　경희대학교 체육대학원 겸임교수, (사)한국선수트레이너협회 사무총장

**新・アスレチック・
リハビリテーションの實際**　編著　栗山節郎

스포츠 재활운동의 실제

2006년 9월 20일 초판인쇄
2006년 9월 27일 초판 발행

편저자: 栗山節郎
옮긴이 : (사) 한국선수트레이너 협회
발행인 : 박 병 조
발행처 : 도서출판 영문출판사
등 록 : 1987년 12월 21일 제2-419호
주 소 : 서울시 강남구 삼성동 69-1
전 화 : (02)514-5590, 776-5590
팩 스 : (02)756-8943
E-mail : yeongmunsa@empal.com
정 가 : 18,000원
ISBN 89-7224-131-8 93510

스포츠 재활운동의 실제

역자 서문

Practic of Athletic Rehabilitation은 스포츠 경기현장에서 발생하는 다양한 부상에 대한 적절한 응급처치와 운동치료를 통해 선수를 빠르게 스포츠 현장으로 복귀시키기 위한 운동 재활 치료의 최신 정보를 담고 있는 전문 교재로 관련 분야에 종사하는 지도자 또는 전공분야 학생들에게도 좋은 정보를 제공할 훌륭한 참고서가 될 것입니다.

제Ⅰ부에서는 재활치료의 기초지식을 상세히 다루고 있으며, 제Ⅱ부에서는 스포츠 훈련, 제Ⅲ부에서는 부위 · 질환별 재활치료, 제Ⅳ부에서는 특수한 재활치료까지 자세하게 소개하고 있으므로 관련분야의 전문인이 아니라도 스포츠에 관심 있는 사람이면 누구나 읽고 활용할 수 있도록 구성된 최고의 지침서가 될 것입니다. 그리고 본서를 편저한 쿠리야마 세스로(栗山節郎)는 南江堂 출판사를 통하여 이 분야와 관련된 전문서적을 9권이나 출판한 스포츠 정형외과 분야의 전문가이기도 합니다.

본 역서가 지난번에 출판한 스포츠 임상 병리학과 함께 폭넓게 사용되어 지길 진심으로 바라며 출판에 많은 도움을 아끼지 않으신 영문출판사 박병조 사장님과 임직원 여러분들께 진심으로 감사를 드립니다. 아울러 우리나라의 Athletic Training 제도의 정착과 발전을 기원하는 모든 분들과 독일 월드컵에서 최선을 다하여 투혼을 발휘한 우리 태극전사들에게도 힘찬 성원과 격려의 박수를 보내드립니다.

2006년 6월
역자 일동

서 문

난코도(南江堂) 출판사를 통하여 "스포츠 정형외과" 관련 서적을 나의 저서로서 출간한지 16년이 지났다. 나의 저서는 『테이핑의 실제(1984년)』, 『스트레칭의 실제(1986년)』, 『아슬레틱 리허빌리테이션의 실제(1988년)』, 『스포츠맨의 운동치료(1990년)』, 『아슬레틱 마사지의 실제(1993년)』, 『최신 테이핑의 실제(1996년)』, 『아슬레틱 트레이닝의 실제(1998년)』, 『최신 스트레칭의 실제(1999년)』의 8권이다.

16년간을 일본에서의 "스포츠 정형외과"의 발전과 함께 되돌아본다. 1980년대의 전반기에는 일본에 "스포츠 의학" 또는 "스포츠 정형외과" 등의 용어가 미국으로부터 도입된 시기였는데 그 당시는 일반 의사, 의료 스탭, 스포츠 애호가 및 지도자 사이에서도 이에 대한 인식이 낮았었다. 1980년대 후반부터는 특히 경기 스포츠 분야에서 슬 전방십자인대 손상 등이 급증하였기 때문에 "경기 복귀를 위한 스포츠 의학"의 필요성이 인식되었고 거듭 재활의학 기술의 근력 강화이론을 응용한 스포츠 트레이닝, 지구력 강화 또는 에어로빅 이론을 응용한 마라톤의 강화 등 "승리하기 위한 스포츠 의학"이 인식되어 왔다. 한편으로는 일반 국민의 "건강 지향성"으로부터 에어로빅스 댄스 등의 시민 스포츠가 성행하게 되었고 뇌졸중이나 골절로 병석에 계속 누워 있게 된다는 "노후 불안" 때문에 "건강을 위한 스포츠 의학"의 필요성이 인식되어 왔다. 결국, 스포츠 의학은 일부의 경기자에게만 필요한 것이 아니라 건강을 희망하는 모든 국민에게 필요한 지식이며 실천적 기술이기도 하다.

한편 재활의학은 현대의 고령화 사회에서는 중요한 의학이고 "환자를 사회에 복귀시킨다"라는 현실적 목적으로부터 병원과 실사회를 연결하는 실천적 치료의학으로 발전했다. 또한 정형외과 치료로는 수술치료와 아울러 보존적 치료는 중요한 것이며 "수술의 성적도 재활치료 나름"이라고까지 인식되어 있다. 특히 "스포츠 정형외과"는 트레이닝도 포함하여 대부분이 재활치료라 해도 좋을 정도이다.

스포츠에서는 건전한 선수가 하고 있는 트레이닝과 손상이 있는 환자가 하고 있는 재활치료와는 그 원리에서는 "인간의 적응성이라는 트레이닝 능력을 이용하고 있다"라는 점에서 동일하다. 대상으로 하는 사람이 평균 이상의 체력을 갖고 있는 경우는 트레이닝이고 일부라도 손상 때문에 평균 이하면 재활치료이다. 이와 같이 생각하면 재활치료야말로 정형외과나 스포츠 트레이닝의 원점이다라고도 말할 수 있다.

이러한 "정형외과 → 재활치료 → 트레이닝 → 스포츠 복귀"라는 "스포츠 정형외과"의 치료의 순서를 스포츠 지도자, 경기자 및 스포츠 애호가의 여러 분께서도 이해하기를 바라면서 상기의 스포츠 정형외과 관련 서적을 저술하였다.

이 책은 1988년에 저술한 『아슬레틱 리허빌리테이션의 실제』를 그 동안의 스포츠 의학의 발전된 부분을 도입하여 신판으로 출판한 것이다. 최근에는 "슬인대 손상"과 "투구견(投球肩)"에 관한 연구가 진척되어 있으며 서양의 스포츠 정형외과의 잡지 내용도 대부분이 이 두 가지에 대한 것이다. 특히 "슬 전십자 인대 손상의 수술과 재활치료의 연구 그 자체가 스포츠 정형외과의 발전이다"라고까지 말할 수 있다. 그래서 슬인대 손상에 대해서는 가와지마 토시오 씨(일본 코칸 병원 리허빌리테이션과 주임)에게, 투구 견에 대해서는 와타나베 미끼히코 씨(일본 코칸 병원 리허빌리테이션과 의사장)에게 집필을 분담시켜 추가하였다. 또한 생리학의 용어 또는 질환 명칭에 대한 "용어해설"을 첨부하여 독자의 편의를 도모하였다.

이 책의 출간에 협력해 주신 구판의 사진모델 이하라 히로코 씨(아쿠아스파 소속), 코다마 미나코 씨(같은 소속), 혼마 아케미 씨, 신판의 사진모델 야마 사치 씨, 촬영 장소를 제공해 주신 일본 코칸 병원, 촬영기사 아라이 마모루 씨, 난코도의 이소마에 가즈미 씨, 그 밖에 많은 분들에게 감사 드린다.

2000년 11월

栗山節郎

목 차

제 I 부 재활치료의 기초지식

9 아슬레틱 · 테이핑(athletic taping) 87

10 장구, 코르셋, 서포터 92

11 아슬레틱 마사지(athletic massage) 106

제 II 부 스포츠 훈련

1 스포츠 훈련의 원리 112

제 III 부 부위 · 질환별 재활치료

제 IV 부 특수한 재활치료

I

재활치료의 기초지식

1 운동적 재활치료의 필요성

A ▮ 의학적 재활치료(medical rehabilitation)

재활치료는 "전 인간적 복권"이라 이해되고 상실된 기능을 회복 또는 대상시키는 것을 말하며 그 인간의 "인간답게 살아가는 능력의 회복"을 목적으로 하는 임상의학이다. 종전의 임상의학은 내과, 외과, 정형외과 등 장기 단위로 분류하여 그 장기의 기능(식물적 기능)을 회복시키는 것을 목적으로 하고 있다. 재활치료는 이들을 종합적으로 파악한 "인간으로의 능력"의 회복을 지향하고 있으며 구체적으로는 "자기 자신의 의사로 이동"하고 "자기 자신의 의사로 손을 사용하는" 능력을 회복시키는 것을 목적으로 한다.

따라서 재활치료의 범위는 골 관절 등의 운동기관의 손상뿐만 아니라 뇌 신경질환, 심장질환, 내과적 질환(당뇨병 등), 정신질환 등 거의 모든 임상질환을 대상으로 하고 있다.

B ▮ 운동적 재활치료(athletic rehabilitation)

재활치료 중에서 특히 "스포츠 손상"에 대한 재활치료는 "스포츠 활동으로의 복귀"라는 현실적이고 동시에 고도의 능력을 목표로 하기 때문에 운동적(또는 스포츠) 재활치료라 부르고 병원 내에서만 시행하는 의학적 재활치료 보다 더욱 범위를 넓혀 실제의 스포츠 현장에 직접 연결할 수 있는 역할을 갖는다.

운동적 재활치료는 기본적으로는 "운동기관 질환"의 재활치료이지만 몇 가지 점에서 특징이 있다.

1) **목표의 차이** : 일반적인 의학적 재활치료의 목표는 "그 사람의 일상생활

활동(activity of daily living: ADL)의 확보"이며 구체적으로는 "걷는다, 먹는다, 배설한다" 등의 능력이지만 스포츠선수에서는 더욱 높은 수준으로 신체 운동기능을 회복하여 스포츠 활동에 복귀하는 일이다.

2) 출발의 차이 : 원래 스포츠선수에서는 체력수준(근력, 평형력, 지구력 등)이 매우 높은 수준에 있기 때문에 건전한 측의 사지에 의한 대치(substitution)가 가능하고 재활 훈련을 많이 해도 잘 피로해지지 않으며 또한 그 효과가 크고 회복이 빠르다.

3) 의욕과 의식의 차이 : 스포츠선수에서는 스포츠 복귀에 대한 의욕이 매우 강하여 재활치료에 대한 의식과 의욕이 매우 높다. 반대로 의욕이 지나치게 강하여 훈련이 과다하게 되는 경우도 많으므로 주의가 필요하다.

4) 조기 시작의 필요성 : 치료기간이 장기간에 걸치면 기능이 회복되더라도 운동 팀 내에서의 자신의 포지션이 없어져 버리는 경우도 있다. 따라서 스포츠로 조기 복귀를 지향하여 일반인 보다도 조기에 재활치료를 안전한 범위에서 시작할 필요가 있다. 그러나 사람을 동물로서 파악하면 손상의 치유기능이나 기간은 같은 연령이면 선수와 일반인과는 거의 같다. 이 때문에 손상의 치유가 완성되기 전에 근력이 회복되어 "달릴 수 있게" 되는 일이 많아 이 상태에서 스포츠에 참여하여 다시 손상을 입는 경우가 많다. 의료진으로서는 이 "손상의 치유기능과 기간"에 대해서 환자에게 충분히 설명하고 납득시켜 너무 빠른 스포츠 복귀는 삼가도록 해야 한다. 그리고 이 기간에 운동적 재활치료를 충분히 시키는 것이 중요하다.

5) 재발의 가능성 : 같은 스포츠 종목에 복귀한 경우에는 같은 손상을 입을 가능성이 높다. 따라서 손상 이전보다도 더 국소 및 전신의 체력을 높여 둘 필요가 있다.

6) 팀의 이해가 필요 : 조기의 복귀를 도모하려면 의료진과 환자 사이뿐만 아니라 그 가족, 팀의 동료, 코치 등의 현장에서의 이해와 협력이 필요하며 이에 의해서 100%까지 회복하지 않아도 안전한 범위에서의 스포츠 참여를 기대할 수 있다.

2 스포츠 손상과 응급처치

A ▌스포츠 외상과 장애

스포츠를 함으로써 전신의 기능이 향상되고 건강한 상태가 되는 것을 "스포츠 효과"라 부른다. 그러나 반대로 스포츠에 의하여 나쁜 효과가 나타날 때는 "스포츠 손상"이라 부른다.

스포츠 손상은 1회 또는 한정된 횟수의 외력으로 손상이 생긴 "스포츠 외상(injury)(염좌, 골절 등)"과 어느 사이에 어쩐지 건강상태가 나빠졌다는 "스포츠 장애(disorder)(만성의 요통, 슬관절통 등)"로 나누면 생각하기 쉽다.

어느 것이든 급성기의 안정을 필요로 하는 기간이 지나면 재활치료가 필요한 시기가 된다.

B ▌RICE(라이스) 처치와 고정

상처가 없는(출혈이 없는) 외상(염좌, 타박 등)에 대한 일반적인 응급처치의 원칙은 "RICE 치료"이다. RICE란 rest(안정), icing(얼음 냉각), compression(압박), elevation(거상)의 머리문자를 따서 기억하기 쉽도록 명명되어 있다. 또한 RICE 처치와 함께 F: fixation(고정)도 중요하다.

RICE 치료를 즉각 시행할 수 있도록 경기나 연습 시에는 반드시 얼음과 양동이에 넣은 물 및 붕대, 테이프, 가제 등을 준비해 둔다.

1 Rest(안정) : R

어떠한 작은 외상이라도 일단 발생하면 반드시 경기를 쉬도록 하여 상태를 관찰해야 한다. 이것은 외상을 입은 부분을 휴식시켜 회복을 도모하는 것과 팀 닥터, 트레이너, 코치 등이 환부를 잘 관찰하여 응급조치를 할 시간이 필요하기 때문이며 또한 스포츠 심리학적으로는 "부상을 당했다"라는 심리적 쇼크를 받은 선수의 마음을 편안하게 할 시간도 필요하기 때문이다.

이 심리적 쇼크가 클 때에는 선수를 경기장 밖으로 내보내서 경기의 장소로부터 격리시켜 쉬게 하는 배려도 필요하다.

2 Icing(얼음 냉각) : I

환부의 냉각에는 얼음, 물, 아이스 팩, 콜드 스프레이 등을 사용한다. 이것은 냉각에 의해서 환부의 모세혈관을 수축시켜 출혈을 억제하고 종창을 방지할 목적으로 사용한다. 또한 냉각에 의해서 진통, 진정, 진경 작용을 얻을 수 있기 때문에 근육의 경련 시에도 효과가 있다.

환부의 내출혈이 많으면 이 혈액을 자연 흡수하는 데에 수일에서 수 주일이나 걸리므로 이 동안에는 충분한 경기를 할 수 없다. 따라서 외상이 발생하면 우선 "붓지 않도록" 주의를 기울여야 하며 특히 손, 발 또는 얼굴 등의 피하조직이 얇은 부위는 종창이 퍼지므로 각별한 주의를 요한다.

우선 부상 후 즉시 비닐 봉지에 넣은 얼음을 환부에 댄다(그림 1-a), 얼음물이 들어간 양동이에 환부를 담근다(그림 1-b) 등의 처치를 하여 환부가 저릴 때까지(5~15분) 냉각하고 몇 분간 쉰 다음 다시 냉각한다. 그리고 냉각 용구는 시중에서 판매되고 있다(그림 2). 일반적으로 부상 후 2~3일간은 냉각하는 것이 좋다. 그 후는 가벼운 외상이라면 오히려 약간 따스하게 하여 내출혈의 자연 흡수를 촉진시키고 적극적으로 재활치료를 한다. 또한 부상 후에 재활치료 운동이나 스포츠 활동 후에 부어 오르는 경우가 많으나 이 경우도 24시간 강력히 냉각하면 효과가 있다.

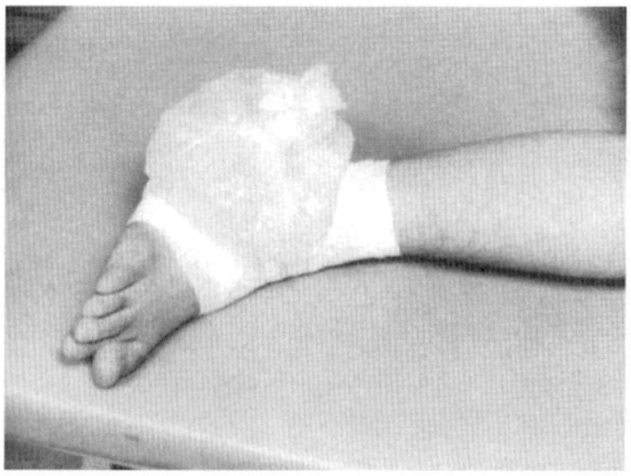

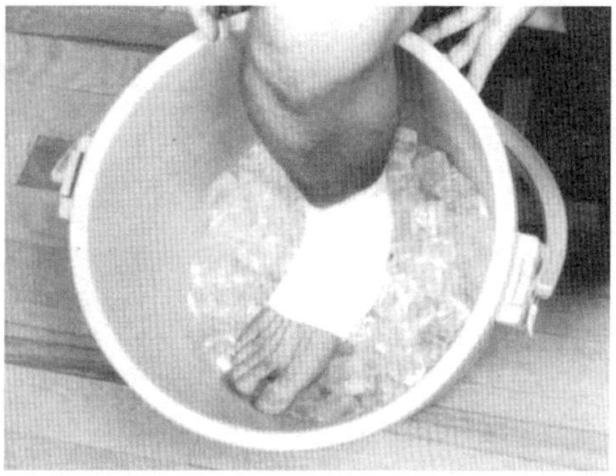

그림 1 icing: 얼음을 넣은 비닐 봉지(a)와 얼음물을 넣은 양동이(b) a | b

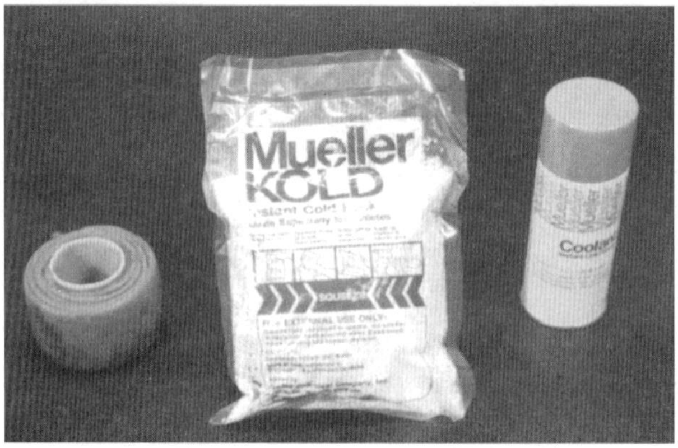

그림 2 냉각 용구

3 Compression(압박) : C

환부를 테이프나 붕대로 압박하여 내출혈을 억제한다.

환부를 중심으로 상하로 넓게 붕대나 테이프를 감아서 압박한다(그림 3). 너무 지나치게 강하게 압박하면 신경이나 굵은 혈관을 압박하기 때문에 환부보다 앞부분(말초 측)이 마비되거나 색깔이 변하지(하얗게 된다, 푸르게 된다, 붉게 된다) 않는지를 확인하여 이들의 증상이 관찰되면 압박을 느슨하게 한다.

압박붕대는 부상 후 2~3일간은 시행하며 냉각법과 병용하면 보다 효과적이다. 이를 위하여 예컨대 족관절 염좌에서는 족부 중앙으로부터 하퇴 중앙까지 붕대나 테이프로 압박하여 얼음물을 넣은 양동이에 환부 측 다리를 넣어 저릴 때까지 냉각하고(5~15분) 몇 분간 쉰 다음 다시 물에 담근다. 이것을 반복한다.

최근에는 콜드 밴디지(cold bandage)라 부르는 화학적으로 처리된 붕대를 사용하고 있으며 이를 냉장고에서 냉각하여 사용하면 냉각과 압박을 동시에 할 수 있기 때문에 편리하다.

압박을 목적으로 하는 붕대나 테이프는 가벼운 외상일 경우 수일 내에 제거하여 재활치료를 시행한다(그림 4).

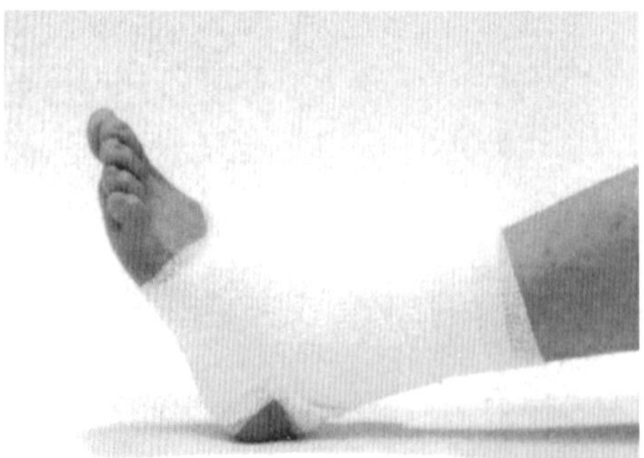

그림 3 붕대에 의한 고정

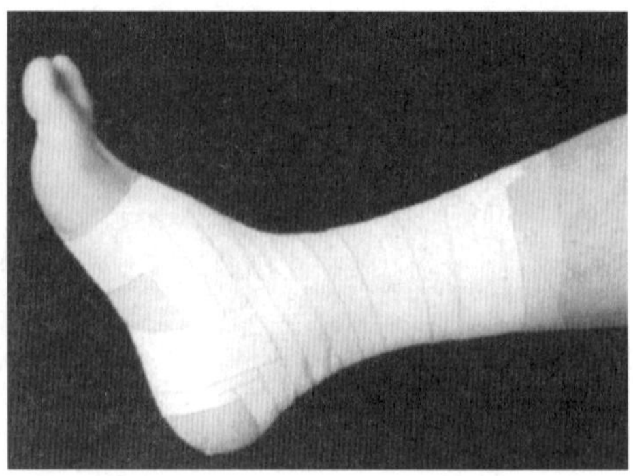

그림 4 발목의 테이핑

4 Elevation(거상) : E

환부를 심장보다 약간 높게 들어올려서 혈액의 정맥 환류(혈액의 심장으로의 되돌아감)가 좋아지도록 하여 환부의 종창을 방지한다.

구체적으로는 반드시 누워서 방석을 2매 겹쳐 그 위에 환지를 올려놓는다.

부상 후의 재활치료 운동이나 스포츠 활동 후에 부어오르는 경우도 거상을 하면 좋다.

5 Fixation(고정) : F

환부가 움직이지 않도록 붕대, 테이프, 부목 등으로 고정하는 방법이다.

환부를 움직이면 통증이나 내출혈이 증가하여 증상이 악화한다. 골절에서는 골편이 신경이나 혈관을 손상시키는 일이 있고 염좌에서는 인대가 불완전 파열이었던 것이 완전 파열로 되는 일도 있으며 가벼운 외상에서도 내출혈이 증가하기도 한다. 이러한 것들을 방지하기 위하여 고정을 한다.

방법은 환부를 중심으로 하여 가급적 넓게 고정한다. 상지에서 주관절 이하의 외상에서는 팔꿈치를 직각으로 하고 손목을 똑바로 하여 현수대로 목에서부터 매단다. 어깨 주위의 외상일 경우는 상기의 방법과 아울러 상완을 붕대나 현수대로 흉부에 고정한다. 골절로 흔들흔들할 때는 부목으로 넓게 고정한 다음 현수대로 매단다.

하지에서는 현수대, 붕대, 테이프 등으로 고정하지만 골절로 흔들흔들할 때는 가급적 긴 봉 모양의 것(스키용 지팡이)이나 판 모양의 것(베니어 합판, 골판지, 판지)을 이용하여 고정한다(그림 3, 5, 6, 7, 8, 9, 10, 11).

대표적 고정방법

1) **붕대 고정, 현수대 고정**: 고정력은 약하며 가벼운 압박효과가 있다. 판지로 환지를 감싸서 붕대로 묶으면 고정력은 강해진다(그림 3, 6, 7 참조).

2) **테이핑**: 점착성 테이프를 사용하는 방법으로서 가벼운 고정력이 있어 경증의 응급처치나 재발방지에 좋다.

3) **부목 고정**: 나무, 파이프, 판지, 나무 젓가락 등 주변에 있는 것을 이용하여 환부에 대고 상하를 붕대나 테이프로 고정시킨다. 올바르게 시행하면 고정력이 크다. 최근에는 공기를 불어넣어 부풀리는 "에어 스프린트(air splint)"가 있으며 간단하고 가격이 저렴하므로 이용하면 좋다(그림 5, 9, 10, 11).

4) **깁스 고정**: 병원에서 사용하는 강력한 고정재료 이다. 최근에는 플라스틱으로 만든 것이 있으며 일반인도 구할 수 있다.

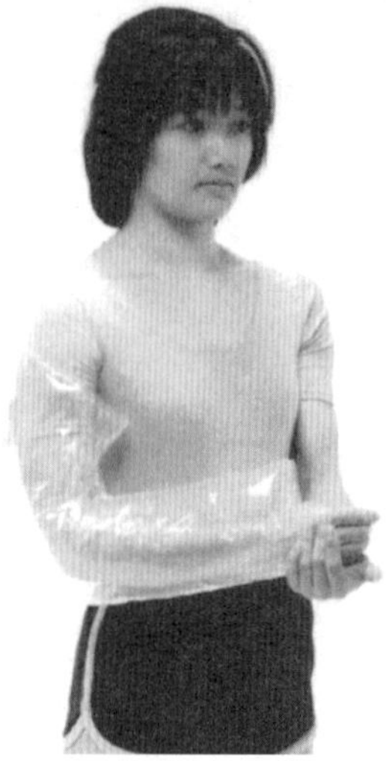

그림 5 에어 스프린트에 의한 고정

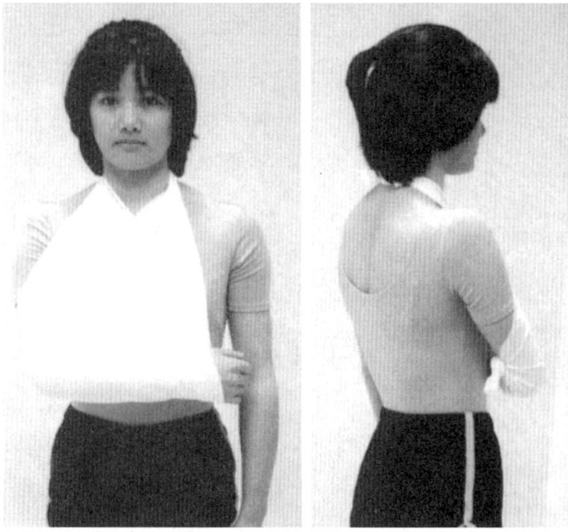

그림 6 현수대를 1매 사용한 고정

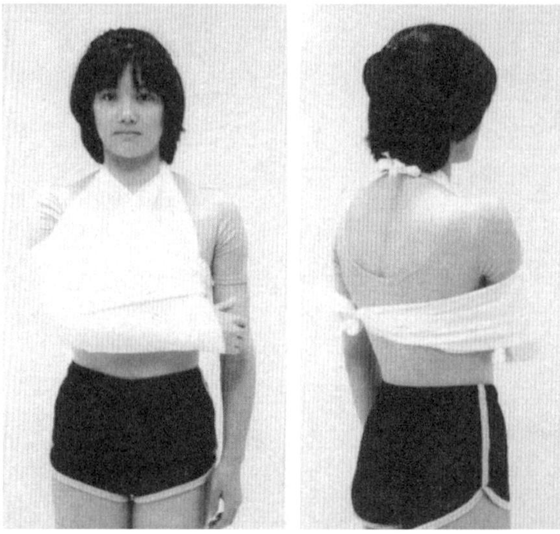

그림 7 현수대를 2매 사용한 고정

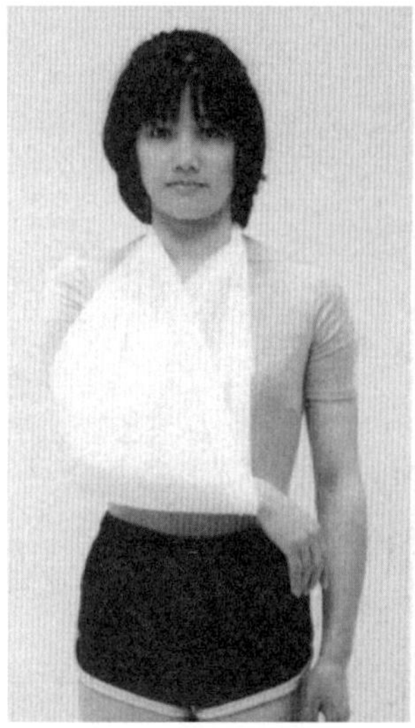

그림 8 현수대의 잘못된 방법
손목으로부터 끝이 나와있기 때문에 통증을 느낀다.

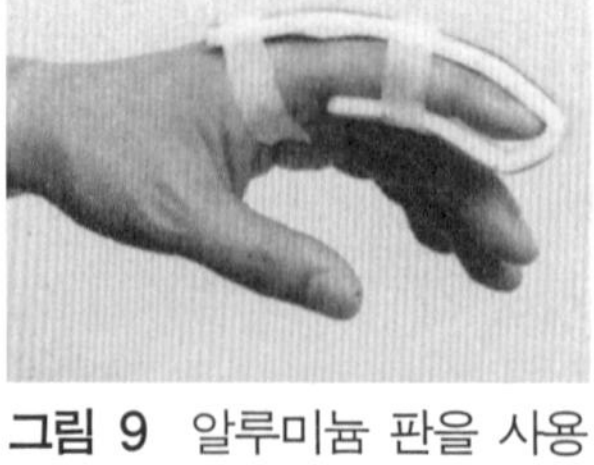

그림 9 알루미늄 판을 사용한 고정 (골절, 탈구, 염좌에 대하여)

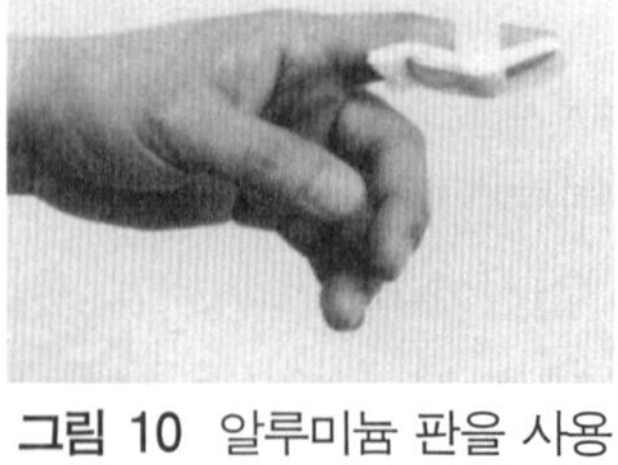

그림 10 알루미늄 판을 사용한 고정 (추지 변형에 대하여)

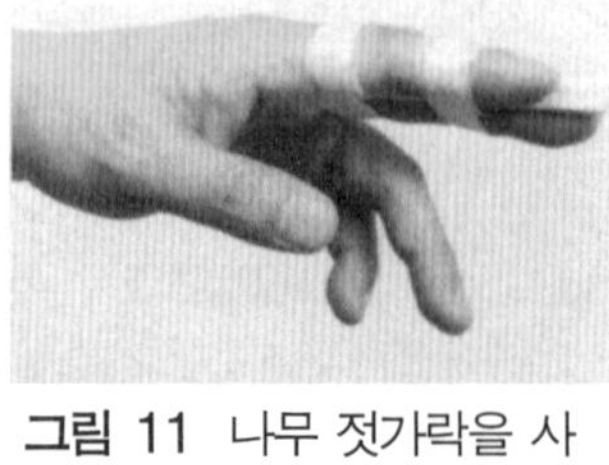

그림 11 나무 젓가락을 사용한 고정 (골절, 탈구, 염좌에 대하여)

3 운동적 재활치료에 필요한 검사 · 진찰법

운동적 재활치료를 시행하기 전에, 또한 그 치료과정 중에도 환부의 상태(종창, 통증 등)와 환부의 기능(가동범위, 불안정성, 근력 등)을 바르게 진찰하여 기록해 두는 것이 중요하며 이에 따라 재활치료의 처방을 결정한다.

A ▮ 관절의 안정성과 불안정성

생체의 관절의 기능은 "운동성과 안정성"이다. 관절은 생리적인 운동방향으로는 매우 저항이 작게 움직이지만(운동성) 비생리적(비정상)인 방향으로는 움직이기 어렵다(안정성)는 상반된 기전을 갖고 있다. 이 기전을 유지하고 있는 것이 관절을 구성하는 뼈의 형태와 인대, 지지대, 근, 건, 연골 등의 관절 지지조직이다.

염좌, 인대손상, 탈구 등에 의해서 관절 지지조직이 손상되어 관절의 "안정성(stability)"이 상실된 상태를 "불안정한 관절(unstable joint)", 거듭 흔들흔들하는 경우는 "느슨한 관절(loose joint)"이라 부른다.

이 불안정성의 정도를 조사함으로써 염좌나 인대손상의 심한 정도를 판정하여 어느 인대가 어느 정도 손상되어 있는가를 판정하며 나아가서는 치유과정이나 재활치료의 과정에서 어느 정도 치유되어 있는가를 판정하는 지표로 한다.

"불안정성 검사"의 대표적인 것으로서는 다음과 같은 것이 있다.

① 족관절의 전 후, 내번 외번 불안정성(그림 1).
② 슬관절의 전 후, 내번 외번 불안정성(그림 2).
③ 견관절의 전 후, 하방 불안정성(그림 3).
④ 주관절의 내번 외번 불안정성(그림 4)
⑤ 무지관절의 내번 외번 불안정성(그림 5).
⑥ 지절관절의 외번 내번의 불안정성(그림 6).

불안정한 방향과 그 정도(⊖, (±), ⊕, (++) 등) 및 종점(end point)[*1] (p.11 참조)의 유무를 기재한다. 반드시 좌우를 비교한다. 여성으로서 몸이 유연한 사람이나 과거의 외상으로 원래 관절이 느슨한(헐렁한) 경우에는 특히 주의해서 좌우 및 전신의 다른 관절의 안정성과 비교한다.

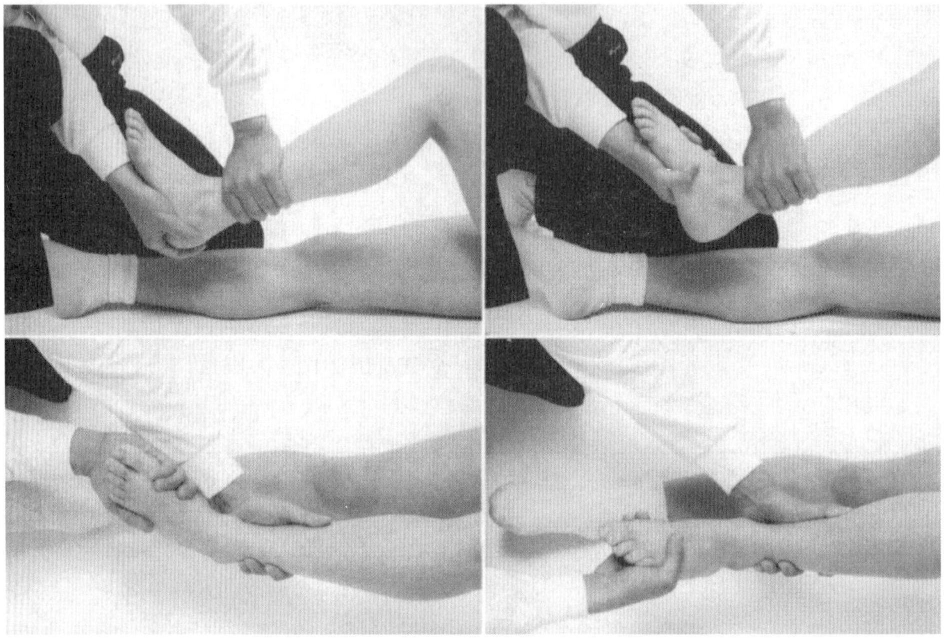

그림 1 족관절의 불안정성 검사
a:전, b:후, c:내번, d:외번

a | b
c | d

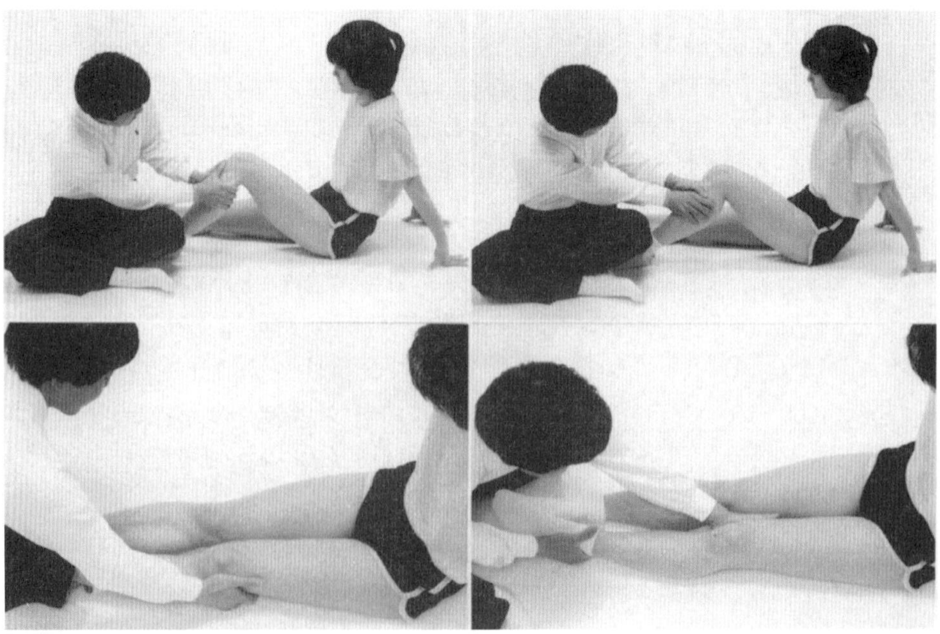

그림 2 슬관절의 불안정성 검사
a:전, b:후, c:내번, d:외번

a | b
c | d

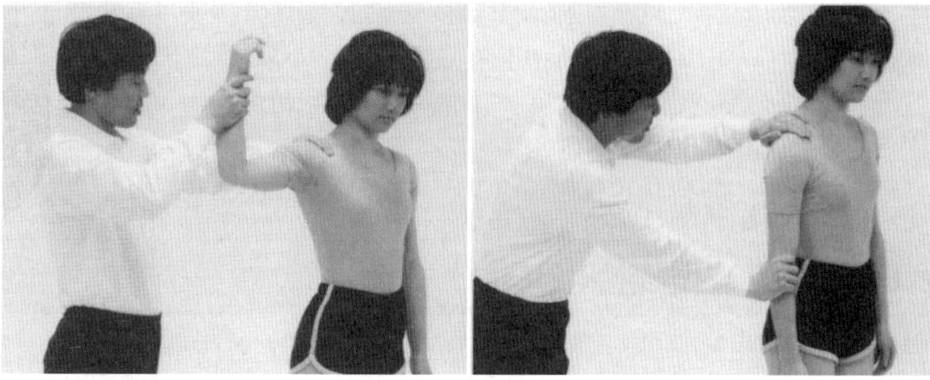

그림 3 견관절의 불안정성 검사 a | b
a : 전후, b : 하방

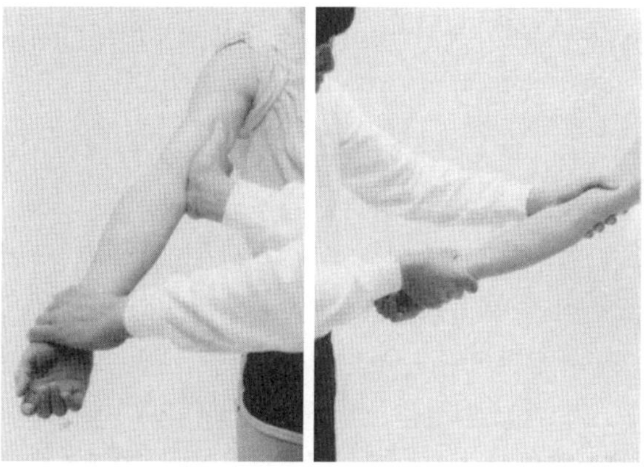

그림 4 주관절의 불안정성 검사 a | b
a : 내번, b : 외번

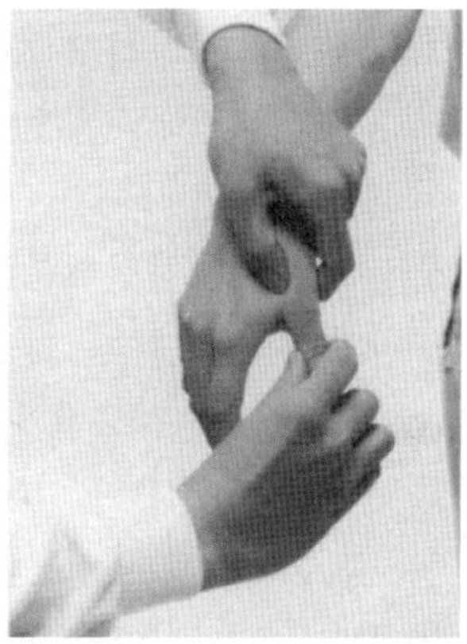

그림 5 무지 MP관절의 내번 • 외번 불안정성 검사

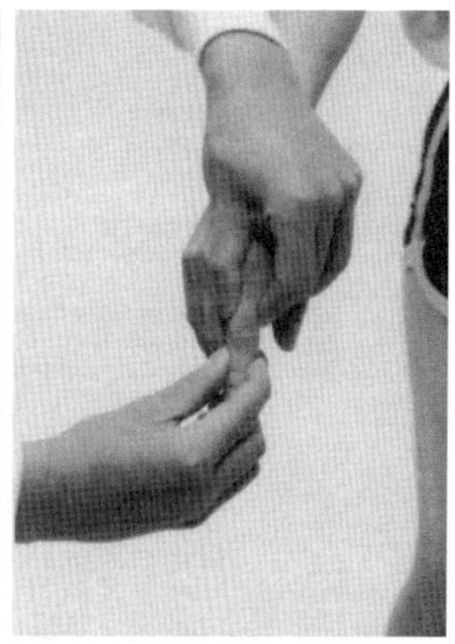

그림 6 지절관절의 외번 • 내번 불안정성 검사

인대손상(염좌)의 분류

인대손상에 관해서는 그 심한 정도를 관절의 불안정성과 조합시켜 세 가지로 분류하고 있으며 O' Donoghue(1975)의 족관절의 분류가 대표적이지만 이것은 다른 관절에도 응용할 수 있다.

① 제1도(sprain) 경증: 인대의 소 섬유만의 손상 및 피하조직까지의 손상이며 국소의 압통만 있고 종창도 적고 관절의 불안정성은 없다.

용 어 해 설

*1 **종점**(end point): 도수적으로 불안정성 검사를 하였을 때에 관절의 제동성이 전혀 없는 것을 "종점 없음", 불안정하기는 하지만 도중에서 제동성이 관찰되는 것을 "제동성 있음" 이라 판정한다. "종점 없음"은 인대의 완전 파열을, "종점 있음"은 불완전 파열을 가리킨다.

② 제2도(sprain) 중등증: 인대의 부분파열이 있으며 압통 및 종창은 뚜렷하지만 관절의 불안정성은 없다.

③ 제3도(avalsion) 중증: 인대의 완전 파열이 있으며 관절의 불안정성이 뚜렷하다.

B ▮ 관절 가동범위(ROM)

관절의 기능으로서 운동성(mobility)은 중요하다.

관절의 자세(위치)나 운동을 나타내는 경우에는 통일된 약속이 필요하며 이를 위해서 "기본자세"가 정해져 있다(그림 7). 모든 관절에서는 해부학적 자세를 기본자세(위치) 0°라하고 자세나 운동의 표시는 이 기본자세로부터의 운동경로로 나타내는데 예컨대 "견관절, 외전 70°, 굴곡30°, 내회전 15°" 등이라 나타낸다.

이 관절이 움직이는 범위를 "관절 가동범위"라 하고 ROM(range of motion)이라 약칭한다(표 1).

또한 ROM은 환자 자신의 근력으로 움직일 수 있는 범위(능동 가동범위: active ROM)와 검사자가 지지하여 들어올려서 시행하는 가동범위(수동 가동범위: passive ROM)가 있어 이를 구별하여 사용한다. 이를 기재할 경우는 굴곡을 능동으로 100°, 수동으로 130°가 가능한 경우를 "굴곡 100°(130°)"라 기재한다.

측정방법은 신체의 골의 축에 맞춰서 각도계를 대고 측정하여, 좌우를 비교한다(그림 8)

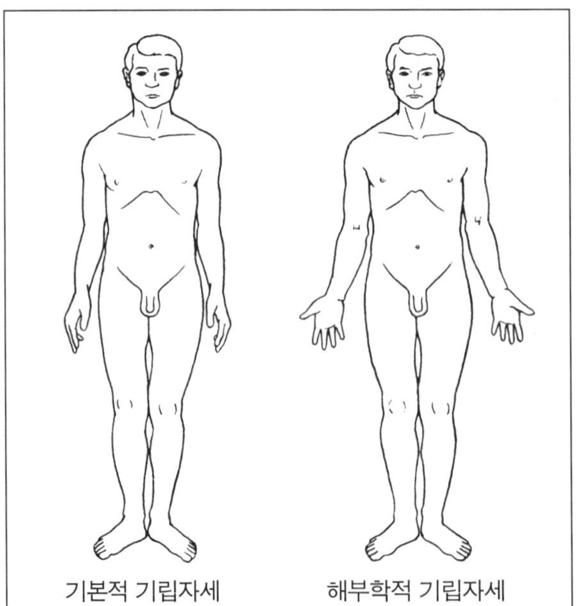

그림 7 기본자세

표 1 관절 가동범위(ROM) 측정방법

▶ 상지측정

부위명	운동방향	참고 가동 범위각도	기본축	이동축	측정자세 및 주의점	참고도
견갑대 shoulder girdle	굴곡 flexion	20	양측의 견봉을 연결하는 선	두정과 견봉을 연결하는 선		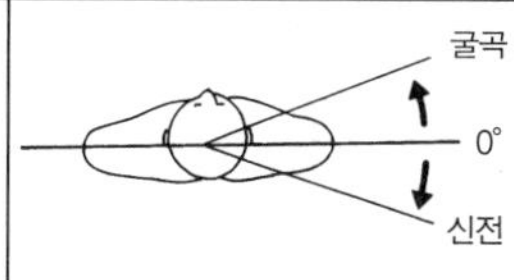
	신전 extension	20				
	거상 elevation	20	양측의 견봉을 연결하는 선	견봉과 흉골 상연을 연결하는 선	배면으로부터 측정한다.	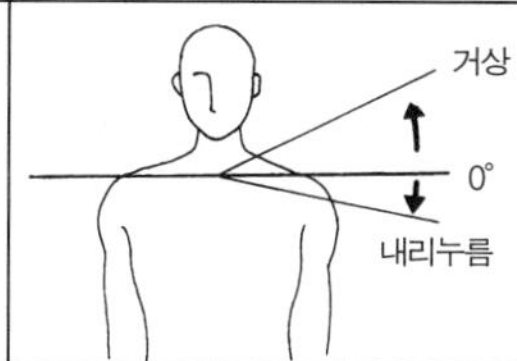
	내리누름 depression	10				
어깨 shoulder (견갑대의 운동을 포함)	굴곡 (전방거상) forward flex.	180	견봉을 지나는 마루에 대한 수직선(기립 또는 앉은 자세)	상완골	전완은 중간위치로 한다. 체간이 움직이지 않도록 고정한다. 척추가 전후 굴곡하지 않도록 주의한다.	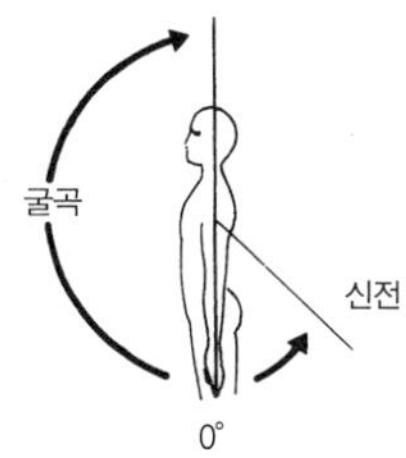
	신전 (후방거상) backward ext.	50				
	외전 (측방거상) abduction	180	견봉을 지나는 마루에 대한 수직선 기립 또는 앉은 자세)	상완골	체간의 측굴이 일어나지 않도록 90° 이상이 되면 전완을 회외하는 것을 원칙으로 한다. ⇨(기타의 검사법)참조*	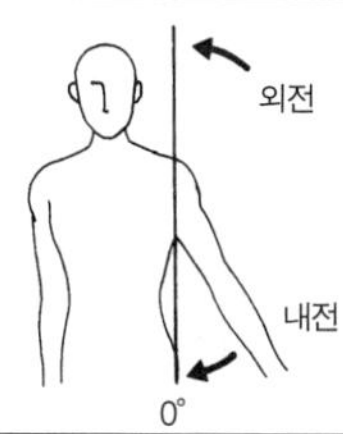
	내전 adduction	0				
	외회전 external rotation	60	주관절을 지나는 전두면에 대한 수직선	척골	상완을 체간에 접하여 주관절을 전방 90°로 굴곡한 자세에서 시행한다. 전완은 중간위치로 한다. ⇨(기타의 검사범 참조)*	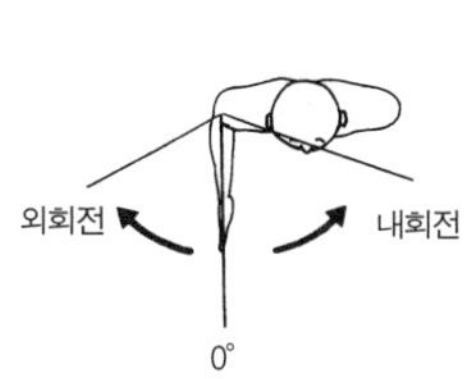
	내회전 internal rotation	80				
	수평 굴곡 horizontal flexion (horizontal adduction)	135	견봉을 지나는 시상면에 대한 수직선	상완골	견관절을 90° 외전위치로 한다.	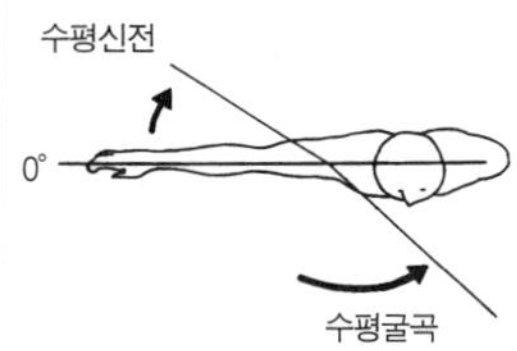
	수평 신전 horizontal extension (horizontal abduction)	30				

부위명	운동방향	참고 가동 범위각도	기본축	이동축	측정자세 및 주의점	참고도
주관절 elbow	굴곡 flexion	145	상완골	요골	전완은 회외위치로 한다.	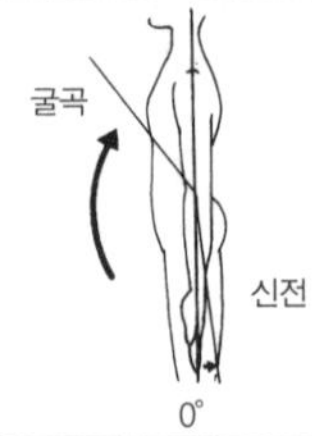
	신전 extension	5				
전완 forearm	회내 pronation	90	상완골	수지를 신전시킨 수장면	어깨의 회전이 들어가지 않도록 주관절을 90°로 굴곡한다.	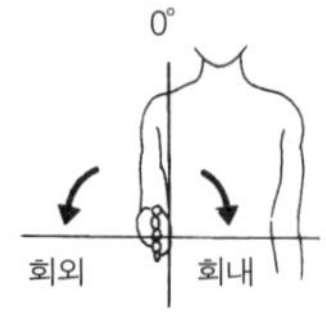
	회외 supination	90				
손 wrist	굴곡(장굴) flexion (palmar flexion)	90	요골	제2중수골	전완은 중간위치로 한다.	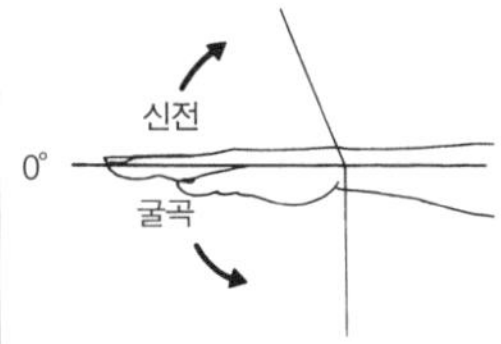
	신전(배굴) extension (dorsiflexion)	70				
	요굴(radial deviation)	25	전완의 중앙선	제3중수골	전완을 회내위치에서 시행한다.	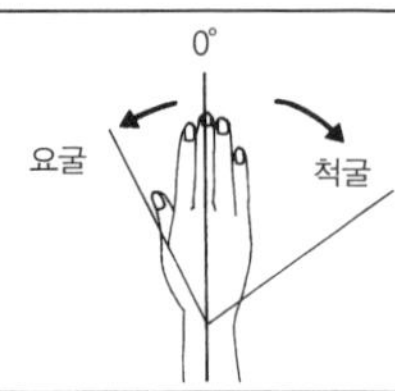
	척굴(unlar deviation)	55				

(일본 정형외과학회 일본 리허빌리테이션학회「관절 가동범위 표시 및 측정법」, 1995로부터 허가를 얻어 전재함)

▶ 수지측정

부위명	운동방향	참고 가동 범위각도	기본축	이동축	측정자세 및 주의점	참고도
무지 thumb	요측외전 radial abduction	60	시지 (요골의 연장선상)	무지	운동은 수장면으로 한다. 이하의 수지의 운동은 원칙적으로 수지의 배측에 각도계를 댄다.	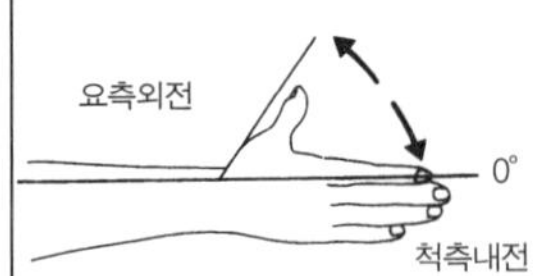
	척측 내전 unlar adduction	0				
	장측 외전 palmar abduction	90			운동은 수장면에 직각인 면으로 한다.	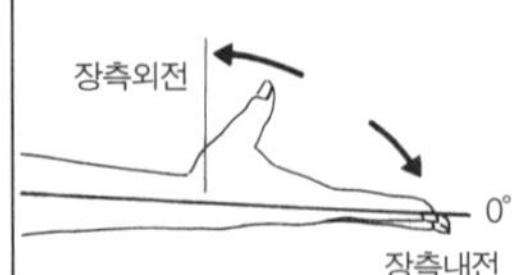
	장측 내전 palmar adduction	0				
	굴곡(MCP) flexion	60	제1중수골	제1기절골		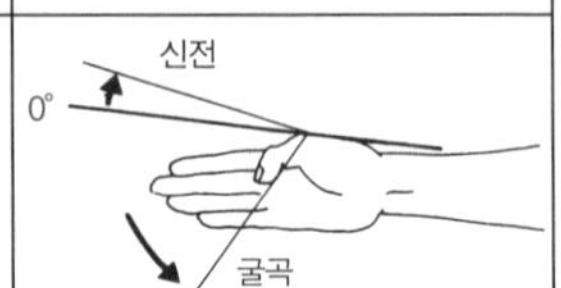
	신전(MCP) extension	10				

부위명	운동방향	참고 가동 범위각도	기본축	이동축	측정자세 및 주의점	참고도
무지 thumb	굴곡(IP) flexion	80	제2기절골	제1말절골		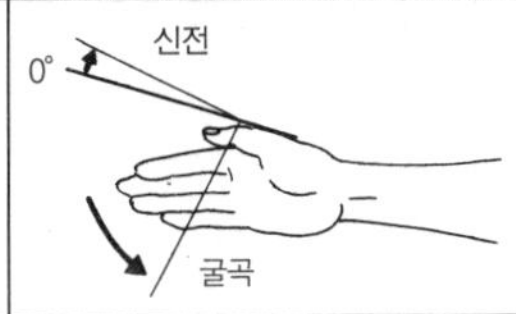
	신전(IP) extension	10				
손가락 fingers	굴곡(MCP) flexion	90	제2-5중수골	제2-5기절골	⇨(기타의 검사법)참조*	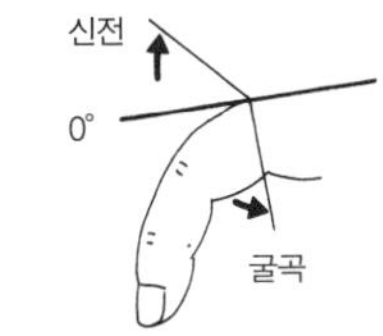
	신전(MCP) extension	45				
	굴곡(PIP) flexion	100	제2-5기절골	제2-5중절골		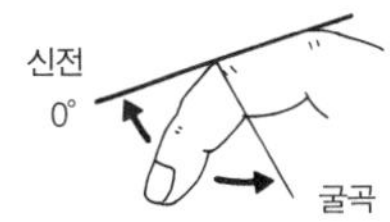
	신전(PIP) extension	0				
	굴곡(DIP) flexion	80	제2-5중절골	제2-5말절골	DIP는 10 의 과신전을 취할 수 있다.	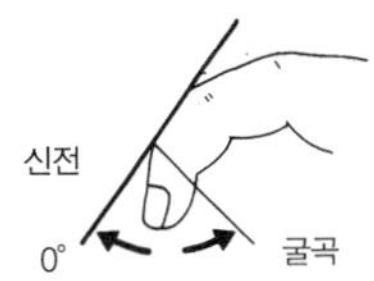
	신전(DIP) extension	0				
	외전 abduction		제3중수골 연장선	제2, 4, 5 지축	중지의 운동은 요측 회전, 척측 외전으로 한다. ⇨(기타의 검사법)참조*	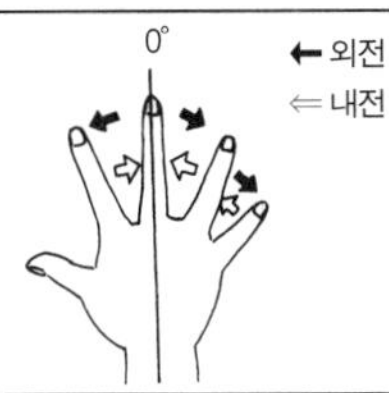
	내전 adduction					

▶ **하지측정**

부위명	운동방향	참고 가동 범위각도	기본축	이동축	측정자세 및 주의점	참고도
고관절 hip	굴곡 flexion	125	체간과 평행인 선	대퇴골(대전자와 대퇴골 외과의 중심을 연결하는 선)	골반과 척주를 충분히 고정한다. 굴곡은 배와위, 슬 굴곡위에서 시행한다. 신전은 복와위, 슬 신전위에서 시행한다.	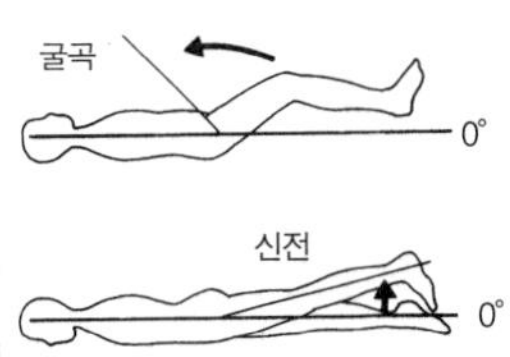
	신전 extension	15				
	외전 abductuion	45	양측의 상전장골극을 연결하는 선에 대한 수직선	대퇴 중안선(상전 장골극에서 슬개골 중심을 연결하는 선)	배와위에서 골반을 고정한다. 하지는 외회전하지 않도록 한다. 내전의 경우는 반대측의 하지를 굴곡 거상시켜 그 아래를 지나게 하여 내전 시킨다.	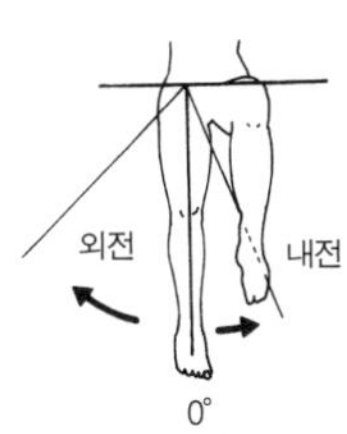
	내전 adduction	20				

부위명	운동방향	참고 가동 범위각도	기본축	이동축	측정자세 및 주의점	참고도
고관절 hip	외회전 external rotation	45	슬개골로 부터 내린 수직선	하퇴 중앙선 (슬개골 중심에서 족관절 내외과 중앙을 연결하는 선)	배와위에서 고관절과 슬관절을 90° 굴곡위로 하여 시행한다. 골반의 대상을 적게 한다.	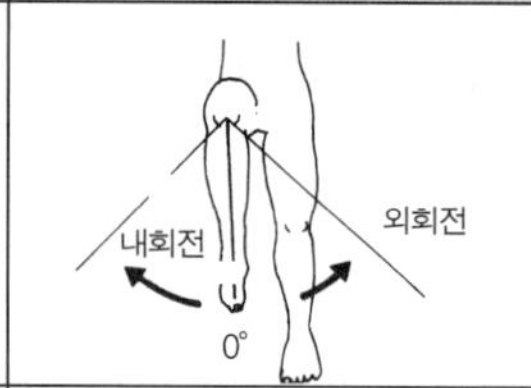
	내회전 internal rotation	45				
슬관절 knee	굴곡 flexion	130	대퇴골	비골(비골두와 외과를 연결하는 선)	굴곡은 고관절을 굴곡 위치에서 시행한다.	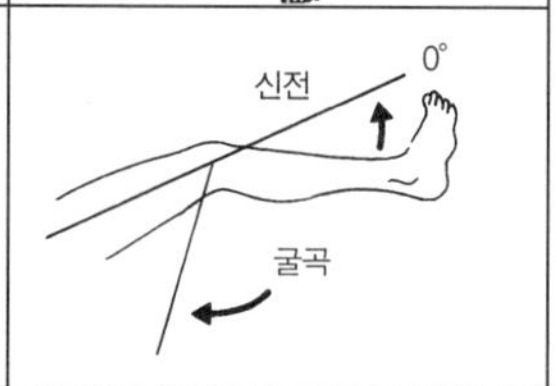
	신전 extension	0				
족관절 ankle	굴곡(저굴) flexion (plantar flexion)	45	비골에 대한 수직선	제5중족골	슬관절을 굴곡위치에서 시행한다.	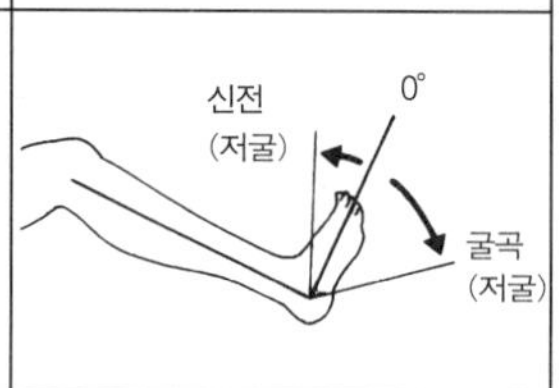
	신전(배굴) extension (dorsiflexion)	20				
족부 foot	외변 eversion	20	하지축에 대한 수직선	족저 면	슬관절을 굴곡위치에서 시행한다.	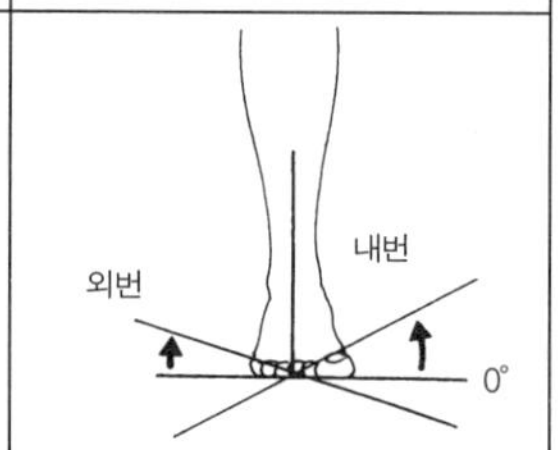
	내번 inversion	30				
	외전 abduction	10	제1, 제2 중족골 사이의 중앙선	좌와 같음	족저로 발의 외연 또는 내연에서 시행하는 경우도 있다.	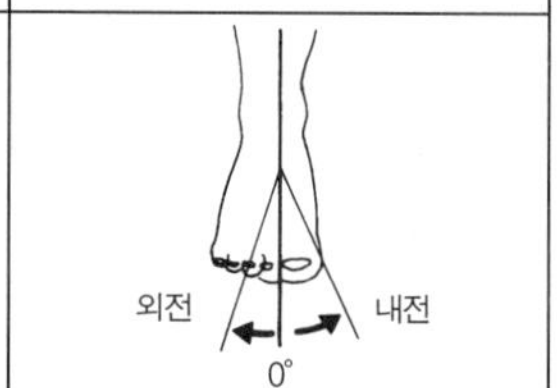
	내전 adduction	20				
무지 great toe	굴곡(MTP) flexion	35	제1중족골	제1기절골		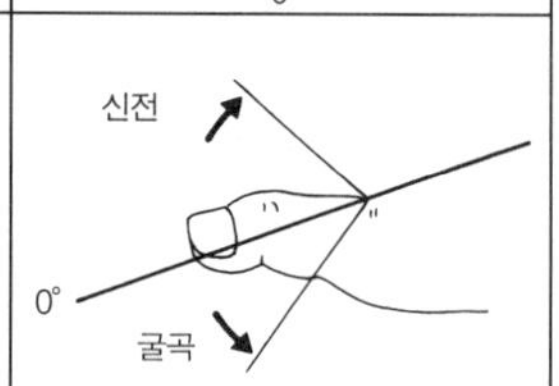
	신전(MTP) extention	60				
	굴곡(IP) flexion	60	제1기절골	제1말절골		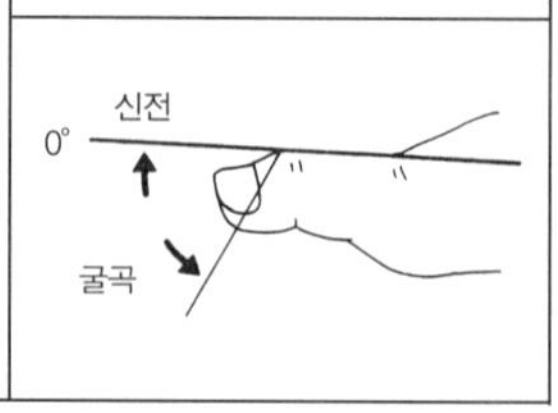
	신전(IP) extension	0				

부위명	운동방향	참고 가동 범위각도	기본축	이동축	측정자세 및 주의점	참고도
족지 toes	굴곡(MTP) flexion	35	제2-5 중족골	제2-5 기절골		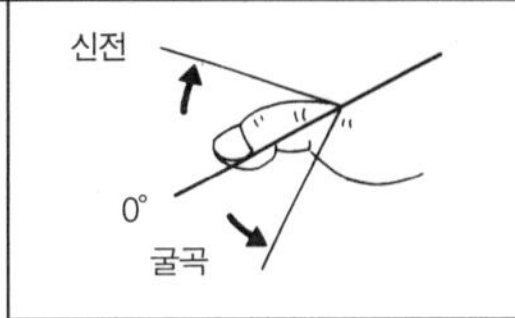
	신전(MTP) extention	40				
	굴곡(PIP) flexion	35	제2-5 기절골	제2-5 중절골		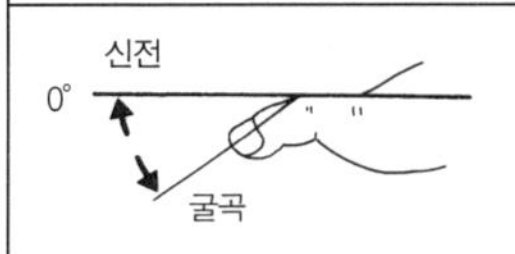
	신전(PIP) extension	0				
	굴곡(DIP) flexion	50	제2-5 중절골	제2-5 말절골		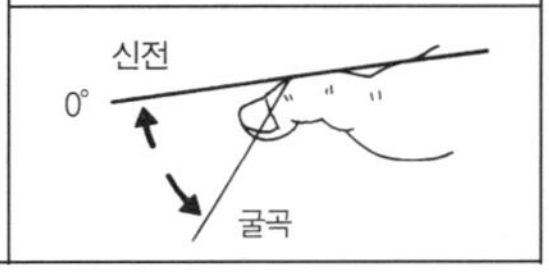
	신전(DIP) extension	0				

▶ **체간측정**

부위명	운동방향	참고 가동 범위각도	기본축	이동축	측정자세 및 주의점	참고도
경부 cervical spines	굴곡(전굴) flexion	60	견봉을 지나는 마루에 대한 수직선	외이공과 두정을 연결하는 선	두부, 체간의 측면에서 시행함. 원 칙적으로 의자에 앉은 자세로 한다.	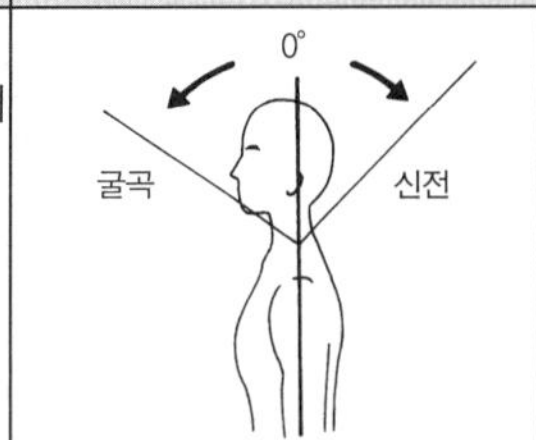
	신전(후굴) extension	50				
	회전 rotation 좌회전	60	양측의 견봉을 연결하는 선에 대한 수직선	비량과 후두결절을 연결하는 선	의자에 앉은 자세에서 시행한다.	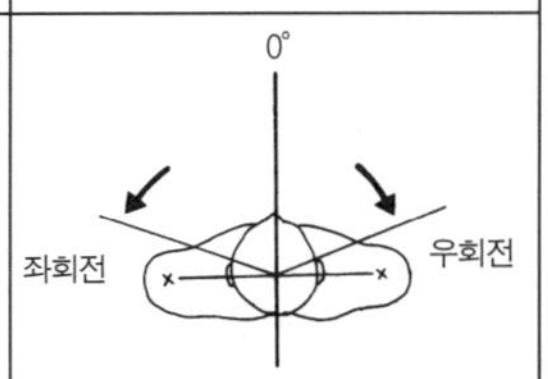
	우회전	60				
	측굴 latera bending 좌측굴	50	제7경추 극돌기와 제1천추의 극돌기를 연결하는 선	두정과 제7경추 극돌기를 연결하는 선	체간의 배면에서 시행한다. 의자에 앉은 자세로 한다.	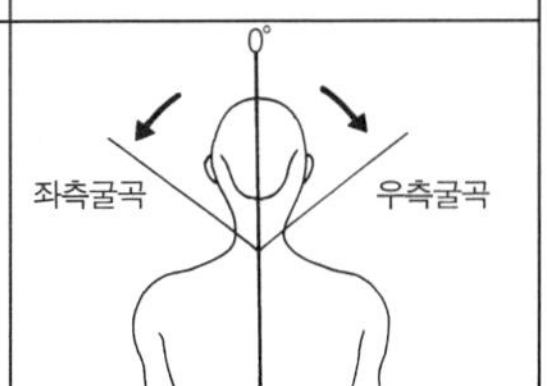
	우측굴	50				
흉요부 thoracic and lumbar spines	굴곡(전굴) flexion	45	천골 후면	제1흉추 극돌기와 제5요추 극돌기를 연결하는 선	체간 측면에서 시행한다. 의자에 앉은 자세 또는 측와위에서 행. 고관절의 운동이 들어가지 않도록 한다. ⇨(기타의 검사법)참조*	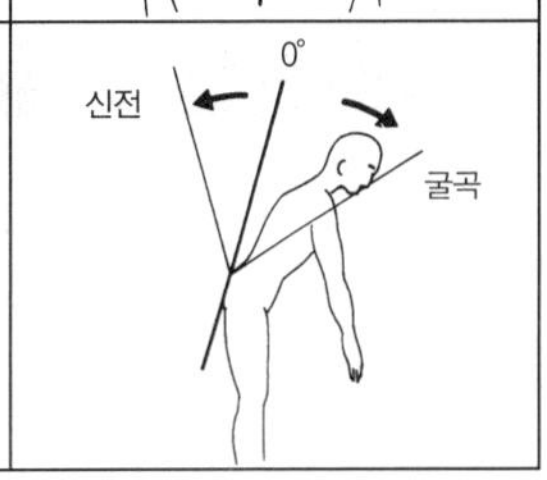
	신전(후굴) extension	30				

부위명	운동방향		참고 가동범위각도	기본축	이동축	측정자세 및 주의점	참고도
흉요부 thoracic and lumbar spines	회전 rotation	좌회전	40	양측의 후상 장골극을 연결하는 선	양측의 견봉을 연결하는 선	앉은 자세에서 골반을 고정하여 시행한다.	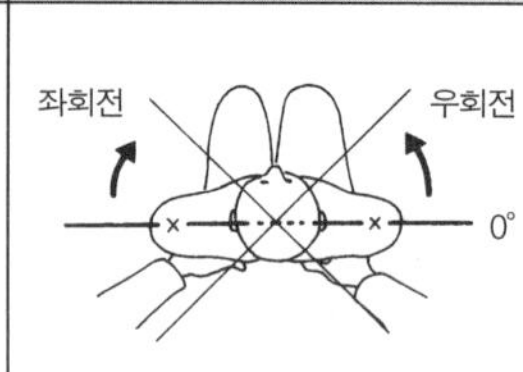
		우회전	40				
	측굴 lateral bending	좌측굴	50	야코비 (JACOBY) 선의 중점에 세운 수직선	제1흉추기와 제5요추 극돌기를 연결하는 선	체간의 배면에서 시행한다. 의자에 앉은 자세 또는 기립자세에서 시행한다.	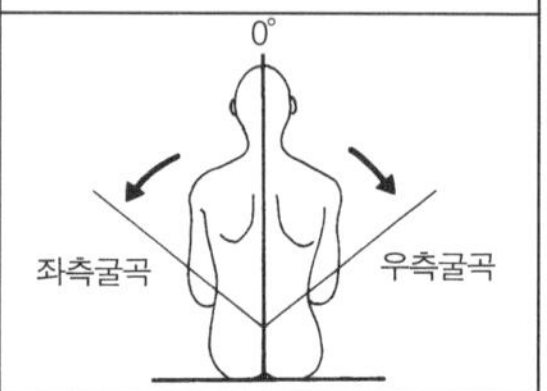
		우측굴	50				

(1995년) “기타의 검사법”을 참조.
* 일본정형외과학회 일본리허빌리테이션학회「관절 가동범위 표시 및 측정법」

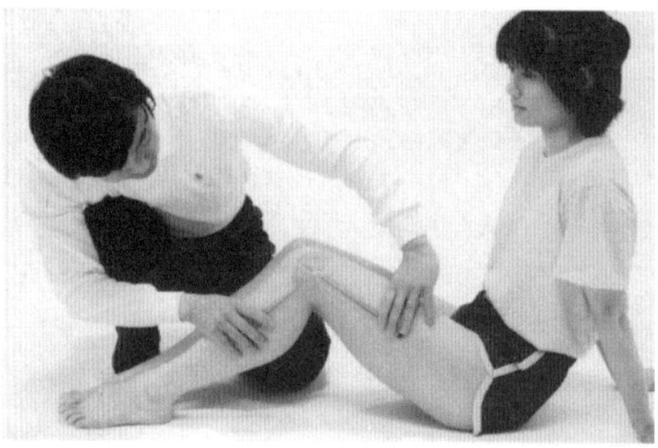

그림 8 ROM 측정방법

재활의 큰 목표의 하나가 “정상적인 관절가동범위의 획득”이므로, 재활을 시작하기 전과, 시행중에는 1주일마다 측정하여 그 효과를 판정한다. 또한 관절가동범위를 제한하는 원인이 무엇인지를 판단하여 그 원인을 제거할 필요가 있다.

C ▮ 전신 관절의 과유연성

관절의 ROM을 운동생리학적으로 보면 “유연성(flexivility)”이라 표현할 수 있다. 유연성 그 자체는 스포츠 능력으로서 중요하지만 지나치게 유연하면 문제가 되며 특히 외상을 입지 않았는데도 전신의 관절이 지나치게 유연한 경우가 있으며 이것을 “전신 관절의 과유연성(general joint laxity)”이라 부른다(그림 9).

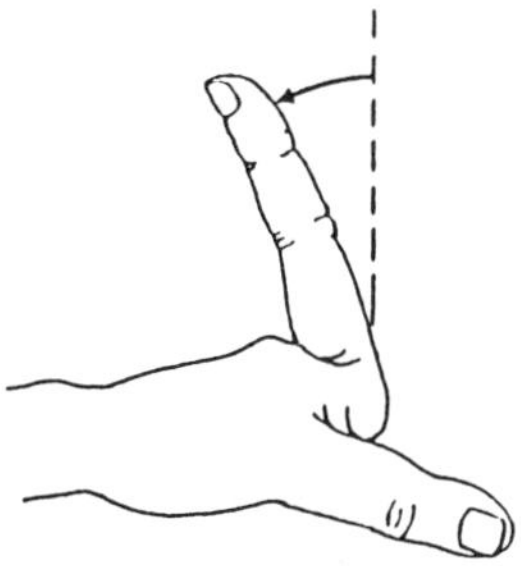

① 손가락 MP관절 검사
손가락 MP관절 과신전 90° 이상

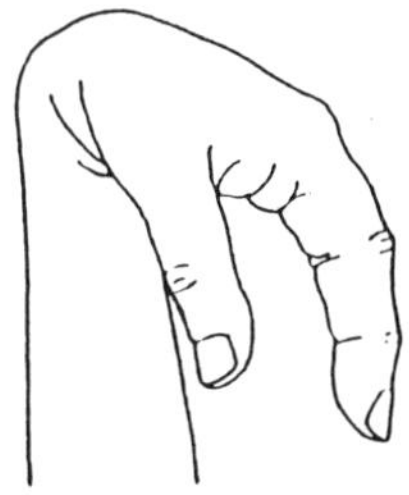

② 손목 • 무지 검사
수근관절을 장굴(장측 굴곡) 시키면 무지가 전완에 닿는다

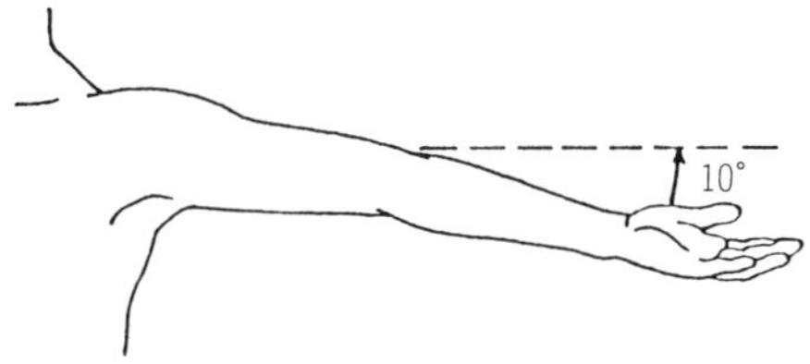

③ 주관절 검사
주관절 과신전 10° 이상

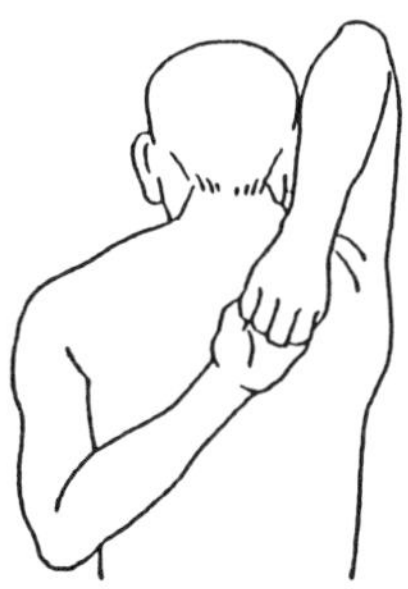

④ 견관절 검사
등에서 손가락을 깍지낄 수 있다

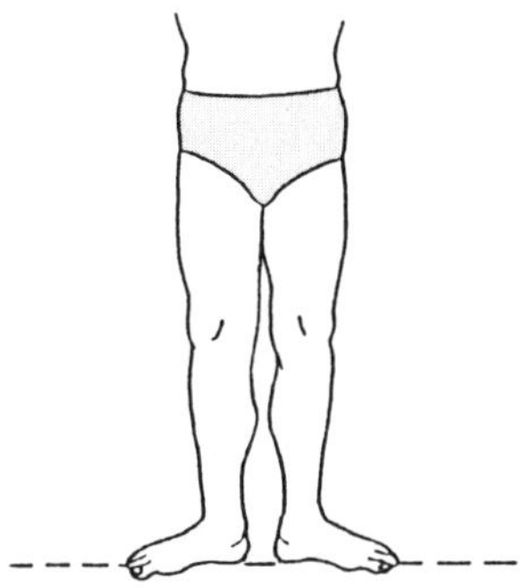

⑤ 고관절 검사
고관절 외회전 90° 이상

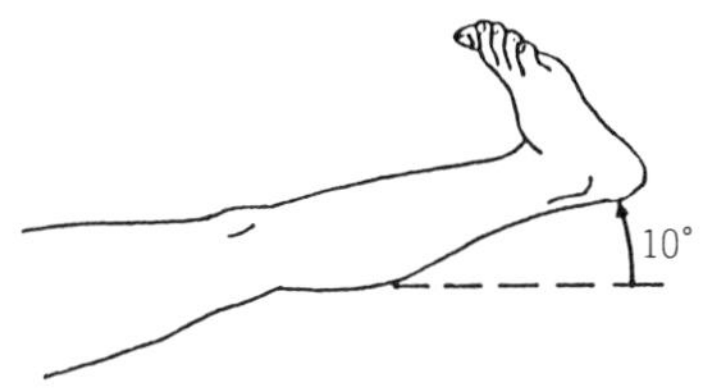

⑥ 슬관절 검사
슬관절 과신전 10° 이상

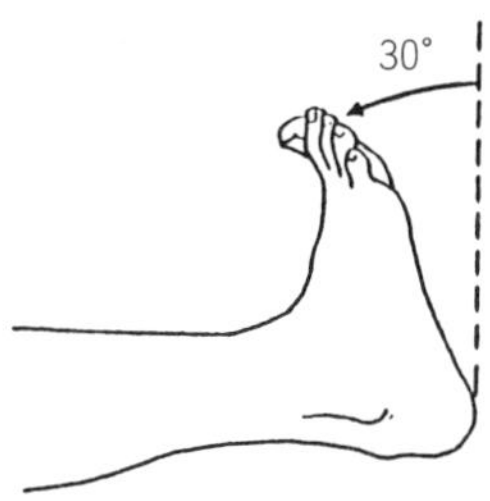

⑦ 족관절 검사
족관절 배굴(배측 굴곡) 30° 이상

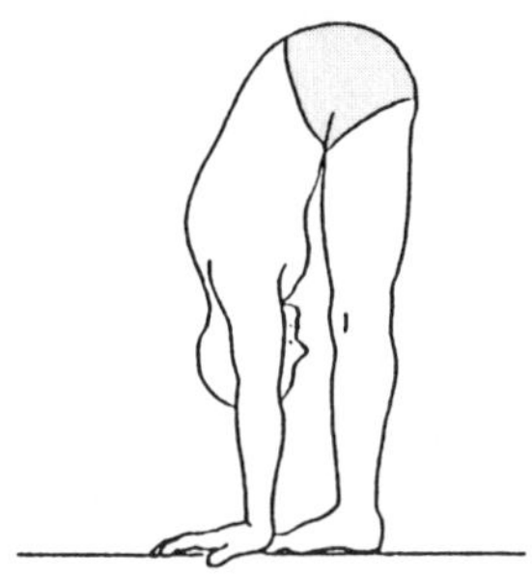

⑧ 척추 검사
전굴(전방 굴곡)하면 손바닥이 마루에 닿는다

상기의 검사를 시행하여 절반 이상이 양성인 것을 general joint laxity 양성이라 한다.

그림 9 전신 과유연성(general joint laxity) 검사

이러한 경향은 젊은 여성에서는 흔히 볼 수 있는데 무릎이나 발목의 인대손상이 일어난 경우에는 관절의 불안정성이 좀처럼 치유되지 않아 그 후의 일상생활에서도 불만을 호소하는 일이 많다. 또한 과유연성의 사람이 격렬한 스포츠 등을 한 경우에 관절의 과유연성이 오히려 관절의 불안정성이나 동통을 유발하는 경우가 있으므로 주의가 필요하다.

불안정감을 강하게 호소하는 경우에는 테이핑이나 서포터(supporter)로 가볍게 관절의 안정성을 도모하고 충분한 근력훈련(특히 부드러운 방향과 반대의 작용을 하는 길항근의 강화)에 의하여 동적인 안정성을 도모한다.

또한 스트레칭에 대해서도 거듭 유연성을 확대시키는 것 같은 과신장(over-stretching)은 피한다. 필자 등은 8대 관절의 유연성을 측정하여 5 항목 이상이 양성인 것을 "과유연성 양성반응"이라 하고 있다. 실제로는 8 항목 중 양성반응인 것의 수를 조사하여 (x/8)로서 나타낸다.

① 손가락 MP관절 검사: 손가락 MP(중수지절)관절 과신전 90° 이상
② 손목 무지검사(wrist-thumb test): 수근관절의 장굴을 강제하면 무지가 전완의 굴곡 측에 접촉한다.
③ 주관절 검사: 10° 이상의 과신전
④ 견관절 검사: 등에서 두 손을 깍지낄 수 있다.
⑤ 고관절 검사: 외회전 90° 이상
⑥ 슬관절 검사: 과신전 10° 이상
⑦ 족관절 검사: 배굴(배측 굴곡) 30° 이상
⑧ 척추 검사: 기립자세 전굴(전방 굴곡)에서 수장(손바닥)이 마루에 닿는다.

D ▮ 근력검사

관절이 기능을 하려면 근육이 수축하여 힘을 내고 이것을 관절을 통하여 뼈에 전달해서 뼈가 운동을 한다. 따라서 관절이 어느 정도의 기능을 수행하는가는 그 근력을 측정하여 판정한다.

근력을 측정하는 것은 재활치료의 목표 설정, 처방(부하량이나 운동 내용을 결정한다) 등에 중요하며 ROM과 마찬가지로 1주일 간격으로 측정한다.

정확하게 근력을 측정하려면 악력계(그림 10), 배 근력계(그림 11, 12)를 사용하거나 사이벡스(CYBEX®), 에리엘(ARIEL®)(그림 13) 등의 특수한 기계를 사용하지만 대충 하려면 도수 근력검사(manual muscle testing: MMT)를 이용한다.

1 도수 근력검사(MMT)

검사자의 손과 밀고 당기기를 하여 그 저항감을 비교하는 방법으로서 대충이지만 간단하게 계측할 수 있다(그림 14, 15).

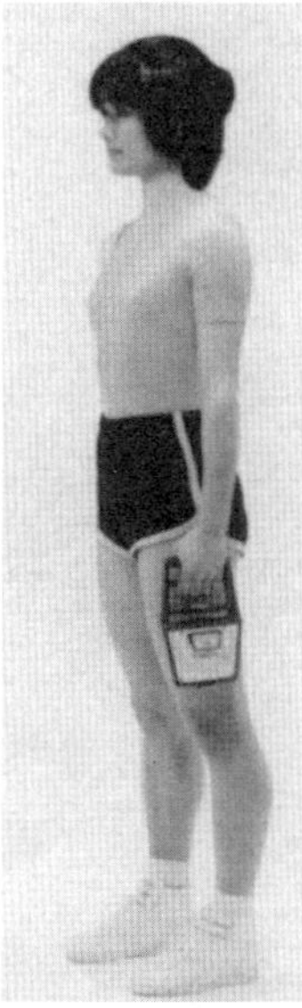

그림 10 악력계

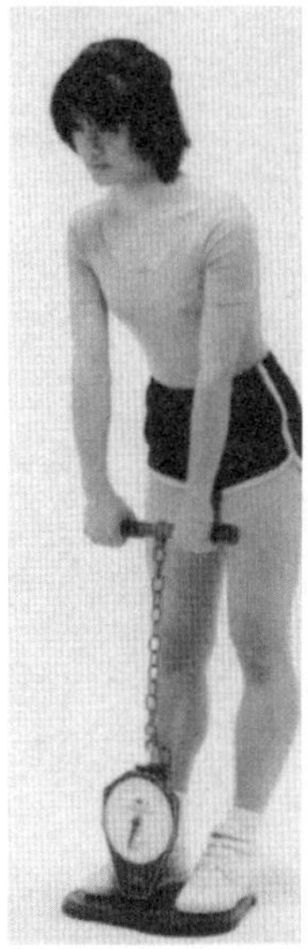

그림 11 배 근력계

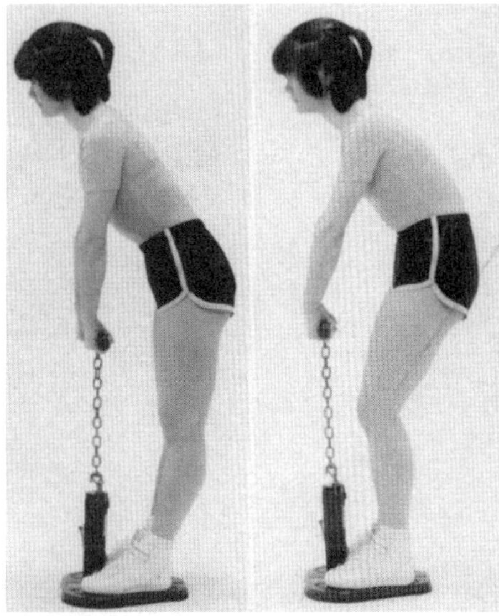

그림 12 배 근력계의 측정방법 a | b

a : 올바른 방법

b : 등을 둥글게 하고 무릎을 굽힌 잘못된 방법

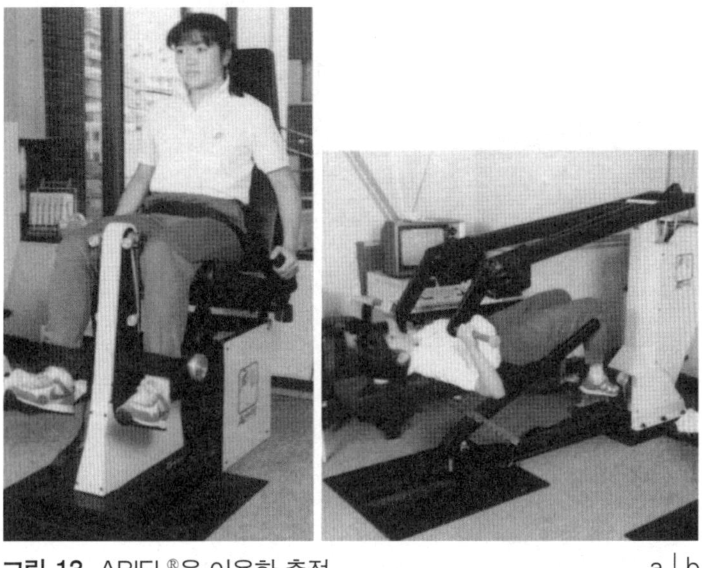

그림 13 ARIEL®을 이용한 측정 a | b

a : 단관절용, b : 복합관절용

- 근력 5: 강한 저항을 가하여도 움직일 수 있다. 즉 정상이다.
- 근력 4: 약한 저항을 가하여도 움직일 수 있다.
- 근력 3: 중력에 대항하여 움직일 수 있지만 그 이상 저항을 가하면 운동할 수 없다. 자기자신의 힘으로 자신의 하지나 상지를 들어올릴 수 있는 정도.

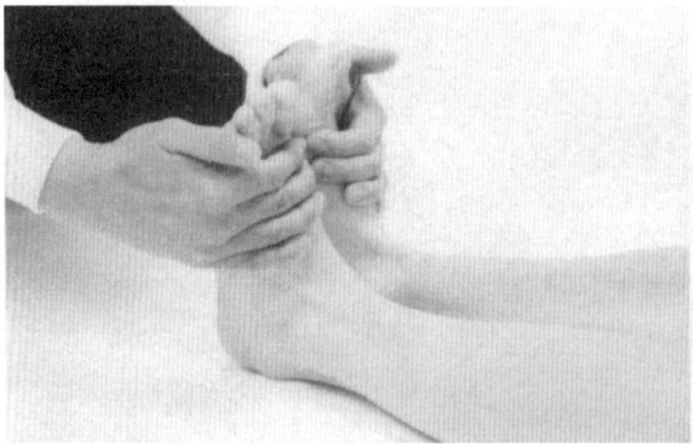

그림 14 족관절의 도수 근력검사

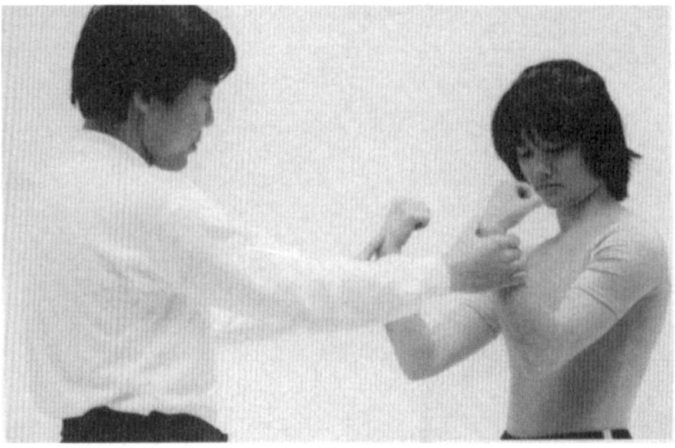

그림 15 주관절의 도수 근력검사

- 근력 2: 중력을 제거하면 운동할 수 있다. 예컨대 검사자가 손으로 지지해 주면 수중에서는 움직일 수 있다.
- 근력 1: 근육의 수축은 있으나 움직일 수 없다.
- 근력 0: 근육의 수축도 없다.

기재방법은 근력이 3일 때 주관절 굴곡 근력 (3/5)라 표시한다.

2 외관으로부터 근육의 상태를 조사하는 방법

다음의 두 가지 방법이 있다.

1) 육안으로 보아 근육의 불거져 나옴이나 움푹 들어감을 좌우에서 비교한다: 특히 근육에 힘을 넣게 하였을 때의 불거져 나옴에 주의한다(그림 16).

2) 사지의 둘레 길이를 측정하여 비교한다: 환측 사지와 건측의 같은 높이의 부분의 둘레 길이를 줄자로 측정한다.

- 대퇴 둘레 길이: 슬개골(patella) 상단에서 10cm 위(중추 측)(그림 17)
- 하퇴 둘레 길이: 경골 결절(tibial tuberosity)에서 10cm 아래(말초 측)(그림 18)
- 상완 둘레 길이: 주두에서 10cm 위

이상과 같이 뼈를 기점으로 하여 측정부위를 결정한다.

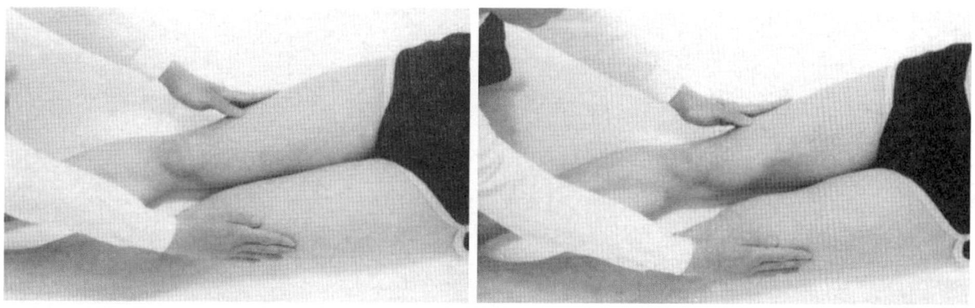

그림 16 외관으로부터 근육의 상태를 조사하는 방법 a | b
a : 근육의 힘을 뺀다. b : 근육에 힘을 넣는다.

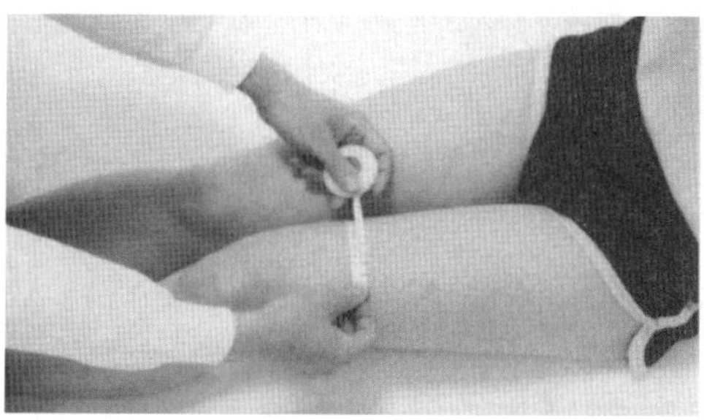

그림 17 대퇴의 둘레 길이 측정방법

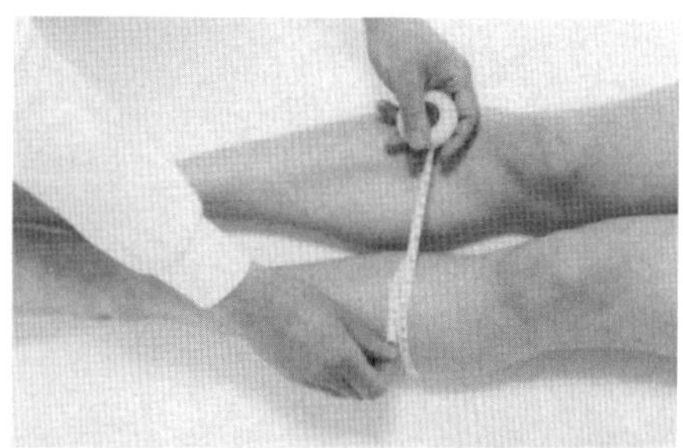

그림 18 하퇴의 둘레 길이 측정방법

E ▮ 신경계의 진찰방법

신경계의 진찰방법은 의학적으로도 고도의 문제이기 때문에 전문의에게 잘 상의하는 것이 좋지만 간단한 방법만을 해설한다.

1) 근력의 좌우 차이: 어떤 관절의 좌우가 같은 것에 같은 동작을 시켜서 근력을 비교한다.

2) 감각의 좌우 차이: 수족(손, 발)을 가볍게 만지거나(촉각), 꼬집어보거나(통각), 차거나 따듯한 것을 만지거나(온 냉각)하여 좌우의 차이 및 상하의 차이를 관찰한다.

3) 건반사의 좌우 차이: 슬개건을 가볍게 두들겨 보아 대퇴사두근의 수축을 관찰하는(슬개건 반사) 등.

4) 운동신경계의 관찰:

① 자세, 보행, 사지 위치의 관찰.

② 근육의 상태의 관찰: 근육의 위축이나 불수의적인 근 수축이 없는가.

③ 불수의 운동의 유무: 자연히 수족이 떨리고 있지는 않은가.

④ 근육 토누스(tonus)의 관찰: 근육의 자연스런 긴장(tonus라 한다)이 유지되어 있는가.

⑤ 운동마비의 유무: 수족이 완전히 자유롭게 움직이는가.

4 물리치료

운동적 재활치료의 기본은 골 • 관절질환의 재활치료이다. 이 재활치료에서는 물리치료가 주체가 된다. 물리치료는 물리적 치료와 치료적 운동으로 나뉜다.

운동적 재활치료(athletic rehabilitation)의 특징으로서 거듭 스포츠에서 불가결한 체력이나 기술력을 향상시키는 "스포츠 종목별의 재활 훈련"이 필요하다.

A ▮ 물리치료의 정의

물리치료란 physical therapy(PT)의 우리말이며 그 정의는 「물, 광선, 전기, 온열, 마사지 등의 물리적 수단을 보조적으로 사용하여 몸을 능동적 및 수동적으로 운동함으로써 신체기능의 유지, 개선을 도모하는 의학적 치료법」이다.

표 1 재활치료에 이용되는 물리적 치료

1. 온열 치료
a. 표면 열:
핫 팩, 파라핀 욕, 페로이드 욕, 적외선, 온수 욕
b. 심부 열[디아테르미(diathermy)]:
초단파, 극초단파, 초음파
2. 한랭 치료
아이스 마사지, 아이스 팩, 냉수욕
3. 수 치료
전신 욕, 부분 욕, 와류 욕, 교대 욕, 풀
4. 저주파 치료
저주파, 경피적 전기자극
5. 자외선 치료
6. 레이저 치료

표 2 재활치료에 이용되는 치료적 운동

1. 관절 가동범위 개선 훈련(스트레칭)
2. 근력 강화훈련
a. 등척성 운동(isometric exercise)
b. 등장성 운동(isotonic exercise)
c. 등속성 운동(isokinetic exercise)
3. 근 지구력 강화훈련
4. 근 수축속도 강화훈련(파워 강화훈련도 포함)
5. 협동성 강화훈련
6. 전신 지구력 강화훈련(aerobic training)
7. 스포츠 훈련
8. 마사지
9. 견인치료

물리치료
- 물리적 치료: 물리적 에너지(온열, 광선. 전기, 음파, 진동 등)를 이용한 치료(표 1).
- 치료적 운동: 수동적 또는 능동적으로 몸을 움직여서 치료하는 것. 마사지, 견인도이 안에 포함된다(표 2).

B ■ 물리치료의 목적

1) 증상의 개선:

동통, 부종, 구축 등의 증상의 개선이 첫째 목적이다. 이 증상들은 환자에게는 고통이며 이것이 원인이 되어 이차적으로 관절의 가동범위나 근력 등이 제한을 받아 운동이 제한된다.

2) 순환의 유지 • 개선:

전신 또는 국소의 순환의 유지 개선은 조직의 건강상태를 유지하고 손상상태의 개선(치유과정) 및 증상의 개선을 도모하기 위해 절대로 필요하다.

인간의 신체조직은 중추신경을 제외하면 손상상태가 자연히 개선되어 원래의 상태로 되돌아가는 힘이 있다(재생력). 이 재생력을 촉진시키려면 순환의 개선에 의하여 대사의 항진을 도모하고 영양물질이나 산소의 섭취와 노폐물질이나 대사산물의 제거를 촉진하는 것이 필요하다.

순환의 개선에는 물리적 치료에 의한 물리적 에너지(온열, 전자파, 압력) 이외에 치료적 운동도 도움이 된다. 특히 능동운동을 시행하면 근육의 펌프작용에 의하여 혈류가 증가한다.

3) 관절 가동범위의 유지 개선:

관절 그 자체나 관절 주변부가 손상을 받은 경우는 당연하지만 관절로부터 떨어진 부분에서의 근육이나 골 등의 손상에서도 안정의 유지를 위해 이차적으로 구축(관절의 움직임이 굳어지는 것)이 일어난다. 특히 깁스나 부목으로 고정하면 강한 구축이 일어난다. 또한 환부의 관절뿐만 아니라 그 부근의 관절도 영향을 받아 구축이 일어나므로 환부뿐만 아니라 부근의 관절 모두를 치료할 필요가 있다.

테이핑, 붕대, 서포터 등도 무턱대고 장기간에 걸쳐 사용하고 있으면 구축이 일어난다. 게다가 각별히 고정을 하고있지 않아도 동통 때문에 별로 크게 움직이지 않고 있으면 가벼운 구축이 일어난다. 이러한 경우에는 원래의 손상 때문에 아픈 것인지 또는 구축에 의해서 아픈 것인지 분명치 않은 일도 있다.

아무튼 관절 가동범위의 정상화를 도모하여 관절기능의 정상화를 지향하는 것이 중요하고 치료적 운동의 기본이다.

4) 근 기능의 유지 개선:

근육의 기능이나 능력(근 출력, 근 수축의 속도, 파워, 근 지구력)의 개선에 의하여 관절기능의 향상을 지향하는 것은 치료적 운동의 기본이다.

관절은 안정성과 가동성을 필요로 한다. 생리적인 운동방향으로는 저항이 매우 적게 움직이고(가동성) 비생리적인 방향으로는 움직이지 않는(안정성)다는 능력이다. 이것은 뼈, 연골, 인대, 근, 건 등의 관절지지 기전에 좌우된다. 특히 관절 주위근군은 안정성 및 가동성의 양쪽 모두에 매우 중요하며 주위근군의 근력에 의해 확고한 안정성을, 그리고 주동근, 협동근, 길항근의 균형 잡힌 근수축에 의해 원활한 가동성을 얻을 수 있다. 따라서 근육의 기능이나 능력의 향상이 필요하다. 근력 강화의 방법으로는 저항운동이 이용되지만 그 방법에는 여러 가지 방법이 있다.

또한 근육을 균형 있게 수축시키려면 협동성 등의 신경계의 훈련도 필요하다.

5) 합병증의 예방:

외상 장애는 물론이지만 이들의 치료 및 치유과정에서 일어나는 여러 가지 합병증이 원래의 손상의 원활한 치유과정을 방해하는 일이 많다. 예컨대 순환장애와 이에 수반하는 부종, 혈전증, 영양장애 그리고 움직이지 않고 있기 때문에 생기는 유착, 구축 나아가서는 전신의 체력저하에 따른 호흡장애, 순환장애, 영양장애, 감염의 용이성(감기에 걸리기 쉽다 등) 등을 들 수 있다.

이들의 예방에 조기의 물리치료가 효과가 있다.

6) 전신 상태의 개선:

비록 스포츠맨일지라도 병상에 계속 누워있는 등의 장기간의 안정을 강요당하면 체력의 저하가 뚜렷해진다. 환부는 치료를 위해 안정을 하고 있었기 때문에 당연하지만 운동기능은 저하하는데 전신의 활동성의 저하 때문에 전신의 운동기능 저하도 일어난다. 따라서 물리치료 특히 전신의 치료적 운동이 필요하다.

또한 안정을 하고 있으면 근력이나 관절 가동범위뿐만 아니라 전신의 대사기능도 저하하므로 안전한 범위에서의 조기의 치료적 운동이 필요하다.

7) 장구, 코르셋 또는 테이핑의 사용:

환부의 부담의 경감, 운동기능의 향상 등을 목적으로 하여 장구, 코르셋 또는 테이핑 등을 사용한다. 무턱대고 사용하지 말고 올바른 목적을 갖고 사용한다.

5 물리적 치료

물리적 치료(physical therapy)는 물리적 에너지(온열, 광선, 전기, 음파, 진동 등)의 생체에 대한 작용을 이용한 치료법이다.

A 온열치료

1 온열의 작용

온열의 작용은 국소의 진통, 진정작용과 이차적인 국소 순환을 증가시키는 일이며 열이 깊게 도달하면 근이나 건이 이완하여 굳었던 조직이 신장하기 쉬워진다(그림 1, 표 1). 따라서 재활 치료의 첫째로서 온열 치료(heat therapy)를 이용하고 그 후 즉시 치료적 운동 등을 하면 효과적이다.

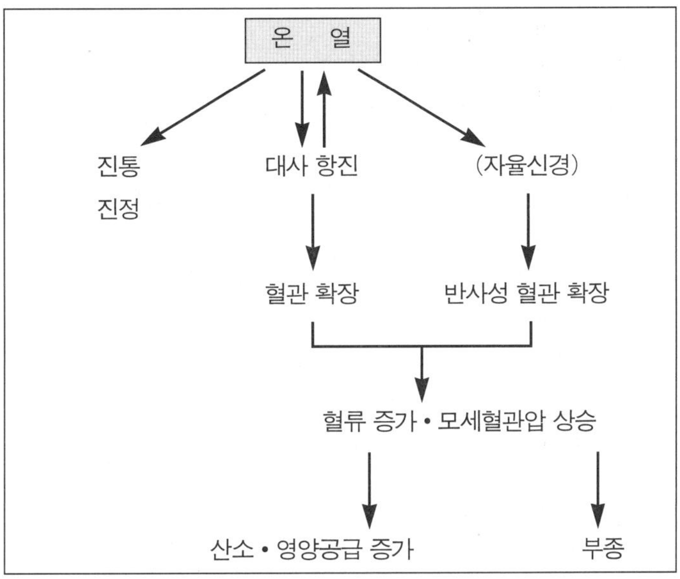

그림 1 온열의 작용

표 1 온열의 작용

1. 국소에 대한 작용	2. 전신에 대한 작용
• 진통 • 진정 • 말초혈관 확장 • 혈류 증가 • 부종 • 대사 항진 • 근 긴장의 경감 • 교원섬유의 신장	• 심장 박출량의 증가 • 말초혈관 확장 • 진통, 진정작용 • 신진대사 항진: 체온 1℃에 대해 13% • 신장 혈류량 저하 • 초기혈압 상승: 교감신경 긴장과 심장 박출량의 증가 때문에. • 중, 후기 혈압 강하: 그 후는 말초혈관 확장 때문에.

일반적으로는 손상부위를 15~20분간 따뜻하게 한 후 즉시 치료적 운동을 한다.

또한 목욕은 온열작용 뿐만 아니라 정수압의 작용도 있기 때문에 말초 순환이 촉진되어 정맥 환류가 증가한다. 그리고 불감온도(34~35℃)에서는 말초저항이 감소하여 심장에 대한 부담이 약화된다.

온열 치료는 명백한 치료효과가 없어도 2~3주일 연속해서 시행하여 효과를 볼 수 있다. 그래도 개선되지 않으면 다른 치료법을 고려한다.

외상의 직후여서 아직도 종창이 심한 시기, 그리고 출혈 경향이 있거나 피부감각의 저하가 있을 때는 이용하지 않는다. 또한 노인에서는 화상을 입지 않도록 주의한다.

2 온열치료의 종류

피부를 직접 따뜻하게 하는 표층성 온열과 체내의 심층부(근육, 뼈, 관절)를 따뜻하게 함으로써 체내에서 온열로 변환(변환열)되는 심층 도달성 온열(diathermy)로 나뉜다. 또한 표층성 온열은 수분을 함유하는 습성 온열(moist heating)과 수분을 함유하지 않는 건성 온열(dry heat)로 분류할 수 있다(표 2).

표 2 온열 치료의 종류

분류	종류
표층성 온열	습성 온열 • 온수 • 핫 팩 • 핫 타월 • 파라핀 욕 • 기타 건성 온열 • 적외선 치료
심층 도달성 온열	• 초단파 • 극초단파 • 초음파

a. 온수

40～42℃의 온수를 사용하고 15～20분간 환부를 따스하게 한다. 상용중인 수온 저하를 방지하기 위하여 항온기를 사용한다.

b. 핫 팩(hot pack)

실리카겔이 들어간 무명(면) 주머니를 가열기에서 데우고(75~80℃) 물기를 잘 없앤 다음 타월로 싸서 환부에 15～30분간 댄다. 노인에서는 화상에 주의해서 타월을 약간 두툼하게 한다. 팩은 가급적 큰 것을 사용한다(그림 2).

시중에서 판매되고 있는 것도 있으며(그림 2 - c) 일반인도 구입할 수 있다.

c. 핫 타월(hot towel)

50℃ 이상의 뜨거운 물에 타월을 넣었다가 잘 짜서 환부에 댄다. 5분 간격으로 타월을 교체하면서 15～30분간 시행한다.

d. 파라핀 욕(paraffin bath)

의료기관에서 사용되는 방법으로서 파라핀 욕이 있다. 파라핀은 열전도율이 낮기 때문에 화상이 발생하기 어렵고 냉각이 더디며 열용량이 커서 이 성질을 이용한 것이다. 파라핀을 50℃의 항온조에서 녹여 이 안에 환부를 넣었다가 즉시 빼고 이것을 10회 반복하여 파라핀 막을 만들어 비닐로 싸고 거듭 타월로 싸서 15～20분간 방치하여 따듯하게 한다(그림 3).

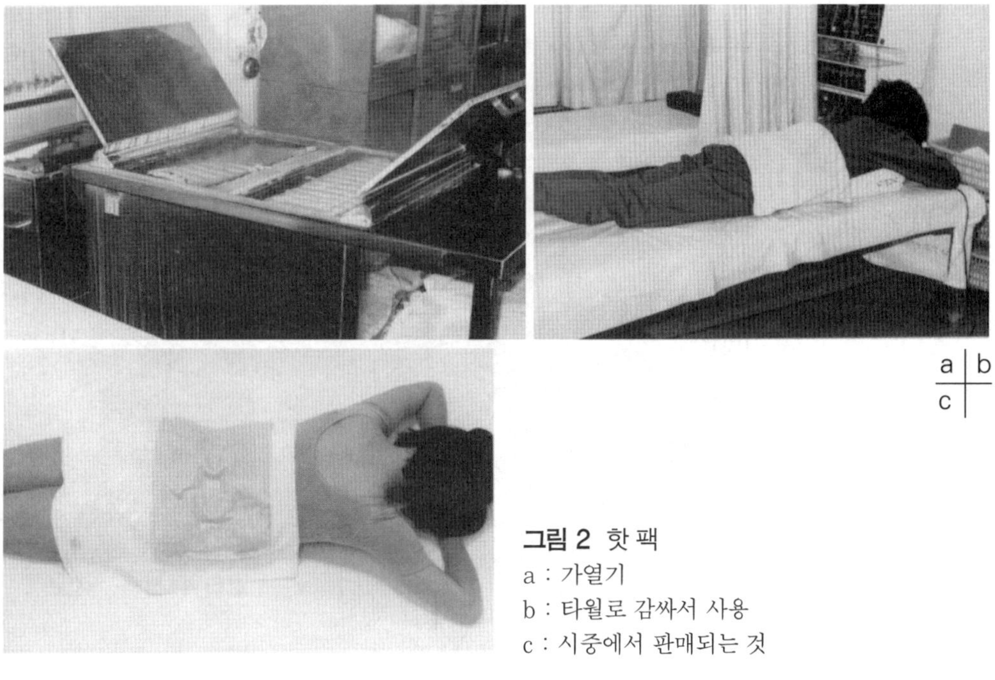

a | b
c

그림 2 핫 팩
a : 가열기
b : 타월로 감싸서 사용
c : 시중에서 판매되는 것

손이나 손가락에 이용하는 경우가 많으나 상처가 있는 경우에는 이용하지 않는다.

e. 기타의 습성 온열 치료

의료기관에서 사용되는 습성 온열 치료로서는 아래의 것이 있다.

- 습성 온열기구
- 증기 조
- 광니 치료(fango therapy)

f. 적외선 치료(infrared therapy)

건성 온열을 이용하는 방법으로서 적외선 치료가 있다. 적외선이 갖는 복사 에너지는 피부 표면의 온도를 상승시키는 성질이 있고 7,000~12,000 Å(700~1,200 nm)의 파장의 단 적외선을 발생하는 텅스텐 백열전구가 주로 사용된다.

전구로부터 60~100 cm 떨어져서 환부가 기분이 좋아질 정도로 따뜻하게 하여 15~30분간 데운다(그림 4). 적외선 각로 안에 수족 등의 환부를 넣어 따듯하게 하여 사용할 수도 있으나 화상에 주의한다.

적외선 치료는 위험이 적고 취급이 용이하지만 그 효과가 심층부까지 미치지 못하고 시간이 걸리기 때문에 병원에서는 그 사용빈도가 적어지고 있다.

이상의 a~f는 표면 층의 온열을 이용한 것이다. 이에 반해서 g~i는 심층부까지 도달하는 온열을 이용한 것이다.

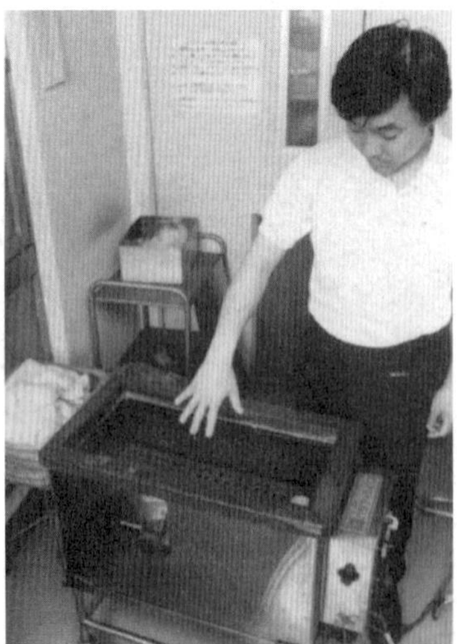

그림 3 파라핀 욕

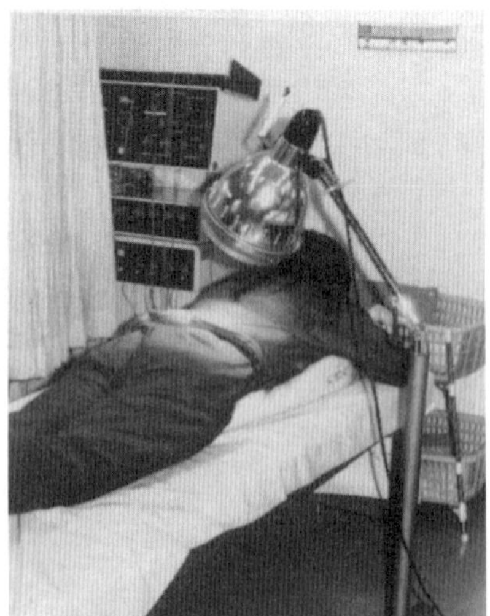

그림 4 적외선 치료

g. 초단파(short wave diathermy: SWD)

원리: 10~100 MHz의 고주파 전류를 인체의 근처에 두면 발생한 전장에 의해 인체 내에 감응전류가 흘러 열에너지를 발생하는 줄 효과(joule effect)를 이용한 것이다. 현재 일반적으로는 30.2 MHz(파장 약 10 m)의 것을 사용하며 코일 유도자(inductor) 등을 이용하여 전장을 준다.

주의사항: 금속과 수분이 있는 곳에서는 에너지가 집중되어 온도가 올라감으로 부어있는 관절, 안구, 땀이 있는 부분에는 약하게 사용하고 수술 후 체내에 금속이 있는 경우(골절의 수술로 체내에 스크류, 플레이트 등이 있거나 심장의 페이스 메이커를 사용하고 있는 등)는 사용하지 않는다.

h. 극초단파(microwave diathermy: MWD)

원리: 고주파의 전자파를 이용한 것으로 현재의 의료기관에서 가장 일반적으로 사용된다. 2,450 MHz(파장 12.5 cm)의 전자파를 마그네트론을 이용하여 발생시킨다. 어플리케이터라 부르는 안테나로부터 전자파를 내지만 이 형태에 따라 온도분포가 다르다.

사용법: 5~10 cm 떼어서 환부가 어플리케이터를 향하게 하고 환자가 조금 따듯하다든지 또는 기분 좋게 느끼는 양으로 조절해서 15~30분간 사용한다(그림 5).

작용: 국한된 심층부 가열이기 때문에 근육의 가열에 적합하지만 뼈나 관절 등의 더 깊은 부위의 온열효과는 적다.

주의사항: 수분이나 금속에 에너지가 집중하기 때문에 안구, 부종이 있는 부분, 땀이나 젖은 의복의 위에서 사용하는 경우, 부어있는 관절, 수술 후 체내에 금속이 있는 부분에는 사용하지 않는다. 또한 성장기의 골 조직, 남성 생식기, 임신 중의 복부 등에는 사용하지 않는다.

i. 초음파(ultrasound therapy: US)

원리: 16,000 Hz 이상의 음파는 초음파라 부르고 인간의 귀에는 들리지 않지만 온열작용과 진동작용(마사지 효과)을 이용한다. 치료에는 1 MHz를 사용하고 발진기와 그것을 음파로 변환하여 환부에 대는 유도자로 구성된다(그림 6).

사용법: 초음파는 공기 중에서는 급속히 감쇠 해버리기 때문에 유도자를 직접 환부에 대든지, 수중에서 조사(照射)한다(간접법). 전자에서는 환부에 파라핀을 발라 유도자를 피부에 밀착시키고 후자에서는 족관절 등을 수중에 넣어 유도자를 2~10 cm 떼어서 조사(照射)한다.

작용: 온열 효과가 크고 특히 뼈나 관절 등의 심층부에도 효과가 있는 유일한

방법이다. 극초단파와 달리 지방층에서의 열 발생이 적고 근육의 온도 상승이 높다. 또한 진동에 의한 마사지 효과에 의해서 반흔 구축의 치료를 할 수 있다.

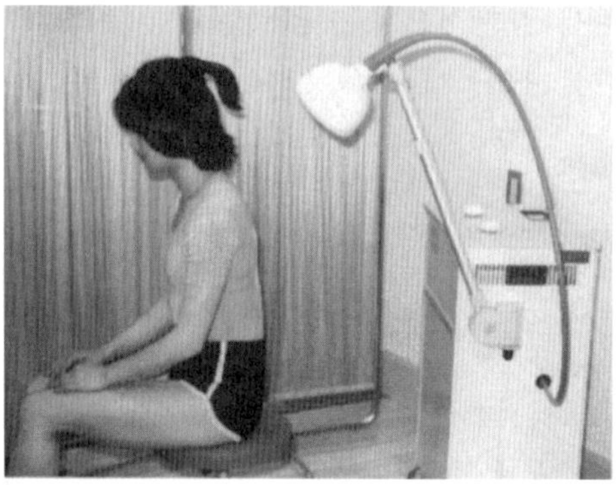

그림 5 극초단파

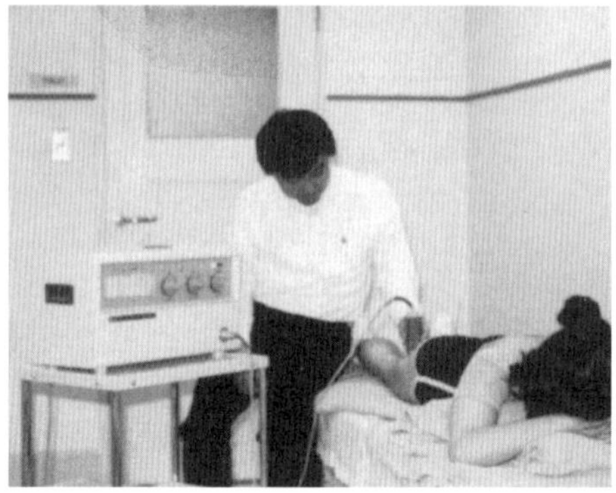

그림 6 초음파

3 온열치료의 주의사항

온열 치료 전체로서 사용해서는 안되는 질환과 증상에는 다음과 같은 것이 있다.

① 순환 장애
② 감각 장애
③ 의식 장애가 있는 경우
④ 출혈 경향
⑤ 부종
⑥ 유아
⑦ 비대상성 심부전

또한 초단파나 극초단파에서는

① 체내 금속
② 부종, 관절의 종창

에는 금지한다.

B ▮ 한랭치료

1 한랭의 작용

직접적인 작용으로서는 한랭 자극에 의해 혈관이 수축하여 혈류가 저하하기 때문에 종창을 억제하는 것이다.

한랭 자극을 마치면 혈류가 저하하여 있기 때문에 대사 산물 특히 히스타민 같은 물질이 괴어서 혈관을 확장시켜 반응성 충혈이 일어나 국소 피부나 근육의 혈류를 증가시킨다. 이 반응성 충혈은 대칭성(오른손을 냉각시키면 왼손이 충혈 된다)으로, 또한 원격성(뇌, 신장, 심장 등)으로 일어난다.

동통의 억제, 경련의 억제 등도 관찰된다.

한랭 치료(cold therapy)는 일반적으로 온열 치료보다 효과가 오래 지속된다.

2 한랭치료의 종류

a. 아이스 마사지(ice massage)

얼음을 환부에 대고 마사지를 한다. 종이컵에 물을 넣어 냉장고에서 얼린 다음 컵의 일부를 벗겨내서 얼음을 노출시키면 잡기 쉬우므로 편리하다(그림 7). 1 개소를 장시간 압박하지 않고 조금씩 위치를 옮겨가면서 원을 그리는 것처럼 하여 10~30분간 냉각시킨다.

최초에는 기분이 좋지는 않지만 치료 시작 후 1~2분에서 차다고 느끼며 이에 이어서 광범위한 작열감이 생기고 통증을 느낄 때도 있다. 거듭 계속하면 최종적으로는 마비감이나 통증이 없는 상태가 된다. 이 경우 한 점만을 집중적으로 냉각하면 동상에 걸리기 때문에 약간씩 이동하면서 냉각한다. 정상적 피부감각이 있는 경우는 장시간 냉각해도 되지만 감각이 둔한 부위나 순환이 나쁜 부분에는 동상에 걸리지 않도록 주의해서 시행한다.

b. 아이스 팩(ice pack)

아이스논, 콜드 팩(그림 8) 등을 냉각시켜 환부에 대고 10~30분 냉각한다.

c. 냉수욕

물에 얼음을 넣고 그 안에 손이나 발을 직접 담근다. 10~30분 냉각한다.

d. 샤워에 의한 마사지

샤워에서 온수 또는 냉수가 줄기차게 나오도록 하여 환부에 대고 마사지와 온열 또는 한랭 치료를 동시에 시행한다. 10~15분간 이용한다(그림 9).

일반적으로 운동전의 워밍업에는 온수를, 운동 직후의 종창의 방지에는 냉수를 사용하면 좋다.

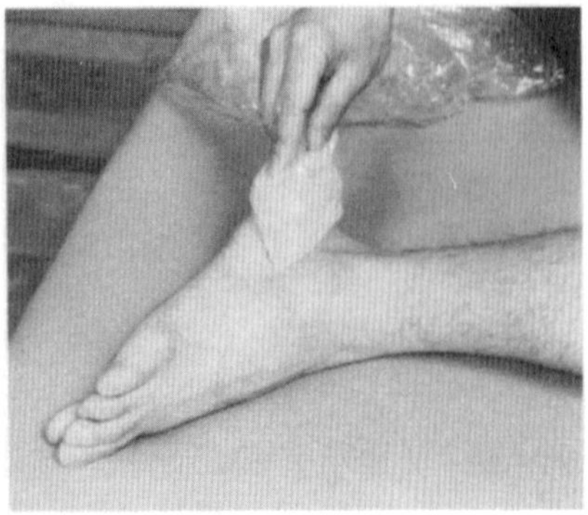

그림 7 아이스 마사지

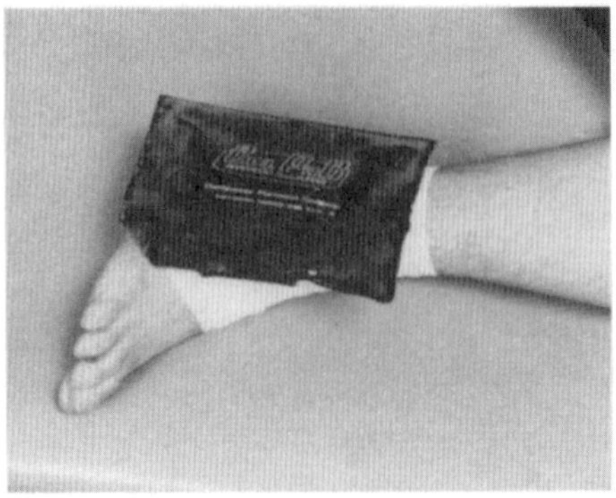

그림 8 콜드 팩

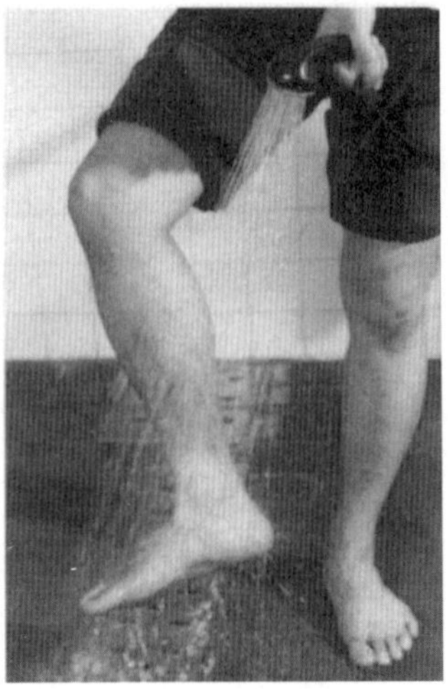

그림 9 샤워에 의한 마사지

표 3 온열 치료와 한랭 치료의 비교

	온열 치료	한랭 치료
작 용	강한 진통, 진정작용	강한 진통, 진정작용 강한 경련 억제작용
지속시간		효과의 지속시간이 길다
피부자극	피부자극이 적은 방법도 있다 (극초단파등 피부를 통하지 않고 직접 심층부를가열할 수 있는 방법도 있다).	피부자극이 크다(피부로부터 심층부로 침투시키는 방법뿐이기 때문에)
기 타	심리적인 relaxation 효과가 크다(온천욕)	한랭의 내구성은 개인차가 크다. 노인은 특히 약하다.

e. 냉 치료(cryotherapy)

냉 치료는 탄산가스(CO_2)를 특수한 기계로 환부에 내뿜어서 순간적으로 표면을 냉동시키는 치료법으로 강한 통증 제거 작용이 있다.

3 한랭치료의 주의사항

온열 치료와의 비교를 표 3에 정리하였다.

일반적으로 한랭 치료는 피부에 대한 자극이 크고 내성의 개인차가 크기 때문에 주의를 기울이면서 시행한다.

C ▮ 수 치료

1 수 치료의 작용효과

수 치료(hydrotherapy) 또는 수중운동은 물이 갖는 물리적 특성(온열, 한랭, 부력, 수압, 점성 저항)을 이용해서 시행하는 물리적 치료이며 전신을 물에 넣고 시행하는 전신 욕과 환부만을 넣어 시행하는 부분 욕으로 나뉜다.

수 치료의 이점으로는 다음과 같은 것이 있다.

① 부력에 의해서 상대적으로 체중이 경감되기 때문에 하중부(하지 또는 체간)의 손상에서도 손상 후 조기부터 운동을 용이하게 할 수 있다.

② 온수 중에서는 기분 좋은 따스한 느낌을 심리적 효과로서 얻을 수 있고 국소적으로는 진통, 진정, 근 이완 등의 온열효과를 얻을 수 있으며 관절 가동범위나 근육의 유연성이 증가하여 운동범위가 커진다.

③ 부력과 점성에 의해서 물이 자세를 지지하는 역할을 하기 때문에 약한 근력으로도 운동을 할 수 있고 또한 점성 저항에 의해서 적절한 저항운동이 가능하다.

④ 의복에 의한 활동의 방해가 적다.

⑤ 알몸이 되므로 근육이나 관절의 움직임을 잘 관찰할 수 있다.

⑥ 조기에 재활치료를 시행함으로써 심리적인 의욕이나 기분 전환을 얻을 수 있다.

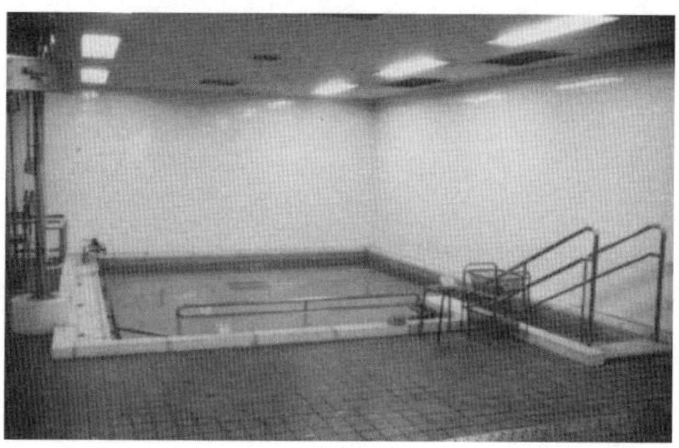

그림 10 훈련용 수영장

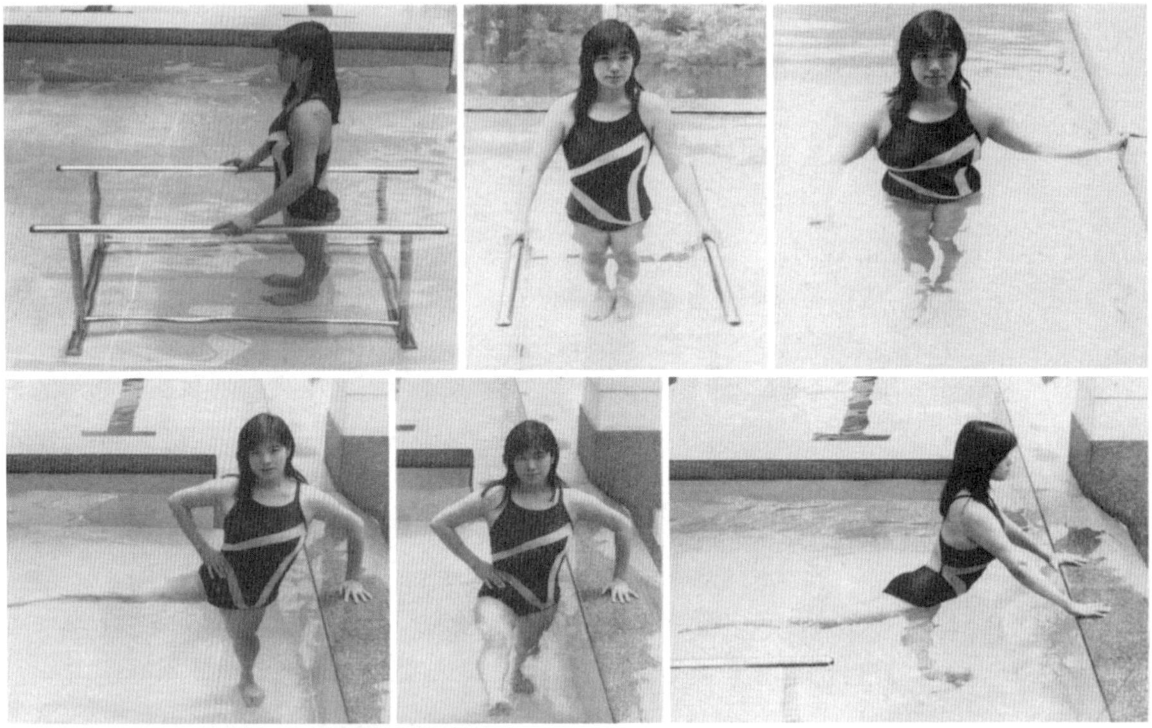

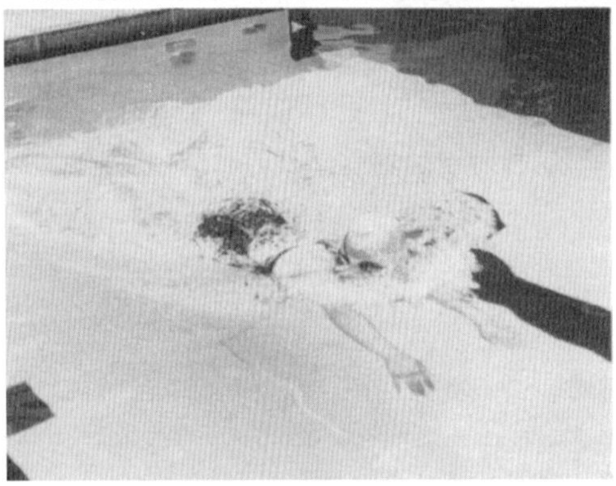

a | b | c
d | e | f
g

그림 11 수 치료(전신 욕)
a : 수중의 평행봉 내 보행 연습
b : 배꼽까지 물에 담근 보행 훈련
c : 가슴까지 물에 담근 보행 훈련
d : 수중에서의 고관절 외전
e : 수중에서의 고관절 굴곡
f : 수중에서의 고관절 신전
g : 수영

2 수 치료의 종류

a. 전신 욕(general bath)

풀(수영장) 내에서의 운동이며 부력에 의한 체중 경감효과와 물의 저항에 의한 치료적 운동을 동시에 시행한다(그림 10).

부력의 효과는 크며 목까지 물에 담그면 체중은 1/10로, 복부까지 담그면 1/2로 되기 때문에 하지에 걸리는 하중도 그만큼 적어져 하지의 골절의 경우에도 조기부터 실시할 수 있다. 부력을 이용하면 근력이 약해도 운동이 가능하며 병상의 회복에 따라 물에 담그는 깊이를 조금씩 얕게 하여 체중의 부하를 늘려간다.

물의 점성 저항은 크며 운동속도가 클수록, 또한 손가락을 벌려서 넓이가 클수록 저항이 커지기 때문에 이것을 이용하여 운동부하로 한다.

최종적으로는 "수영"을 할 수 있게 되는데 수영을 하지 못하는 사람은 풀 속을 걷는 것만으로도 좋다(그림 11). 또한 풀 안에서 에어로빅스 댄스를 하는 "아이스빅스"도 인기가 있다.

수영상의 주의사항: 수영은 하지에 대한 하중이 적어지기 때문에 하지의 질환에 대해서는 비교적 안전하지만 수영 방법에는 주의를 요한다. 무릎의 반월판(meniscus) 손상에서는 "개구리헤엄(평영)은 금지"하여야 하고 "두 발로 물장구를 치는 것"만으로 한다. 무릎의 인대 손상에서는 슬관절의 완전 신전은 위험하며 물장구를 칠 때 무릎을 완전히 뻗지 않도록 주의한다. 어깨의 손상에서 가동범위 제한이 있을 때에는 통증이 없는 범위 내에서 운동을 하고 어깨를 완전히 신장시키지 않도록 한다. 허리의 손상에서는 버터플라이(접영)는 금지하고 크롤 수영법과 배영을 적당히 섞어서 몸의 전면과 후면을 균형 있게 사용하도록 한다.

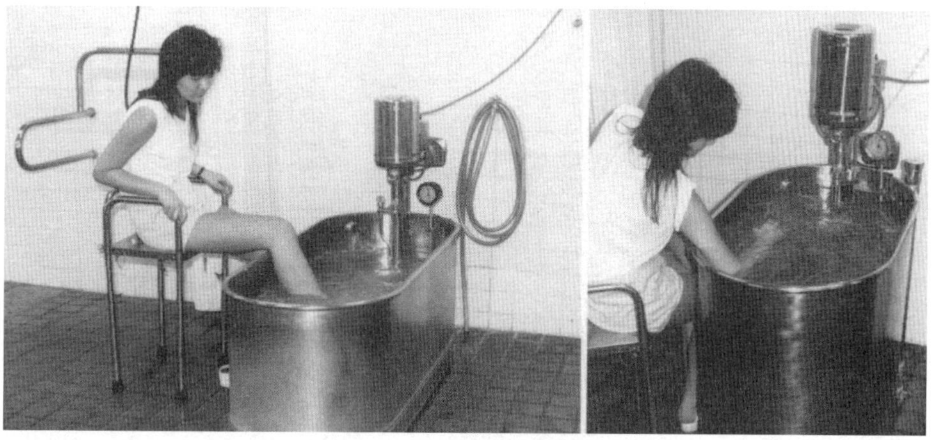

그림 12 와류 욕(whirl pool bath) 40~42℃에서 10~15분

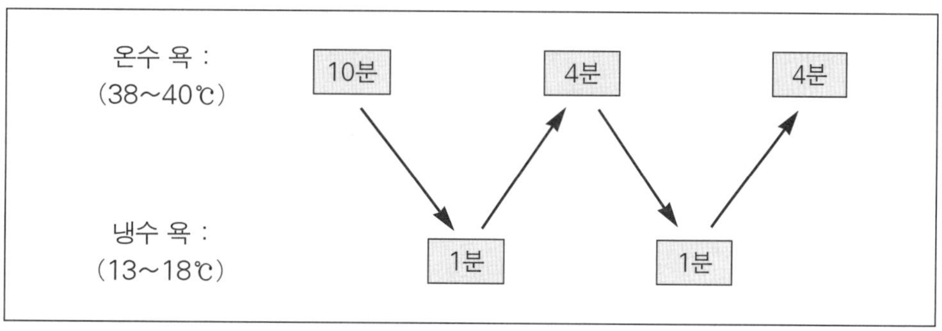

그림 13 교대 욕의 방법(contast bath)

b. 부분 욕(local bath)

환부만을 물에 담근다. 자기 집 욕조 등을 이용하여 할 수 있다.

온수 욕만으로도 진통, 진정, 근 이완을 얻을 수 있지만 수중에서의 마사지나 기포가 나오는 장치(와류 욕, whirl pool bath)를 이용하면 더 효과적이다. 15~20분간 시행한다(그림 12).

온수 욕과 냉수욕을 번갈아 하는 "교대 욕(contrast bath)" 도 효과적이고 말초 순환을 자극하여 종창의 경감에 도움이 된다. 38~40℃의 온수와 13~18℃의 물을 준비하여 10분 온수 욕 1분 냉수 욕 4분 온수 욕 1분 냉수 욕 4분 온수 욕을 반복하여 20분 정도 시행하고 마지막에는 온수 욕으로 끝낸다(그림 13).

표 4 전신 수욕과 공기 중에서의 기립자세 때의 순환기능의 비교

	전신 수욕	공기중의 기립자세
1. 심장		
심 박수	↘	↗
심 박출량	↗	↘
분시 박출량	↗	↘
심 횡경	↗	↘
심 저폭	↗	↘
심첨 박동	↘	↗
2. 동맥계(고압계)		
평균 동맥압	↘	↗
맥압	↗	↘
말초혈관 저항	↘	↗
3. 정맥계(저압계)		
중심 정맥압	↗	↘
하반신의 유효 정맥압	↘	↗

(Witzled E: Physikalische Wirkung der Badekur. Handbuch der Bader-und Klimaheilkunde, Amelung W. Evers A ed, p189-217, Springer-Verlag, Berlin, 1962에서 인용)

3 수 치료의 주의사항

1) 온도나 수압에 의해서 전신의 순환 호흡기능에 대한 영향이 크다:

표 4는 공기 중에서의 누운 자세일 때의 값을 기준으로 한 경우의 건전한 사람의 불감 온도(35~36℃)에서의 전신 수욕과 공기 중에서의 기립자세 때의 순환기능을 나타낸 것이다.

2) 어디까지 몸을 물에 담그는가에 따라 부력에 의한 영향(하지에 걸리는 하중)이 다르다:

사람의 비중은 1.036이다. 목까지 물에 담그면 하지에 걸리는 체중은 1/10이 되며 가슴까지 담그면 1/3, 배꼽까지 담그면 2/5가 된다.

3) 부력, 점성 저항에 대항하여 운동을 하는가 또는 이용하는가, 부력, 점성 저항에 따라서 운동하는 가로 저항이 전혀 다르다:

부력 이용의 방법의 차이에 따라 다음의 세 가지 기본형으로 나뉜다(그림 14).

① 부력 보조운동: 부력과 같은 방향의 운동이며 얕은 쪽으로 움직여서 중력을 거의 제거한 운동이고 부력의 도움을 받아 움직인다.

② 부력 지지운동: 부력의 방향과 직각이며 수면과 평행인 운동이고 중력의 영향은 거의 없다. 도수 근력검사에서의 2등급 수준으로도 가능하다.

③ 부력 저항운동: 부력과 반대방향의 운동이며 깊은 쪽으로 움직인다. 저항이 크다.

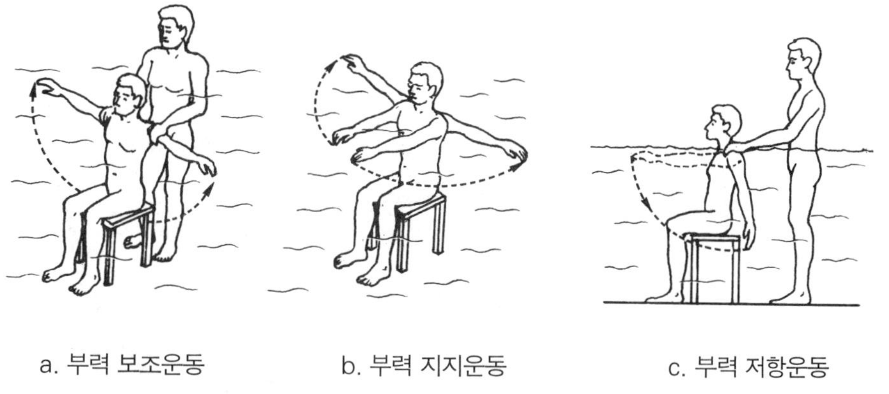

그림 14 수중운동의 기본형(삼각근에 대한 수중운동 사례)
(Harris R et al: Exercise in water. Medical Hydrology(Licht S ed). p 207-217, Elizabeth Licht Publ, 1963에서 인용)

4) 전신 욕에서의 운동에서는 에너지 대사, 내분비 기능 등이 육상운동과는 다르고 운동효과도 다르다:

수중에서의 운동은 육상에서의 운동에 비하여 다음과 같은 특징이 있다.

① 최대 산소 섭취량($\dot{V}O_2$ max.)은 육상운동보다 수중 운동 쪽이 크다.

② 같은 운동 강도에서의 에너지 필요량은 수중운동 쪽이 육상운동보다 33~42% 많다.

③ 같은 에너지 소비량을 필요로 하는 운동속도는 수중운동은 육상운동의 1/2~1/3이다.

④ 수중에서는 심박수가 감소하여 산소 섭취량이 같은 운동에서는 수영이 육상운동보다 심박수가 10~25(회/분) 적다.

⑤ 수영 중의 최고 혈압은 같은 강도의 육상운동보다 높다.

5) 수온은 35~36℃를 불감온도라 부르고 가장 생리적 영향이 적으나 전신욕(Hubbard bath)에서는 38~40℃, 부분 욕(와류 욕)에서는 40~42℃ 등 약간 높은 온도를 이용한다(그림 15).

수중에서는 물의 열전도가 크기 때문에 20℃의 물에 1 시간 담그고 있는 것만으로 200Kcal의 열이 소실된다. 수중에서의 체온저하를 고려하면 풀 등에서는 24℃ 이상이 바람직하다.

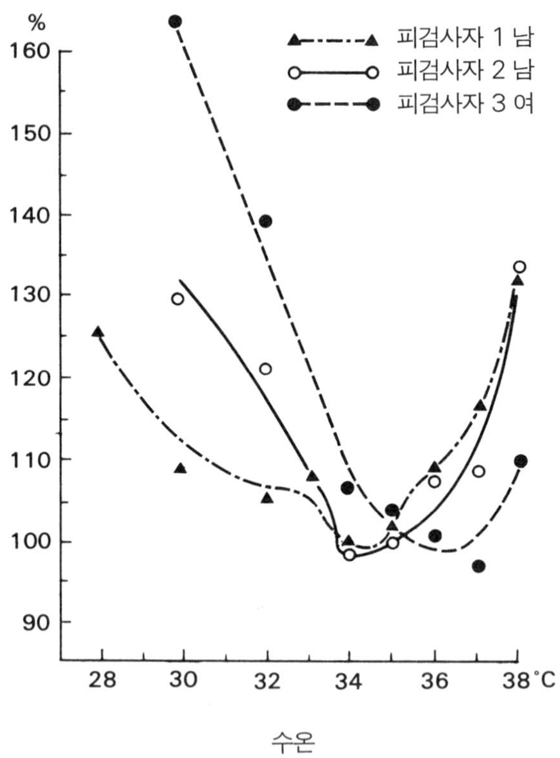

그림 15 전신 수욕 시의 수온과 기초대사
(Gehrke A et al: Grundlagen der Baderbehandlung. Kneipptherapie (Bruggemann W: ed), p25-46, Springer-Verlag, Berlin, 1980에서 인용)

D ▮ 저주파 치료

저주파 치료(low frequency current therapy)는 저주파 전류로 신경 또는 근육을 직접 자극하여 근의 위축을 예방하는 치료이다. 또한 저주파 자극에 의해서 신경과 근육의 촉통효과가 있고 동통 경감에 효과가 있다(그림 16).

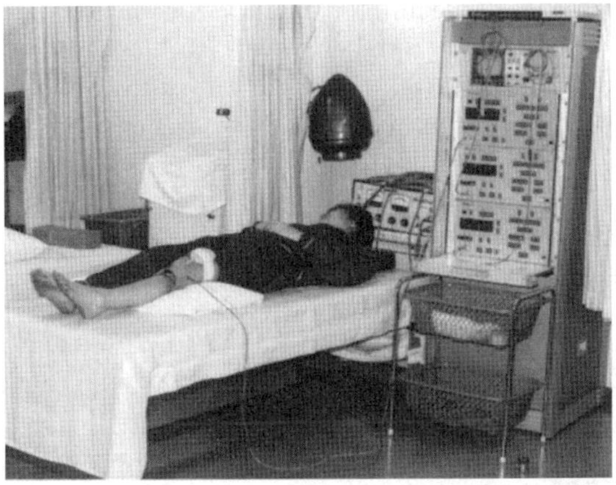

그림 16 저주파 치료

저주파 자극은 그 파형에 따라 두 가지로 나눈다.

1) 극 파(faradic current): 통전과 휴지를 반복하는 것으로 지속시간, 휴지시간은 msec의 단위의 것이다. 연속해서 주면 정상적인 근육의 수축을 일으키므로 근 위축의 방지에 좋지만 신경이 마비되어 변성된 근육에서는 수축이 일어나지 않으므로 효과가 없다. 펄스 파로서 주면 근육의 마사지 효과가 있다(그림 17-a).

2) 구형 파(galvanic current): 일정 강도의 전류를 일정시간 연속해서 주는 것으로 지나치게 강하면 통증을 느끼는 일도 있다. 신경이 마비되어 변형된 근육(denerved muscle)에서도 수축하므로 통전시간을 길게 하여 사용한다(그림 17-b).

극 파와 구형 파는 모두 깁스 고정중의 폐용성 근 위축(atrophy)*1의 예방 등에 이용되지만 저주파 치료만으로 근 위축의 방지는 불가능하다. 하물며 "근력 강화효과"는 그다지 바랄 수 없다.

용 어 해 설

*1 폐용성 근 위축: 장시간의 안정이나 깁스 고정 등으로 근육을 수축시키지 않고 있으면 근육이 살이 빠지고 가늘어져 근력이 저하되어버리는 것. 1일간 안정하고 있으면 3%의 근 위축이 일어난다고 한다.

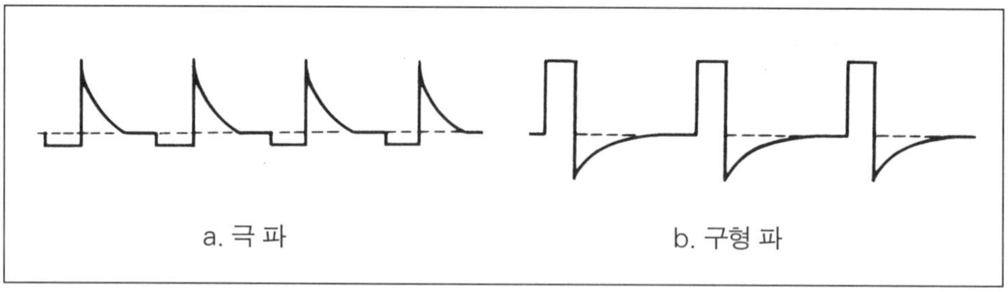

그림 17 저주파 통전 파형

경피적 전기자극(transcutaneous electrical nerve stimulation: TENS): 침술 마취를 응용한 것으로 피부의 "경혈"에 놓은 전극이나 침에 통전하여 진통효과를 얻는 것. 효과는 짧지만 가벼운 동통(어깨 결림, 요통 등)에는 효과적이고 안전하다(그림 18).

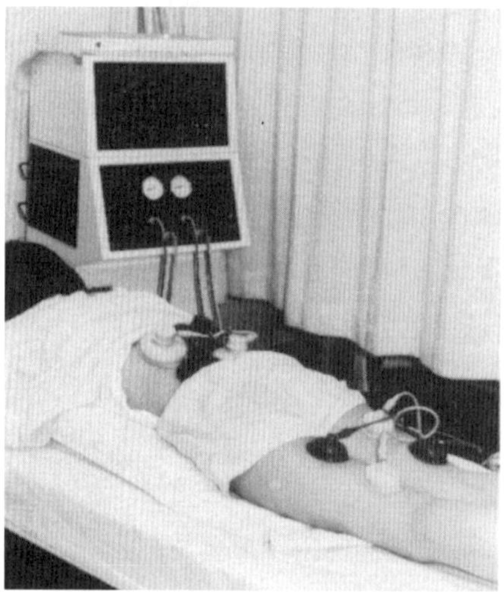

그림 18 경피적 전기자극법

저주파 치료기기는 일반인도 구입할 수 있으나 사용방법, 적응증을 틀리지 않도록 주의한다.

전극을 물에 잘 적시고 피부에 약간 땀이 나게 하면 통전효과가 좋다. 또한 전극(유도자)을 신경에 직접 댈 때는 충분히 주의하고 약한 전류부터 조금씩 높여가 통증이 일어나지 않을 정도로 사용한다.

E ▮ 자외선 치료

자외선 치료(ultraviolet therapy)는 자외선을 피부에 조사하는 치료이다. 자외선은 가시광선(파장 0.4~0.8㎛)보다 짧은 파장(0.18~0.4㎛)의 전자파이고 피부에 대면 홍반(붉은 반점)이 생긴다. 홍반이 생기는 파장은 2개가 있는데 0.254㎛과 0.297㎛이며 0.33㎛ 이상에서는 홍반작용이 없다.

태양광선에도 자외선이 포함되어 있지만 대부분은 대기 중에서 흡수되며 고산 등에서는 0.29㎛ 이상의 자외선이 많다. 따라서 태양광선에는 홍반작용이 적다. 또한 유리는 0.32㎛ 이하의 파장을 잘라내기 때문에 유리를 통한 광선에는 홍반작용이 없다.

이 밖에 비타민 D의 생산(0.28과 0.3㎛), 색소 침착, 살균작용 등이 있다.

주의할 점은 광선 과민증의 질병, 경구용 당뇨병 약제나 바르비탈 약제를 복용하고 있는 환자, 어떤 종류의 화장품이나 향수 등에서는 피부가 염증을 일으키기 쉬우므로 사용에 주의를 한다(광선에 민감하게 만드는 물질: 표 5). 또한 피부암을 일으키는 일도 있다.

적응 질환은 건선, 여드름, 원형 탈모증 등의 피부질환에 사용하는 일이 많다. 석영 램프를 이용하여 자외선을 발생시켜서 환부에 조사한다, 피부의 발적량으로부터 1MED(minimal erythema dose)를 개인별로 결정하여 사용한다.

표 5 광선에 민감하게 만드는 물질

• 타르	
• 클로프 프로마딘	• 테트라싸이클린
• 토르부타마이드	• 설파제
• 바르비탈	• 기타의 화장품, 향수의 일부

F ▮ 레이저 치료

LASER란 light amplification by stimulated emission of radiation(광선의 유도 방출에 의한 증폭)의 약자이며 인공적으로 만들어진 광선이다. 그 특징은 단일 파장이고 같은 위상이며 에너지 밀도가 높다. 치료의 효과로서는 열 효과, 압력 효과(펄스 파에 의한 마이크로 마사지), 광화학적 효과(조직의 활성화) 등을 생각할 수 있다.

침구 치료와 동일한 경혈을 자극함으로써 마찬가지의 효과를 얻을 수 있다.

6 치료적 운동

A ■ 치료적 운동의 종류와 목적

치료적 운동은 자기 자신이 또는 타인의 도움을 받아 몸을 움직이는 것에 의한 치료로서 자기의 근력을 어느 정도 사용하는가에 따라 크게 네 가지로 나눈다.

1) **수동운동**(passive exercise) : 치료사, 기구, 환자자신의 다른 부위 등 외부의 힘을 이용하여 시행하는 운동으로서 환부의 근력이 "도수 근력검사(manual muscle test, MMT)"(p.21 참조)에서 (0) 또는 (1)일 때에 시행한다. 근의 능동 수축은 없기 때문에 일반적으로 환부의 관절 가동범위의 유지에 사용한다. 사람의 몸은 굴곡근 우위로 되기 쉽기 때문에 안정시의 자세에 주의한다.

2) **능동 보조운동**(active-assistant exercise): 근의 능동 수축에 더해서 치료사나 기구의 보조를 받아서 하는 운동으로 근력이 MMT에서 (2)일 때에 시행한다. 환부의 관절 가동범위의 유지나 근력강화에 이용한다.

3) **능동운동**(active exercise): 환부의 근력에 의해서 하는 운동으로 MMT에서 (3) 이상의 경우에 사용하는 것이 가능하며 관절 가동범위, 근력, 전신 기능의 개선에 이용한다.

4) **저항운동**(resistant exercise) : 거듭 무거운 추 등의 저항에 대항하여 하는 운동으로 MMT에서 (4)나 (5)일 때에 사용할 수 있다. 관절의 가동범위, 근력 등 모든 기능의 개선에 이용한다.

재활치료의 현장에서 이용되는 치료적 운동에는 제4장 표 2(p.26 참조)에 열거한 것 등이 있다.

아래에 개개의 치료적 운동의 종류와 목적에 대해서 해설한다. 재활치료 프로그램으로서는 B부터 I의 순서로 시작해 가면 된다.

B ▮ 관절 가동범위 개선훈련(ROM exercise)

목 적 손상 후의 고정이나 안정으로 구축(관절 주위의 연부조직이 굳어져서 움직임이 나빠지는 것)이 일어난 관절에 정상적인 가동범위를 가져온다.

방 법 스트레칭(신장운동)이 대표적이다. 이를 분류하면 다음과 같이 된다.

A. 시간에 의한 분류
1. 단시간에 율동적으로 신장하는 방법.
2. 지속적으로 오래 정지하여 신장하는 방법(prolonged stretching).

B. 운동방법에 의한 분류
1. 수동적 신장법 : 수동적으로 행하는 것으로(교정 마사지 등) 근력이 없을 때나 구축이 강할 때에 사용한다.
2. 능동적 신장법 : 자기의 근력으로 시행한다.
   a. 보조 능동적 신장법 : 길항근(목적으로 하는 근육과 반대의 작용을 하는 근육)을 수축시키고 거듭 치료사에 의한 다른 힘으로 보조해 가고 이에 의해서 단축된 근육을 신장시킨다.
   b. 능동적 신장법 : a)의 보조력을 이용하지 않는 것으로 길항근의 수축에 의해서 단축된 근육의 신장을 한다.
   c. 저항 능동적 신장법 :
      i) 단축하여 있는 근의 길항근을 강화하여 단축근의 신장을 도모한다.
      ii) 단축하여 있는 근에 저항을 가하여 최대 수축시켜서 갑자기 이완시키면 강한 이완이 얻어지므로 이것을 이용하여 신장한다.

일반적으로는 「A. 시간에 의한 분류」에서는 A-2를 이용하고 「B. 운동방법에 의한 분류」에서는 능동적 신장법(B-2)으로 지속적으로 신장시키는 방법이 사용되지만 구축, 단축이 심한 경우에는 보조가 필요하다.

주의사항
- 허가된 범위에서 만의 운동을 안전하게 시행한다.
- 통증이 없는 범위에서 시행하고 물리적 치료를 먼저 하여 통증을 완화시킨 다음 시행한다.
- 갑자기 강한 힘으로 반동을 주어 시행하지 않고 천천히 시행한다(정적 스트레칭).

- 현재 갖고 있는 가동범위 전체에서 시행하고 최대 신전 위치에서 30~60초간 유지한다.
- 그 관절이 갖고 있는 운동방향(굴곡 신전 내전 외전 내회전 외회전 등) 모두를 시행한다.
- 관절의 불안정감이 있는 경우에는 관절부위를 손이나 기구(장구 또는 테이핑)로 고정시켜서 안전하게 시행한다.
- 구체적으로는 한 방향에 대해서 30~60초 시행하며 10~30초간의 휴식시간을 두고 다시 같은 방향으로 30~60초간 시행하며 이것을 2~4회 반복하는 것을 각 방향 모두 시행하여 1 세트로 한다.
- 피로해지지 않는 범위에서 하루에 2~4 세트를 시행한다.
- 2관절근의 작용에 주의하고 예컨대 족관절의 손상의 경우는 족관절뿐만 아니라 슬관절(하퇴삼두근의 작용) 또는 전족부나 손가락의 관절(지굴곡근 또는 신전근의 작용)도 스트레칭을 한다.

부록 관절 가동범위 훈련에서의 최종범위 감각

관절 가동범위를 제한하는 인자에는 여러 가지가 있으나 그 인자에 따라 가동범위 최종 위치에서의 파트너 스트레칭(partner stretching: 타인의 힘으로 스트레칭을 한다)에 대한 저항감이 달라진다. 이 최종범위 감각에는 생리적인(정상적인) 최종범위 감각, 병적인(비정상적인) 최종범위 감각이 있으며 각각 표 1, 표 2와 같이 나눌 수 있다. 이 최종범위 감각을 구별하여 천천히 주의 깊게 시행하는 것이 중요하다.

표 1 생리적(정상) 최종범위 감각

최종범위 감각	구조	예
연부조직성	연부조직의 근접	슬관절 굴곡(대퇴와 하퇴의 후면의 연부조직간의 접촉)
결합조직성	근의 신장	슬관절을 신전한 고관절의 굴곡(햄스트링스의 수동적인 탄성이 있는 긴장)
	관절낭의 신장	손가락의 중수지절관절의 신전(관절낭 전부에서의 긴장)
	인대의 신장	전완 회외(하요척관절의 장측 요척인대, 골간막, 사삭의 긴장)
골성	골과 골의 접촉	주관절 신전(척골의 주두와 상완골의 주두와와의 접촉)

(木村哲彥 감역: 關節可動域 測定法, 協同醫書出版社 p 8, 1987에서 인용)

표 2 병적(비정상) 최종범위 감각

최종범위 감각	특징	예
연부조직성	• 보통의 ROM에서보다 빨리 또는 늦게 일어난다. • 또는 최종범위 감각이 정상에서는 결합조직성 혹은 골성인 관절에서 일어난다. • 무엇인가 걸리는 느낌이 든다.	연부조직의 부종 활막염
결합조직성	• 보통의 ROM에서보다 빨리 또는 늦게 일어난다. • 또는 최종범위 감각이 정상에서는 연부조직성 혹은 골성인 관절에서 일어난다.	근 긴장의 증가 관절낭, 근, 인대의 단축
골성	• 보통의 ROM에서보다 빨리 또는 늦게 일어난다. • 또는 최종범위 감각이 정상에서는 연부조직성 혹은 결합조직성인 관절에서 일어난다. • 골성의 알력 또는 골성의 제동을 느낀다.	연골 연화증 골관절염 관절내 유리체 골화성 근염 골절
허성	• 동통에 의해서 ROM의 최종 위치 에도달한 일이 없기 때문에 참의 최종 범위 감각은 아니다. • 방어성 근 수축 또는 근 스패즘을 제외하고는 저항을 느끼는 일이 없다.	급성 관절염 활액낭염 농양 골절 심리적 원인, 방어반응

(木村哲彦 감역: 關節可動域 測定法, 協同醫書出版社, p8, 1987에서 인용)

C ▮ 근력 강화훈련

목 적 근육의 향상을 지향하는 것이다. 운동시의 근 수축에 의해서 관절의 동적 안정성을 지향한다.

주의사항

- 허가된 범위 내에서의 운동을 안전하게 시행한다.
- 아프지 않은 범위에서 시행한다.
- 근력운동의 전 후에 관절 신장운동(스트레칭)을 충분히 하여 근의 유연성

을 높여서 강한 수축에 의한 근의 장애를 방지한다.

- 시작 시부터 1주일마다 도수 근력검사(MMT) 또는 기계에 의한 측정으로 근력을 측정하여 적절한 부하량을 결정해 가면서 시행한다.
- 안전한 범위로 부하를 건다.
- 최초에는 약간 적게 부하를 걸고 차츰 부하량을 늘려 간다(점진성의 법칙).
- 운동의 부하(강도)와 시간(양)을 어느 일정 수준 이상으로 가하지 않으면 효과가 없다(과부하의 원칙). 이 때문에 항상 현재의 수준을 알아둘 필요가 있다.
- 다른 관절에 대한 부담이나 대상운동을 방지하기 위한 위치결정이나 고정을 확실히 한다.
- 관절의 길항근의 작용(굴곡근과 신전근 등)을 이해하여 굴곡근과 신전근을 균형 있게 향상시킨다.
- 다만 질환에 따라서는 한쪽의 근육만을 향상시키는 편이 좋은 경우도 있다. 예컨대 슬관절의 전방십자인대(ACL) 손상에서는 그 보조작용을 하는 대퇴굴곡근(hamstrings)을 강화하고 길항적 작용을 하는 대퇴신전근을 신장시킨다.
- 관절의 불안정성이 심한 경우는 테이핑이나 장구를 사용하여 안정시킨 다음 시행한다.

1 근의 수축 양식과 훈련 방법

골격근의 큰 능력은 근섬유(근세포)의 더 가느다란 구성요소인 근원섬유(액틴과 마이오신)의 활주에 의해서 근섬유의 양단에 장력을 발생시키는 일이며 이것을 "근의 수축(contraction)"이라 부른다.

표 3 근의 수축 양식과 훈련방법

수축 양식	운동(훈련) 양식
1. 등척성 수축(isometric contraction)	등척성 운동(isometric exercise)
2. 등장성 수축(isotonic conrtraction)	등장성 운동(isotonic exercise)
a. 단축성 수축(concentric contraction)	단축성 운동(concentric exercise)
b. 신장성 수축(eccentric contraction)	신장성 운동(eccentric exercise)
c. 신장 • 단축 사이클 수축(plyometric)	플라이오메트릭 운동(plyometric exercise)
3. 등속성 또는 등운동성 수축(isokinetic or isovelocity contraction)	등속성 운동(isokinetic exercise)
a. 단축성 등속성 수축(concentric isokinetic contraction)	단축성 등속성 운동(concentric isokinetic exercise)
b. 신장성 등속성 수축(eccentric isokinetic contraction)	신장성 등속성 운동(eccentric isokinetic exercise)

근의 수축 양식은 생리학적으로는

(1) 등척성 수축(isometric contraction)

(2) 등장성 수축(isotonic contraction)

(3) 등속성 또는 등운동성 수축(isokinetic contraction)

의 세 가지로 분류되어 있다. 이들은 그대로 "근력 훈련(운동)"의 종류와 방법이 된다(표 3).

2 등척성 운동(isometric exercise)

근의 등척성 수축 즉 근이 그 길이를 바꾸지 않고 수축하여 힘을 내는 것을 이용한 운동을 말한다. 관절의 각도를 일정하게 하여 시행한다. 움직이지 않는 것을 밀거나 당기거나 하는 운동이다.

1952년 독일의 Hettinger 박사가 제창한 운동이론이며 최대 근력의 40% 이상의 힘으로 15~20초간 지속하여 시행하면 효과가 있다 한다(표4).

장 점

- 관절 각도를 바꾸지 않으므로 깁스로 고정되어 있을 때에도 시행할 수 있다.
- 특별한 기구가 전혀 필요 없다,(풀 워커®등의 전용기구도 있다).
- 특별히 넓은 장소가 필요 없으므로 비행기로 이동중 등에도 응용할 수 있다.

단 점

- 근육은 그 길이 즉 관절 각도에 따라 근 출력이 달라져 어느 일정 각도에서 훈련하면 그 각도에서만 근력이 향상되지만 다른 각도에서의 향상은 적다. 따라서 관절 가동범위를 3~4개로 나눠서 시행한다(그림 1).
- 현재 어느 정도의 힘을 내고 있는지 자기자신도 모르기 때문에 그 효과는 분명치 않다. 따라서 실제로는 마음껏 강하게 힘을 넣는다.
- 어떤 관절 각도에서 최대의 힘을 내면 관절에 걸리는 부담이 지나치게 커서 손상이 일어날 가능성이 있다. 예컨대 "가공상의 의자에 앉는" 자세에서 무릎에 힘이 들어가면 디퇴사두근의 강한 힘이 슬개골의 한 점에 집중하기 때문에 슬개골의 연골면을 손상시킬 가능성이 있다. 따라서 하나의 관절 각도를 3~4개로 나눠서 시행한다(그림 1).

표 4 근력 훈련에 필요한 강도와 시간

훈련 강도 (최대 근력에 대한 %)	훈련 시간 (최저 수축 지속시간)
40~50	15~20초
60~70	6~10
80~90	4~6
100	2~3

적 응 현재는 관절을 움직일 수 없는 경우 예컨대 깁스를 하고 있을 때, 안정을 하고 있을 때 또는 자동차나 비행기로 이동 중 등에 한해서 사용하는 경우가 많다. 간편하게 할 수 있는 방법이기 때문에 다른 근력 훈련의 보조수단으로서 사용하면 편리하다.

방 법 관절의 각도를 일정하게 하여 최대의 힘을 내고 그 각도 그대로에서 5~7초간 유지하여 3~4초간 쉰 후에 다시 같은 힘을 가한다. 이 메뉴를 하루에 5~10회 시행한다. 관절 각도를 3~4개로 나눠서 각각의 각도에서 시행하면 좋다(그림 1).

신전근과 굴곡근의 양자를 시행하기 위해서는 신장하려고 생각하여 힘을 넣고 다음으로 굽히려고 생각하여 힘을 넣는다.

- 주관절의 훈련(팔꿈치를 굽히는 것처럼 힘을 넣고 반대측의 팔꿈치를 신장시키는 것처럼 힘을 넣는다)(그림 1).
- 대흉근 훈련(두 손을 가슴 앞에서 합쳐서 서로 민다)(그림 2).
- 대퇴사두근 훈련(투명 의자: 벽에 등을 대고 고관절과 슬관절을 직각으로 굽힌다)(그림 3).
- 복근(앙와위로부터 똑바로 상체 일으키기는 복근, 비스듬히 일으키기는 복사근)(그림 4).

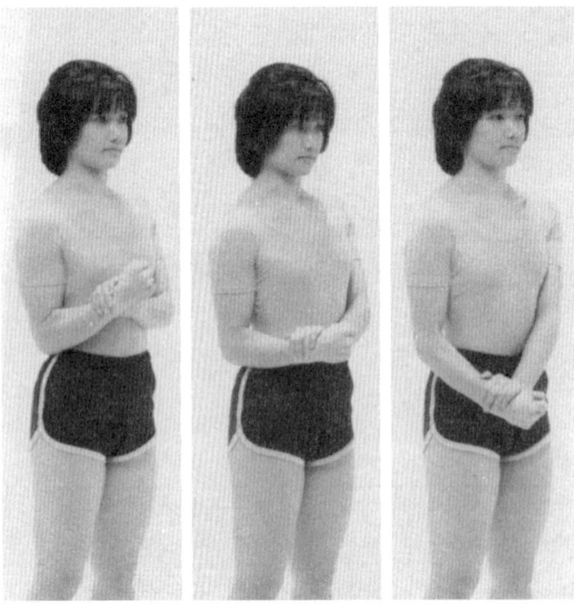

그림 1 상완이두근 훈련(관절 각도를 셋으로 나눠서 오른쪽 팔꿈치를 굽히는 것처럼 힘을 넣는다)

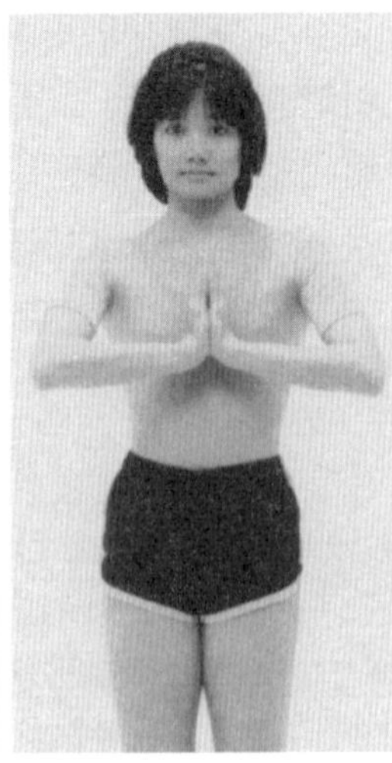

그림 2 대흉근 훈련

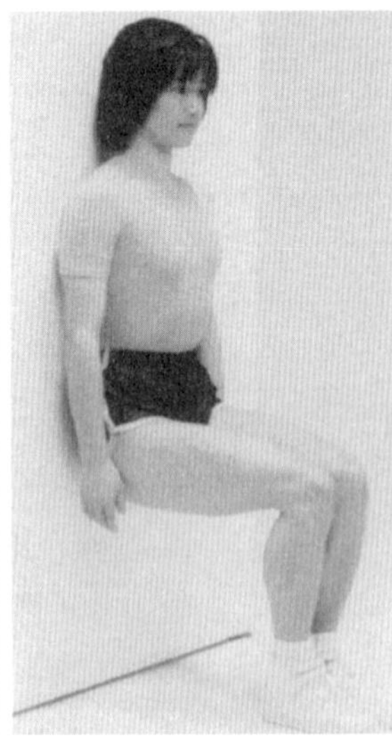

그림 3 대퇴사두근 훈련

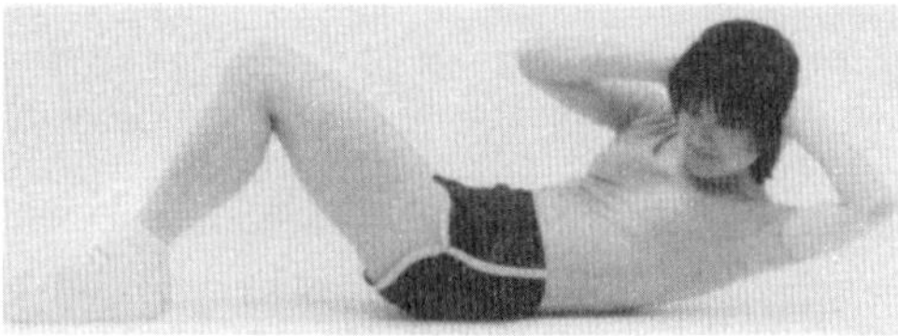

그림 4-a 복사근 훈련

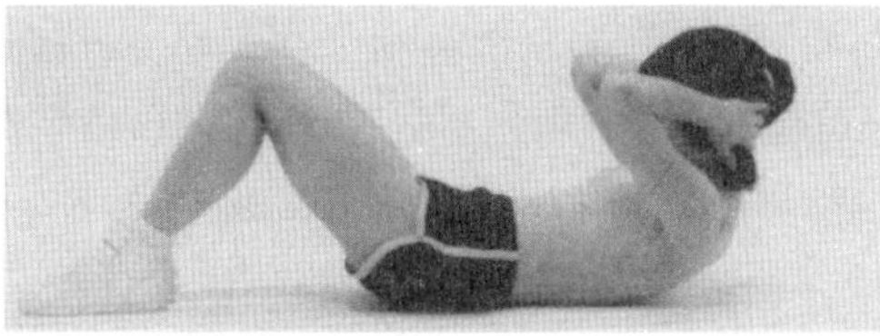

그림 4-b 복직근 훈련

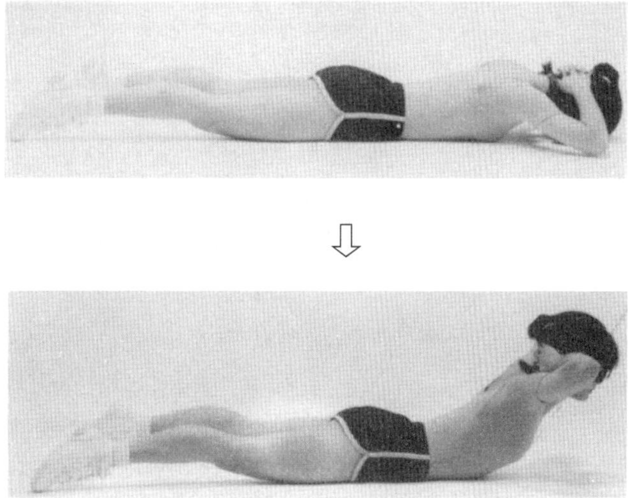

그림 5 배근 훈련

• 배근(복와위로부터의 상체 일으키기)(그림 5).
• 상완삼두근(엑스팬더(expander)를 사용한다)(그림 6).
• 악력(그리퍼(gripper)를 사용한다)(그림 7).

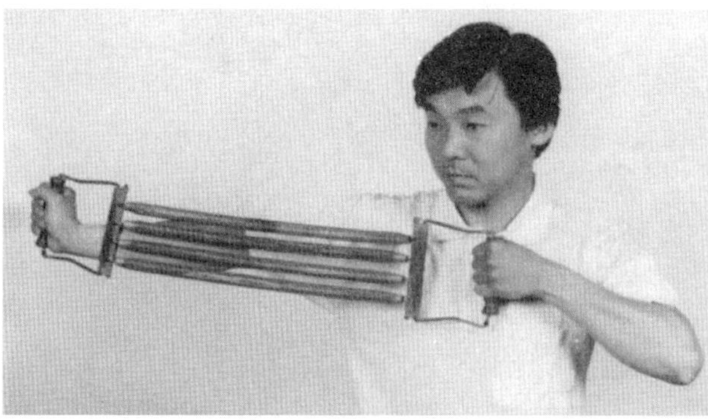

그림 6 상완삼두근 훈련(엑스팬더를 사용)

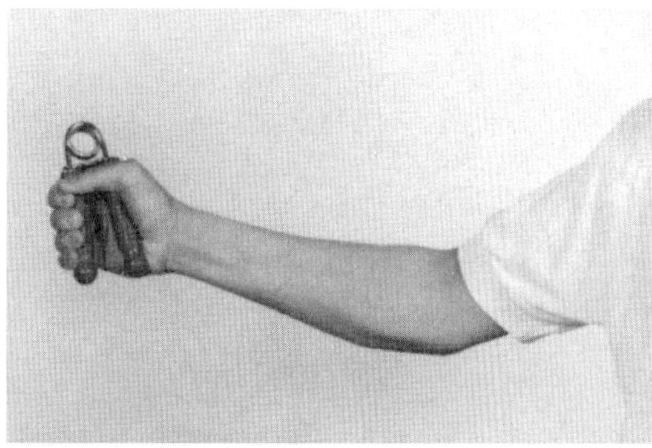

그림 7 악력 훈련(그리퍼를 사용)

3 등장성 운동(isotonic exercise)

일정한 무게(저항)에 대항하여 근이 힘을 내고 근이 길이를 바꾸면서(관절을 움직이면서) 하는 운동을 말한다. 근의 양끝(기시부와 정지부)이 접근하면서(근이 단축한다) 힘을 내는 "단축성 근 수축"과 근의 양끝이 떨어지면서(근이 신장한다) 힘을 내는 "신장성 근 수축"이 있다.

가장 고전적인 훈련방법이며 동시에 가장 잘 연구되어 있고 사용하기 쉬운 훈련이다.

장 점

- 관절을 움직이면서 하므로(효과는 별도로 하고) 관절 전역에 걸쳐 훈련할 수 있다.
- 덤벨(아령), 모래주머니 등 무거운 것을 사용하면 어디서나 할 수 있다.
- 부하량을 결정하기 쉽다.

단 점 근은 그 길이에 따라 장력이 다르므로 어떤 관절의 운동에서는 그 관절에서 가장 약한 근 출력에 대한 부하밖에 걸 수 없다. 예컨대 팔꿈치를 굴곡, 신전 시킬 때에는 팔꿈치를 신장시킨 위치에서는 근력이 약하므로 이 위치에서 들 수 있는 덤벨을 사용하면 팔꿈치를 굽힌 위치에서는 가볍게 느껴져 그만큼 효과가 약하다. 따라서 관절 각도를 셋으로 나눠서 30~40° 씩 부하를 바꿔서 시행한다(그림 8). 이것은 덤벨에 의해서는 어렵지만 트레이닝 머신을 사용하여 각도를 설정하면서 시행하면 비교적 용이하다(그림 9).

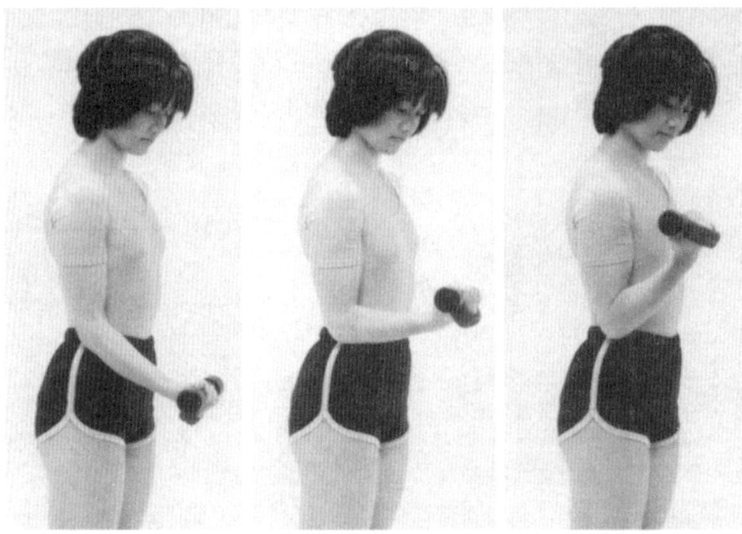

그림 8 덤벨에 의한 훈련

a. 단축성 근 수축과 신장성 근 수축

웨이트 트레이닝(weight training) 이론의 발전에 따라 고전적인 등장성 운동이 연구되어 다시 주목받고 있다. 그 이유는 등장성 운동을 근의 수축 형식에 주목하여 두 가지로 나누고 운동의 실제 장면에서는 이들이 조합되어 관절 운동을 하고 있다는 것으로부터 이 두 가지 훈련을 함으로써 근력 향상에 효과가 있다는 것을 알았기 때문이다.

1) 단축성 근 수축(concentric contraction): 근의 양끝(기시부와 정지부)

이 접근하면서(근이 짧아진다) 힘을 발생하는 것으로 구심성 수축이라고도 부른다.

2) **신장성 근 수축**(eccentric contraction): 근의 양끝이 떨어지면서(근이 길어진다) 힘을 발생하는 것으로 원심성 수축이라고도 부른다.

팔꿈치의 굴곡 신전이라는 장면을 생각하면 부하를(weight) 가지고 팔꿈치를 굽혀갈 때에는 상완이두근(상완의 전면의 근육: 주관절 굴곡근)은 단축성 근 수축을 한다(예컨대 팔씨름에서 이겼을 때).

부하를 쥐고 팔꿈치를 천천히 신장시켜갈 때에는 상완이두근은 부하에 의하여 잡아 늘여지면서 저항하여 수축하고 있는 것을 알 수 있다. 이것이 신장성 근 수축이다. 팔씨름에서 졌을 때에는 팔꿈치에 힘을 넣지만 신장된다.

현재까지의 연구에서는 신장성 근 수축 쪽이 근력이 강하고 또한 근 출력 향상에도 효과적이라 하며 중량물 들어올리기 등에서 응용되고 있다. 각종의 트레이닝 머신에서도 이 이론을 응용하여 관절의 굴곡, 신전의 양방향에 저항이 걸리도록 한 것도 있으며 이것을 사용하면 효과적인 운동을 할 수 있다(그림 9).

일반의 바벨(barbell) 등을 사용하는 훈련에서도 중량을 조절하면 두 종류의 운동을 할 수 있으나 신장성 근 수축을 시킬 때에는 중량이 커서 위험하기 때문에 파트너 2명이 양측에서 지지해 주든지(그림 10) 또는 전용 랙(rack)의 안에서 하는(그림 11) 것이 안전하다.

또한 플라이오메트릭(plyometric)이라하여 단축성 수축 전에 급격한 신장성 수축을 시키는 방법이 있어 폭발적인 근력의 발휘에 적합하지만 재활치료로서 시행하면 위험할 때도 있으므로 주의해야 한다.

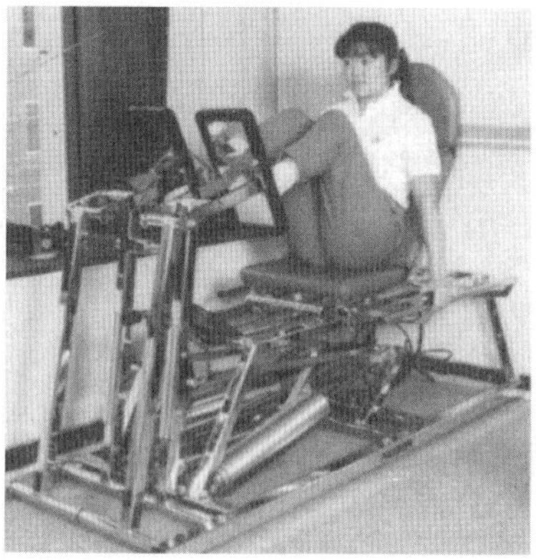

그림 9 레그 프레스 머신 (leg press machine)

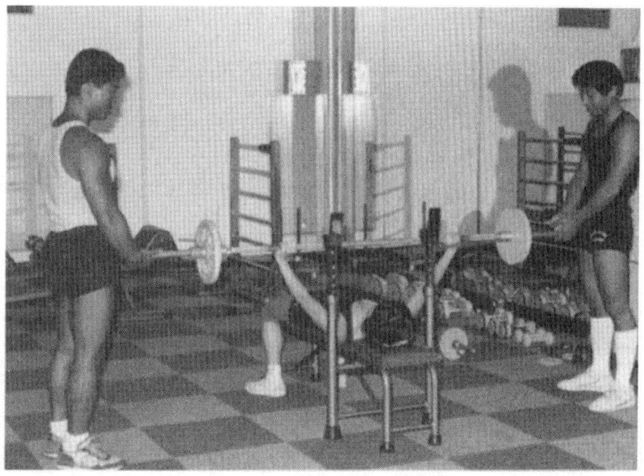

그림 10 파트너가 지지한 벤치 프레스(bench press)

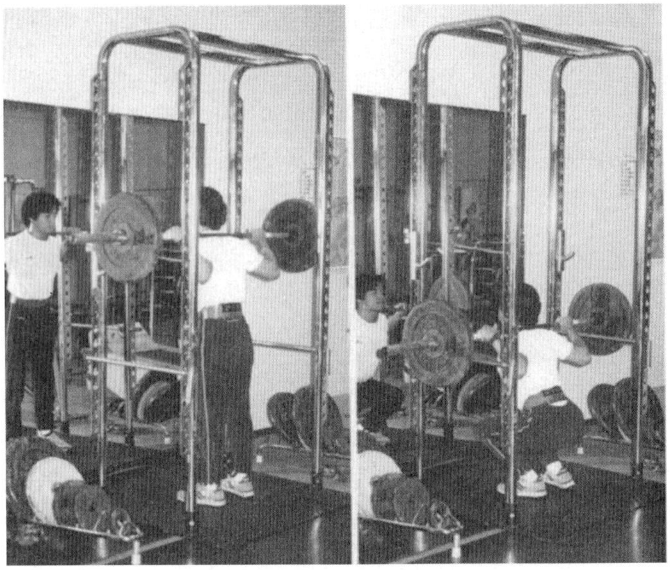

그림 11 랙 내에서의 등 장성 훈련: 스쿼트(squat)

b. RM(repetition maximum)

1 RM이란 어떤 관절운동에서 1회 운동(굴곡 또는 신전)할 수 있는 최대의 부하(중량)를 말한다. 2 RM이란 연속운동을 2회 할 수 있고 5 RM이란 연속운동을 5회 할 수 있는 최대 부하량을 말하며 훈련된 선수에서는 RM과 최대 근력은 상관관계가 있으므로 스포츠 훈련에서는 RM을 부하량의 지표로 하고 있다.

RM이 최대 근력의 몇 퍼센트에 해당하는가에 대해서는 여러 가지의 연구가 있으나 Buhrle(1971)에 따르면 1 RM을 100%라 할 때 2~3 RM은 95%, 4~5 RM은 90%, 6~7 RM은 85%, 8~10 RM은 75~80%로 하고 있다(그림 12).

훈련 효과의 면에서는 3~5 RM(최대 근력의 90%) 이상의 무거운 중량으로 훈련하면 최대 근 출력이 향상되며 6~8 RM(85%)에서 10~12 RM(75%)의 중량에서는 근력의 향상이나 근 비대가, 또한 20~30 RM(50%) 전후에서는 근 지구력이 향상된다(표 5).

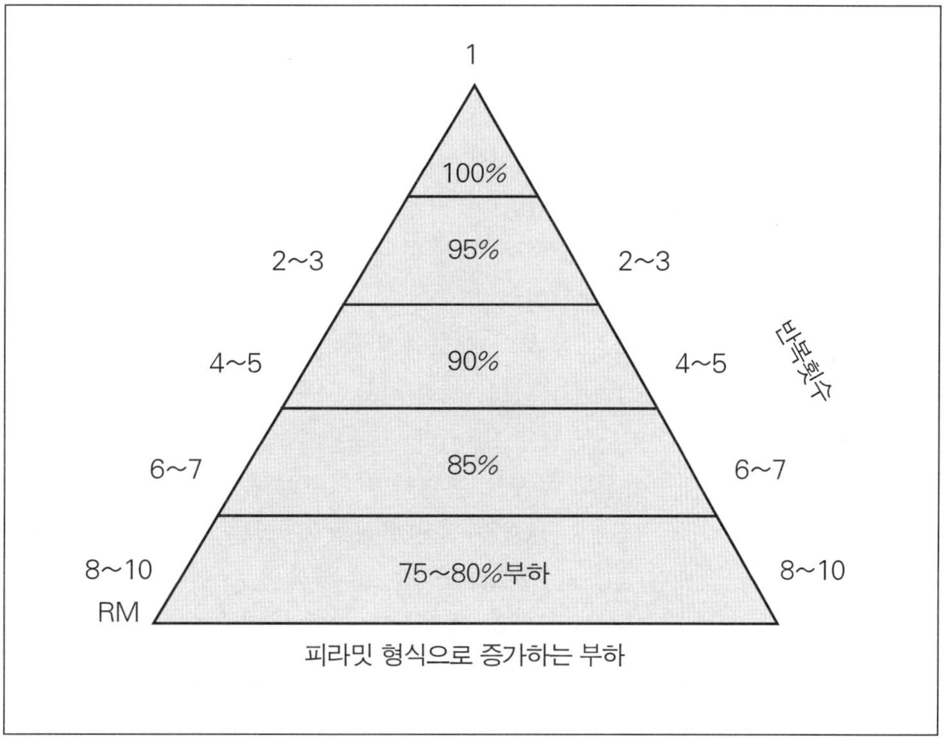

그림 12 동적 근력훈련에서의 피라밋 형식으로 증가시키는 부하
(Buhrle M: Die Lehre der Leichtathletik, 4, Verlag Bartels und Wernitz KG, 1971에서 인용)

표 5 부하의 강도와 반복가능 횟수

부하의 강도(%)	반복 횟수	주된 효과
100	1~2 RM	저단 기어의 힘
90	3~5 RM	
85	6~8 RM	근 비대
80	8~10 RM	
75	10~12 RM	
70	13~15 RM	근 지구력
60	16~19 RM	
50	20~30 RM	
35	50~60 RM	

(松尾昌文: 學校體育 25, 1972에서 인용)

c. 등장성 훈련 프로그램

1. 1 RM법(스포츠 선수용)

등장성 운동에 의한 근 출력 강화를 위한 훈련 방법으로서는 1 RM(1 repetition maximum:1회에 들어올릴 수 있는 최대 중량)의 80~90% 이상의 힘으로 3~6회 시행한다. 구체적으로는 5~6회 연속해서 들어올릴 수 있는 최대 중량을 부하로 하여 5~6회 운동을 한다. 즉 근 출력의 향상에는 "고 부하 저 회전"이 원칙이 된다.

표5는 부하의 강도와 반복 횟수와 그 훈련효과의 관계를 나타낸 것으로

- 1~2 RM(1~2회 반복할 수 있는 최대 중량) 최대 근력의 100%
- 3~5 RM(3~5회 반복할 수 있는 최대 중량) 최대 근력의 90%

이상의 무게로 훈련하면 천천히 움직이는 근 출력이 향상된다.

- 6~8 RM(6~8회 반복할 수 있는 최대 중량) 최대 근력의 85%
- 10~12 RM(10~12회 반복할 수 있는 최대 중량) 최대 근력의 75%

이상의 무게로 훈련하면 근의 비대가 일어나고 근 출력도 향상된다.

- 이 이하에서는 근 지구력의 향상을 얻을 수 있다(20~30 RM 최대 근력의 50%)

2. 피라밋법(스포츠 선수용)

손상이 전혀 남아있지 않은 경우에서 안전하게 1 RM이 측정 가능한 경우에 사용한다.

1 RM의 50%의 중량에서 5회, 70%에서 3회, 80%에서 1회, 100%에서 1회처럼 부하량을 올리면서 횟수를 줄여 반복해서 시행하는 것(그림 13, 14, 15).

〔예〕 분모 : 부하 중량(kg), 분자 : 반복 횟수

bench press	5/30	3/40	1/50	1/60	3/50	8/40	7/40	10/30
full squat	5/60	3/80	1/90	1/100	3/90	6/80	10/70	10/60
	warming up	집중력 만들기			근력 만들기			

그림 13 피라밋법의 예

1 RM이 벤치 프레스에서 60kg, 스쿼트에서 100kg의 경우.

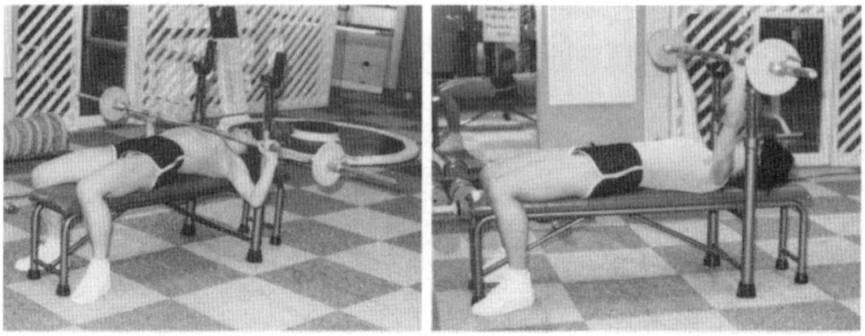

그림 14 벤치 프레스

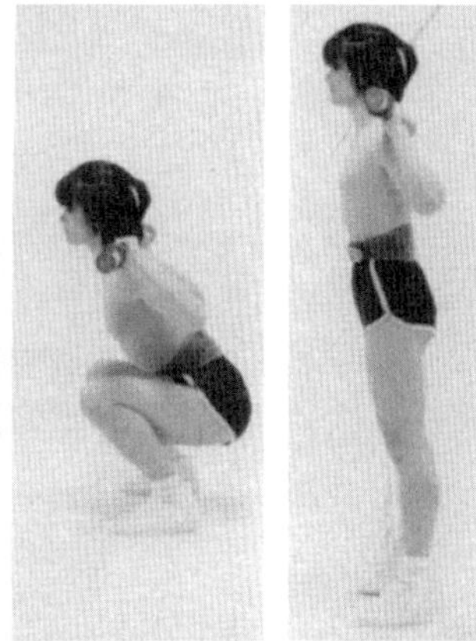

그림 15 full squat

〔예〕 ① bench press

$\frac{5}{20}$ $\frac{10}{20}$ $\frac{10}{30}$ $\frac{10}{40}$

↑ warming up

② full squat

$\frac{5}{40}$ $\frac{10}{40}$ $\frac{10}{60}$ $\frac{10}{80}$

↑ warming up

그림 16 10 RM법의 예

10 RM이 벤치 프레스에서 40 kg, 스쿼트에서 80 kg일 때 분모는 중량, 분자는 횟수를 나타낸다. RM은 repetition maximum을 나타낸다.

3. 10 RM법(재활치료용)

재활치료의 초기에서는 1 RM을 측정하는 것은 곤란하고 위험하기도 하므로 10 RM법을 이용해서 안전하게 시행한다.

10회 반복하여 시행할 수 있는 최대 중량(10 repetition maximum : 10 RM)을 덤벨등을 이용하여 결정해서 시행한다(그림 16).

① 10 RM의 50%의 중량으로 10회 운동

② 10 RM의 75%의 중량으로 10회 운동

③ 10 RM의 100%의 중량으로 10회 운동

을 차례로 시행하여 이것을 1 세트로 해서 하루에 3~4 세트씩 시행한다.

1 주일마다 10 RM을 측정하여 부하를 결정한다.

d. 등장성 훈련의 실제

1. 프리 웨이트(free weight)를 이용하는 방법

덤벨 등을 이용하여 중량을 증감시켜서 시행하는 방법.

장 점

- 비교적 간편하다. 대부분의 스포츠클럽 등에 설치되어 있다.
- 머신(machine)에 비해서 값이 싸고 장소를 차지하지 않는다.
- 올바른 방법으로 시행하면 대부분의 관절의 대부분의 운동방향으로의 운동을 할 수 있다.

단 점

- 올바른 자세나 방법으로 시행하지 않으면 위험하다. 특히 최대 부하에 가까운 경우 그렇다.
- 중량의 조절은 추를 보충해 가므로 번거롭다.

주의사항

- 워밍업, 스트레칭을 충분히 한다.
- 바른 자세로 시행할 수 있도록 지도를 받는다.
- 기구가 바르게 기능을 하고 있는지를 확인하여 안전성을 확인한다.
- 발 디딜 자리의 조건에 주의한다. 평탄하고 잘 미끄러지지 않고 견고할 것.
- 주변에 주의를 기울인다. 여러 사람이 할 때는 충분한 간격을 유지한다.
- 진지한 마음으로 하고 주의가 산만해지지 않도록 한다.
- 무리를 하지 않는다. 다른 사람과 너무 경쟁하지 않는다.
- 가볍게 10회 들어올릴 수 있는 중량(10 RM)부터 시작하여 서서히 중량을 증가시킨다.
- 동작 중에는 호흡을 멈추지 않는다.
- 마루로부터 들어올리는 경우 등을 둥글게 하지 않는다(그림 17).
- 최대에 가까운 중량을 시도할 경우는 파트너가 양측에서 지지하여 위험을

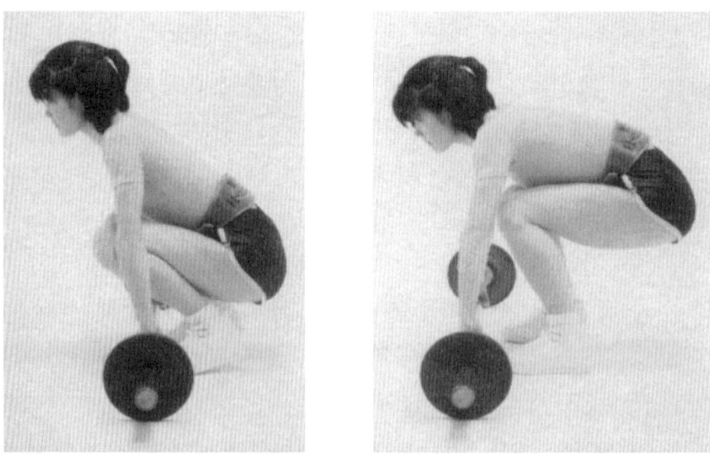

그림 17-a 등을 신장시킨 바른 자세

그림 17-b 등을 둥글게 한 위험한 자세

방지한다.
- 랙 등을 이용하면 안전하다(그림 11, 그림 14).
- 생리적인 관절의 가동범위를 초과하지 않도록 주의한다. 특히 과신전이 되지 않도록 한다.
- 이를 위해서 관절의 굴곡뿐만 아니라 신전할 때나 웨이트를 하방으로 내릴 때에 힘을 넣어
- 천천히 시행하여 과신전이 되지 않도록 한다.

2. 트레이닝 머신을 이용하는 방법

현재는 수많은 트레이닝 머신이 판매되고 사용되고 있으며 많은 스포츠클럽 등에서 볼 수 있다. 이것들은 프리 웨이트의 안전성, 조작성, 기술 습득 등의 결점을 고려해서 만들어져 있다. 대부분의 머신이 등장성 이론을 이용하고 있다.

장 점

- 프리 웨이트에 비해서 안전하다.
- 1 대의 머신마다 운동방향이 결정되어 있기 때문에 운동방법을 습득하는데 시간이 걸리지 않는다.
- 웨이트의 설정을 핀, 레버(lever) 등으로 간단히 할 수 있다.
- 여러 종류의 머신을 조합한 복합 머신에서는 좁은 장소에서도 동시에 많은 사람이 안전하게 할 수 있다.

단 점

- 프리 웨이트보다 값이 비싸다.
- 머신이 무거우므로 마루의 보강이 필요하다(공기압 형식 또는 유압 형식에서는 필요 없다).
- 정기적으로 전문적인 유지보수와 정비가 필요하다.
- 1 대의 머신으로는 운동방향이 한정되기 때문에 전신의 보강에는 여러 종류의 머신이 필요하다.

주의사항

- 머신에 대한 지도를 바르게 받아 바른 사용법으로 시행한다.
- 의자에는 깊숙이 걸터앉아 허리와 등을 안정시킨다. 벨트로 의자에 고정시켜도 된다.
- 생리적인 관절의 가동범위를 충분히 시행한다. 이를 위해서 최대한도로 신장시키고 최대한도로 굽힌다.
- 굴곡 • 신전의 양방향 모두 힘을 넣는다.
- 비생리적인 운동은 하지 않는다. 특히 과신전이 되지 않도록 주의한다. 머

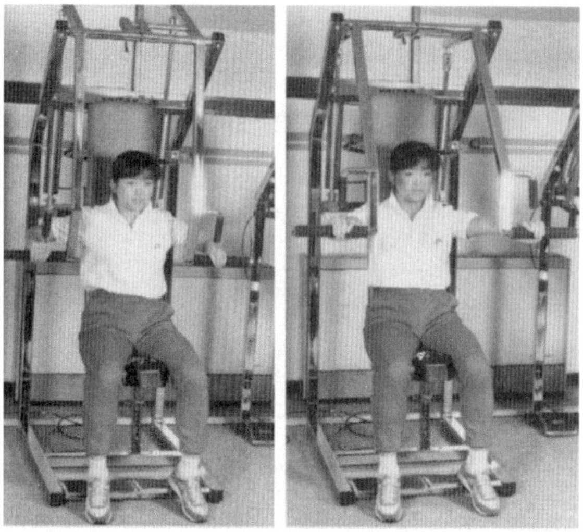

그림 18 seated chest press machine

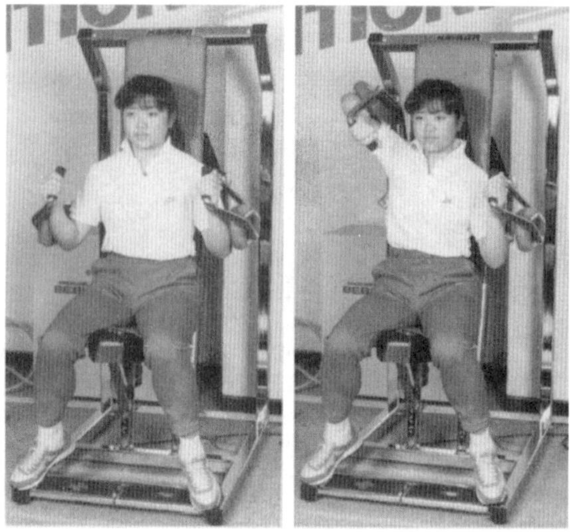

그림 19 seated lateral raise machine

신에 따라서는 과신전 시켜 스트레칭 효과를 겨냥한 것도 있으나 경우에 따라서는 위험하다.

3. 대표적 머신

[상지용]

- seated chest press machine(그림 18): 대흉근 강화
- seated lateral raise machine(그림 19): 삼각근 강화
- seated military press machine(그림 20): 승모근, 삼각근, 상완삼두근 강화

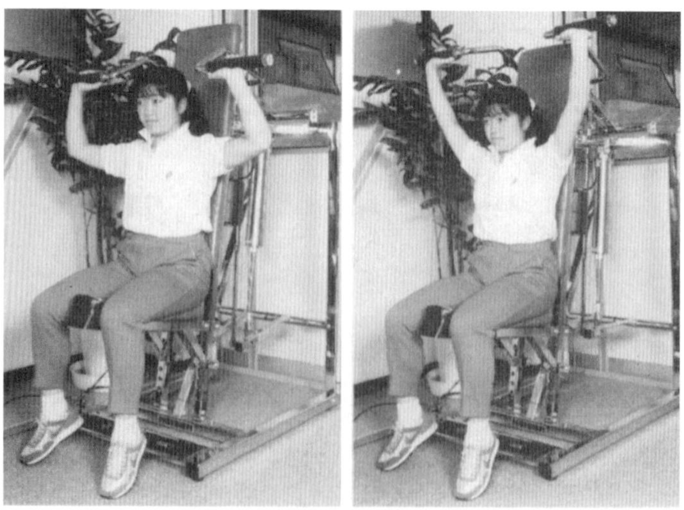

그림 20 seated military press machine

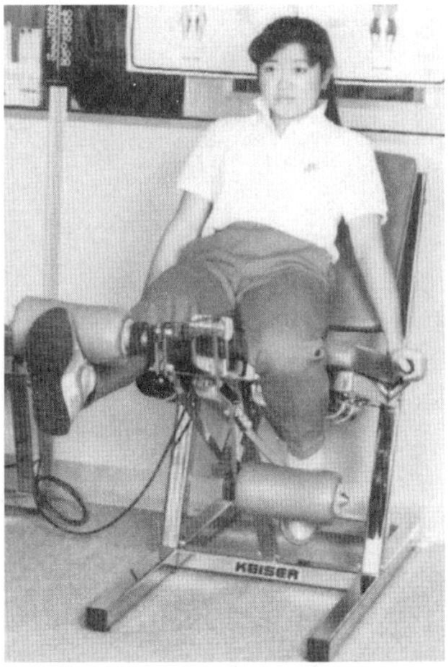

그림 21 leg extension machine

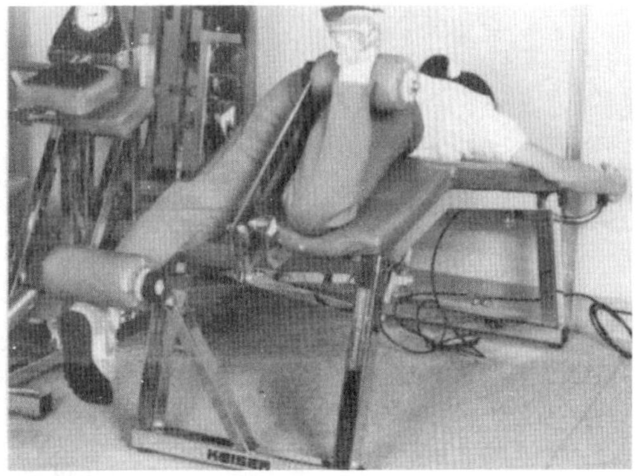

그림 22 leg curl machine

[하지용]

- leg extension machine(그림 21): 대퇴사두근 강화: open kinetic chain 동작*[1]
- leg curl machine(그림 22) : 햄스트링스 강화
- leg press machine(그림 9): 대퇴사두근 강화: closed kinetic chain 동작*[1]

4 등속성 운동(isokinetic exercise)

관절의 운동속도가 일정한 운동이며 특수한 기계(CYBEX®, ARIEL® 등)를 사용하여 관절이 움직이는 속도를 일정하게 하여(degree/sec 또는 RPM) 근수축을 시키는 것. 근을 수축시켜서 기계의 봉(bar)을 밀면 같은 힘이 저항으로서 가해지도록 설계되어 있다. 따라서 관절 가동범위의 전역에 걸쳐서 최대의 근 출력을 내고 동시에 최대의 부하가 걸리도록 만들어져 있다. 관절을 움직이면서 최대의 등척성 운동을 하고있는 것 같은 것이며 관절 가동범위 전역에 걸쳐 최대 부하를 걸 수 있기 때문에 근력 훈련으로서는 이상에 가깝다. 또

용어해설

*1 closed kinetic chain 동작, open kinetic chain 동작: 발바닥을 아래로 밀어붙이는 동작을 closed kinetic chain 동작이라 부르고 족저를 띄워서 차는 동작을 open kinetic chain 동작이라 부른다(상세한 것은 p.258의 용어해설을 참조할 것).

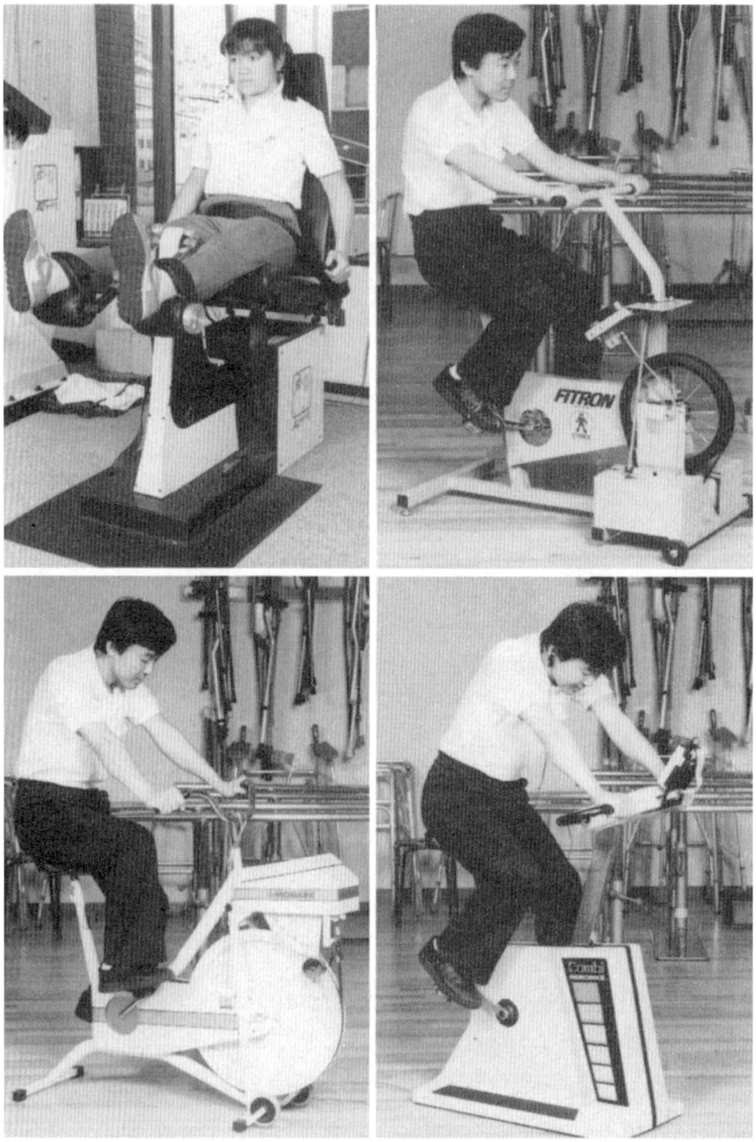

그림 23 등속성 운동기기(ARIEL®)와 고정식 자전거

a: ARIEL® arm leg machine에 의한 무릎의 운동
b: 고정식 자전거(휘트론 르멕스 사)
c: 고정식 자전거(모나아크 사)
d: 컴퓨터 바이크(컴비 사)

a | b
c | d

한 그 저항은 발휘한 근 출력과 같기 때문에 재활치료로서는 최대 이상의 부하는 걸리지 않는다는 의미에서 안전하다. 등속성 운동 또는 등운동성 운동이라 부른다.

등속성 이론은 상당히 오래 전부터 고려되어 왔는데 실용적인 기계는 1961년에 미국에서 재활치료용으로 만들어진 사이벡스(CYBEX®)가 최초이다. 그 후 컴퓨터를 사용한 에리엘(ARIEL®) 등이 개발되어 현재는 의학이나 스포츠 등 넓은 분야에서 연구, 실용화되고 있다(그림 23).

스포츠의 장면에서는 자전거로 가파른 언덕을 오를 때의 다리의 움직임, 크롤 수영시의 상지의 움직임 등이 이것에 가깝기 때문에 고정식 자전거를 이용하여 등속성에 가까운 운동도 가능하다(휘트론®).

장 점

- 관절 가동범위의 전역에 걸쳐서 최대 저항의 훈련이 가능하다.
- 가한 근력이 그대로 저항이 된다는 의미에서는 비교적 안전하다.
- 기계에 부속되어 있는 기록계나 컴퓨터를 이용하면 그날 그날의 데이터를 기록할 수 있다.
- 계기를 보면서 힘을 내면 건전한 쪽에 비해서 어느 정도 힘을 내고 있는지를 바이오피드백으로 알 수 있다.

단 점

- 기계가 매우 비싸다.
- 운동방향이 한 방향뿐이다. open kinetic chain 동작(leg extension)이 많다. ARIEL® 복합 운동기구는 closed kinetic chain 동작(스쿼트)이 가능하다.
- 단축성 근 수축뿐이고 신장성 근 수축을 할 수 없다(KIN-COM®은 가능).
- 훈련이 하나의 관절에 한정되기(단관 절 운동기구)(그림 23-a, 그림 24) 때문에 많은 관절의 복합운동(스쿼트 동작이나 벤치 프레스 동작 등)의 훈련으로는 되지 않는다. 현재는 복합운동이 가능한 기계(ARIEL®)도 개발되어 있다(그림 25).

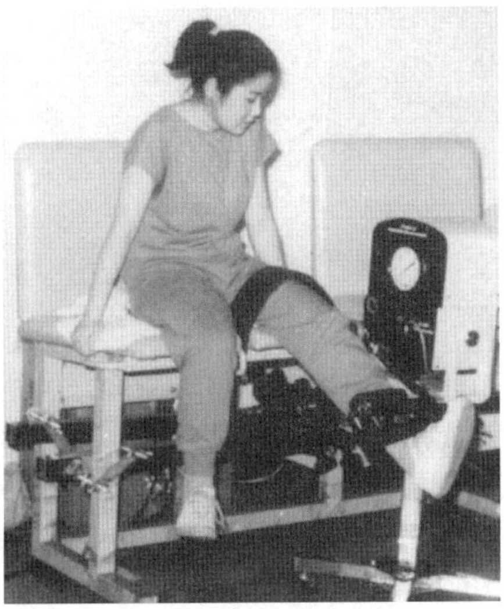

그림 24 CYBEX-Ⅱ®를 이용한 운동

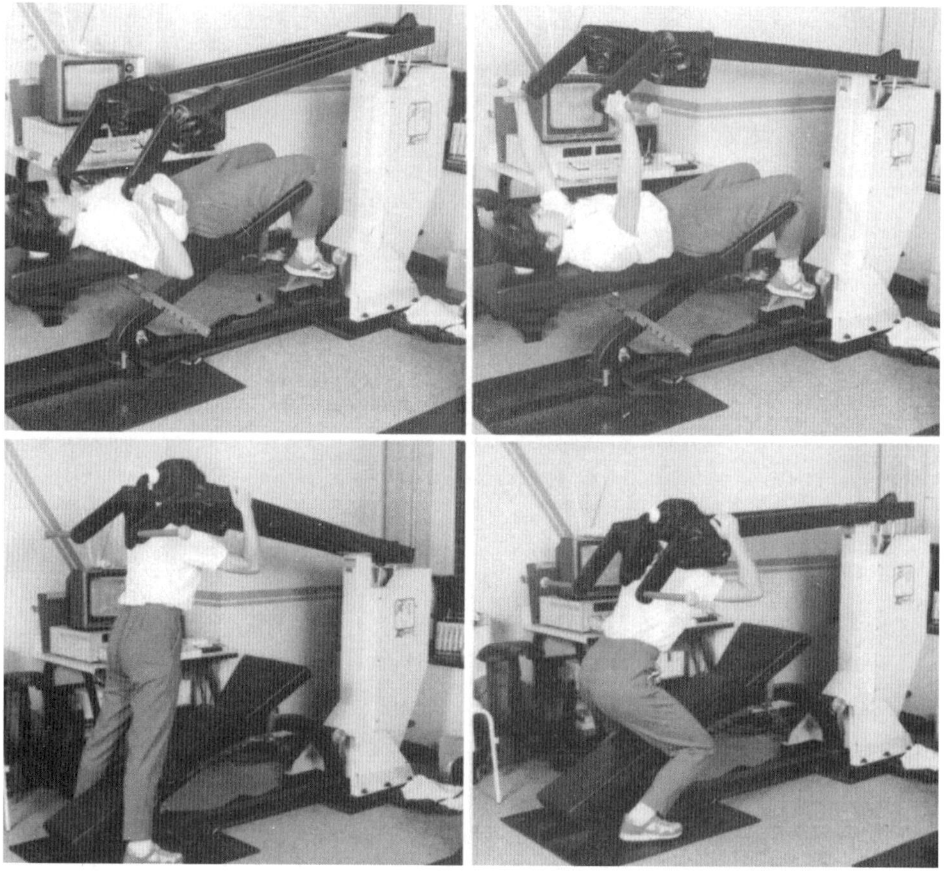

그림 25 ARIEL® multi-function machine에 의한 복합운동
a, b : bench press
c, d : squat

a	b
c	d

- 손상 후에 최대 근력을 내는 것은 안전하다고는 할 수 없기 때문에 재활치료용으로서는 치료과정을 고려하여 충분히 주의하여 최대 근력을 내지 않도록 주의해서 시행한다.

방 법

1) 사이벡스(CYBEX-Ⅱ®)를 이용한 운동방법(그림 24):

등속성 운동방법으로서 사이벡스(CYBEX-Ⅱ®)를 이용한 운동을 설명한다. 운동속도는 deg/sec(degree per second, 각속도: 1 초간에 움직이는 각도) 또는 RPM(rotation per minute, 회전수: 1분간의 회전수)으로 나타낸다.

CYBEX-Ⅱ®는 운동 속도를 설정하여 그 속도로 운동을 시행하는 것으로 이것을 초과한 속도로 움직이려고 하면 봉에 가해진 자기의 힘이 그대로 그 때의 저항으로서 작용하게 되어 있다. 따라서 최대의 근력을 내면 최대 부하에서의 운동으로, 또한 1/2의 근력을 내면 최대 근력의 1/2의 부하의 운동이 된다(정속법, constant velocity method).

재활훈련으로서는 먼저 건전한 측의 최대 근력(토크: Kg m)을 속도를 바꿔서 측정한다. 속도는 0 degree/sec에서는 등척성이 되고 30 deg/sec(5 RPM)부터 순차적으로 올려가고 60 deg/sec(10 RPM), 120 deg/sec(20 RPM), 180 deg/sec(30 RPM), 240 deg/sec(40 RPM)의 각각의 속도에서의 최대 근력을 측정한다.

다음으로 환부 측을 설정하여 중간의 속도인 180 deg/sec의 속도로 건전한 측의 1/3~1/2를 목표로 하여 힘을 넣어 운동시킨다. 익숙해지면 속도 설정을 바꾸고 힘도 1/2~2/3으로 증가시켜 시행한다.

CYBEX-Ⅱ®에서는 계기가 부착되어있기 때문에 자기가 지금 몇 Kg m(토크)의 힘을 내고 있는지를 확인시키면서 시행하기 때문에 일종의 바이오프드백 효과도 크다.

손상 후에 최대 근력을 내도 되는지의 문제에 대해서는 의논의 여지가 있다. 적어도 인대의 완전 파열이나 완전한 골절이 있는 경우에는 손상 후 수개월 동안은 최대의 힘은 내지 않도록하고 최대 아래의 운동으로 하는 편이 안전하다. 또한 CYBEX®는 open kinetic chain 동작이라는 것에도 주의한다.

2) 에리엘(ARIEL®)을 이용한 운동방법(그림 23, 그림 25):

근년의 전자기술의 발전에 따라 근력 훈련이나 측정에 컴퓨터를 이용하게 되었다. 에리엘(ARIEL®)은 모두 컴퓨터로 제어되어 정속법뿐만 아니라 정저항법, 이들을 운동 중에 변화시키는 조절 속도법, 조절 저항법 등이 가능하다.

사용법은 회전속도(정속법), 운동저항(정저항법), 훈련 횟수, 훈련목표 근력 등을 건전한 측을 측정한 값에 대하여 1/3, 1/2로 정하여 컴퓨터에 프로그래밍 하여둔다. 이 프로그램에 따라 환부 측을 훈련하면 모니터 화면과 소리로 운동 내용이 표시된다.

슬관절용 기종(그림 23)뿐만 아니라 squat나 bench press 등의 복합운동도 가능한 기종도 있다(그림 25). 이 방법은 closed kinetic chain 동작이다.

일반적인 근력 훈련으로서 CYBEX-Ⅱ®나 ARIEL®을 이용하는 경우는 모든 속도로 8~10회 반복을 3~5 세트 시행하는 것이 바람직하지만 시간적인 절약을 위해 속도를 3 종류로 설정하여 시행하면 좋다.

① 30 deg/sec(근 출력 강화훈련): 저속이기 때문에 최대 근 출력의 강화훈련이다. 10~15회 반복하여 2분간 쉬고 이것을 3회 반복하고 적어도 1주일에 3회 시행한다.

② 180 deg/sec(근 수축속도 향상훈련): 중간 속도이기 때문에 근 수축의 속도를 향상시키는 훈련이다(power의 훈련이라고도 한다). 10~15회 반복

하여 2분간 쉬고 이것을 3회 반복하고 적어도 1주일에 3일간 시행한다.

③ 180 deg/sec 또는 240 deg/sec(근 지구력 향상훈련) : 중간 또는 고속으로 가급적 오래 반복하여 근 지구력을 향상시킨다.

일반의 훈련으로서는 30deg/sec와 180 deg/sec의 2종의 속도로 시행한다.

5 근력 훈련방법의 선택

이상과 같이 근력 향상을 위한 훈련에는 몇 가지 방법이 있으며 각각 과학적으로 고려된 우수한 운동방법이다. 어느 것이 가장 좋은지를 선정하는 것은 어려우며 오히려 현재 "어느 것이 가능할 것 같은가" 라는 가능한 것부터 시행하여야 할 것이다. 특히 장점, 단점을 잘 이해하여 시행하고 너무 한쪽에 치우치지 않고 시행하는 것이 안전하다.

훈련 효과에는 "특이성"이 있으며 하나의 수축양식에서의 훈련에서는 같은 수축양식의 근력은 향상되지만 다른 수축양식에서는 동등한 효과를 얻을 수 없다. 따라서 여러 가지 수축양식의 훈련을 조합시킬 필요가 있다.

D ▮ 근 지구력 강화훈련

근 지구력이란 중간 정도의 부하에 대해서 장시간에 걸쳐 근의 수축을 반복할 수 있는 능력을 말한다. 예컨대 중량 들어올리기에서는 중량을 들어올릴 때의 1회만 하지의 운동을 하면 되지만 100m 달리기에서는 10초간 하지를 계속 움직이는 능력이 필요하다.

근 출력 향상에는 "고 부하 • 저 회전" 즉 무거운 부하로 1~2회 수축시키지만 근 지구력 향상에는 "저 부하 • 고 회전" 즉 가벼운 부하로 가급적 오랜 시간(많은 횟수)을 연속해서 운동(근 수축)을 시킨다.

스포츠 선수에서는 1 RM의 70% 이하의 힘(15 RM에 해당한다)으로 가급적 오랜 시간(많은 횟수)을 연속해서 반복 시행한다.

재활치료로는 거듭 가벼운 1 RM의 50% 즉 20~30 RM(연속해서 20~30회 들어올릴 수 있는 중량)으로 가급적 오래 연속해서 운동을 계속하는 것이 안전하다.

E ▮ 근 수축속도 강화훈련

근 수축속도는 민첩성으로 표시되는 능력이다. 근력 강화, 근 지구력이 향상되면 속도를 향상시키는 훈련을 한다.

중량을 이용하는 경우는 1 RM의 1/3 이하 즉 1 Kg이라든가 2 Kg의 가벼운 중량으로 가급적 빨리 연속해서 10회 움직이는 훈련을 한다.

동작을 빨리 하는 능력은 주로 신경계의 작용에 따르는 것이 많지만 훈련에 의해서 향상된다.

스포츠 훈련에서는 그 동작을 분해하여 몇 가지의 단순한 운동으로 하고 그 단순한 운동의 하나 하나를 빨리 하는 연습을 하고 거듭 조합된 전체의 동작을 빨리 한다. 예컨대 달리는 동작의 경우 하지의 운동은 "차기(kick), 끌어당기기, 들어올리기, 앞으로 내딛기, 착지, 체중 지지, 차기"로 일련의 운동을 한다. 이 하나씩의 운동을 빨리 함으로써 전체의 달리기 동작을 빨리 할 수 있다. 물론 차기나 내딛기 때는 하지나 체간의 강한 근력이 필요하다는 것은 말할 것도 없다.

F ▮ 파워 강화훈련

스포츠의 "빨리 달린다, 높게 뛴다" 등의 장면에서는 큰 운동에너지가 필요해진다. 파워란 "일정 시간 내에 발휘되는 운동에너지"를 말하며 물리학적으로는 "일률"이라 불린다.

어떤 무게의 물체(자신의 몸도 괜찮다)를 어떤 거리를 움직이는 것을 물리학에서는 "일"이라 부른다.

일＝힘×거리 ……………………………………………………………(1)

파워는 단위시간 내의 일이며

파워(일률)＝(힘×거리)÷시간 ……………………………………(2)

라 나타낸다. 거듭

속력(speed)＝ 거리÷시간 ……………………………………………(3)

이므로 (2), (3)으로부터

파워＝ 근력×근 수축속도(스피드) …………………………………(4)

로 나타낼 수 있다.

그런데 근력은 근 수축속도가 늦을수록 크고 수축속도가 빠를수록 근력은 작다. 등속성으로 측정하면 최대 파워를 얻을 수 있는 관절 운동속도는 최대 속도의 40～50%, 또는 최대 토크(회전력)의 40～50%에서의 운동이라 한다.

하지의 파워 측정에는 고정식 자전거를 사용해서 부하(kp)와 회전속도(rpm)를 바꿔서 조사하고 최대 파워가 나오는 부하에서 최대 속도로 10회 운동을 시킨다(그림 24 참조). 일반적으로 최대 파워를 얻을 수 있는 것은 운동을 시작하여 10초 정도까지이고 그 이상 계속해도 피로하여 파워는 떨어져버린다.

파워의 측정이 불가능한 경우에는 중간정도의 부하로 가급적 빨리 10초 정도 연속해서 움직이는 연습을 한다. 스포츠 선수의 경우는 1RM의 85~75%(6~12 RM)의 부하로 시행하면 좋을 것이다.

G ▮ 협동성 강화훈련

B~F의 훈련으로 하나 하나의 관절의 기능이 향상되었을 때에 몇 개의 관절의 운동을 통합하여 하나의 동작으로서 시행할 필요가 있으며 이것을 협동성이라 부르고 주로 중추신경의 작용으로 결정된다. 예컨대 슬관절의 기능만으로는 걸을 수 없으며 발, 족관절, 슬관절, 고관절, 체간, 상지와 전신의 기능을 사용하지 않으면 원활한 보행을 할 수 없다. 이들을 통합하는 중추신경의 작용을 높이는 것이 협동성 강화훈련의 목적이다.

이것은 스포츠 종목의 기술 연습과 가까워지는데 걷다, 달리다, 뛰다, 던지다 등의 스포츠의 기본동작을 그리고 배구의 패스나 야구의 캐치 볼 등 각각의 스포츠 종목의 기초기술을 습득해 나간다.

초심자가 된 기분으로 하나 하나의 기술을 쉬운 것부터 차례로 마스터해 나가면 좋다.

H ▮ 전신 지구력 강화훈련

전신 지구력이란 어떤 운동을 장시간 지속할 수 있는 능력을 말하고 "스태미나"라 부르는데 주로 호흡, 순환기계(폐, 심장, 혈관, 혈액)의 기능에 달려 있다.

심장의 질환이나 당뇨병 등의 대사성 질환이 없는 경우는 재활치료 초기부터 시행할 수 있으나 병상에서의 안정기간이 길었던 경우에는 지구력이 상당히 저하되어 있는 경우가 있고 B~F의 훈련을 1~2주일 시행한 후 이 훈련을 시행하면 안전하다.

깁스 고정 등으로 한쪽 다리를 사용할 수 없는 경우에도 건전한 다리로 고정식 자전거의 페달 밟기, 또는 상지의 운동(rowing machine) 등으로 충분히 훈련할 수 있다(그림 26).

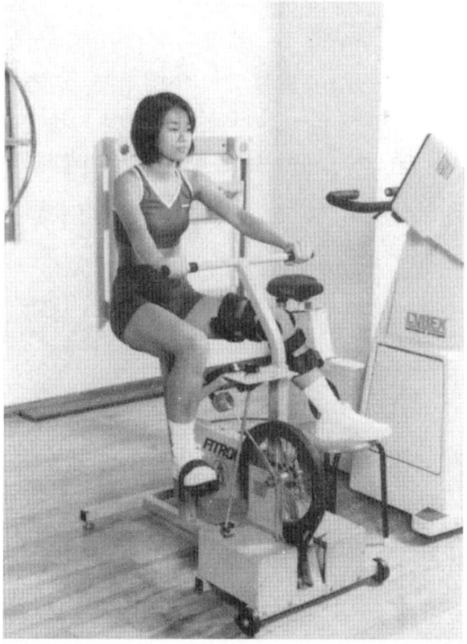

그림 26 건전한 다리를 이용한 고정식 자전거 페달 밟기

전신 지구력은 에어로빅 능력이라고도 일컬어지며 이 능력을 위한 운동을 에어로빅 운동(aerobics)이라 부르고 호흡•순환기계(폐, 심장)에 부하를 걸어 이들의 능력을 향상시키는 것이다. 1970년에 미국의 Kenneth Cooper 박사가 제창한 운동이론이며 단시간 동안에 강력한 근 수축을 시키는 것이 아니라 전신의 주요 골격근(전신의 6분의 1 이상의 근)을 사용해서 장시간(최저시간 10분) 시행하는 운동으로서 심장, 폐, 혈관의 기능을 향상시키는 것이다.

대표적인 에어로빅 스포츠는 조깅, 자전거, 수영, 크로스컨트리 스키, 스케이트, 보트, 카누 등이다. 물론 자전거나 수영에서도 강력하게 단시간에 끝내면 아네로빅(anaerobic) 운동이 되고 천천히 장시간 시행하면 에어로빅 운동이 된다.

운동 부하에 따른 호흡 순환기계가 영향을 받는 정도는 산소 섭취량으로 표시되며 그 운동 중에 얼마만큼 산소가 소비되었는지에 따라 운동강도를 나타낸다. 산소 섭취량의 측정은 간단하지 않지만 운동 중의 산소 섭취량과 심박수와의 사이에는 일정한 관계가 성립하기 때문에 심장, 폐에 대한 운동 부하량의 기준으로서는 운동시의 심박수를 측정하면 된다. 간단하게는 1분간의 심박수가

(220 - 연령)×(85~80%) = 선수
(220 - 연령)× 80~75%) = 일반인

이 될 때까지 운동을 강화하고 이 상태를 10~12분간 이상 유지하도록 시행하면 좋다. 이것은 정상 상태(steady state)가 되었을 때의 심박수이기 때문에 실제로는 예컨대 달리기 시작하여 몇 분 지나서 이 심박수에 도달하고 그 때부터 10~12분간이상 유지하도록 시행한다(p.123 참조).

I ■ 스포츠 훈련

「G. 협동성 강화훈련」을 거듭 스포츠 종목에 접근시켜서 훈련하는 것으로 각 스포츠 종목에 특유의 동작 기술의 훈련을 한다. 예컨대 야구의 캐치 볼, 배구나 농구의 토스, 패스 등이다.

최초에는 간단한 것을 천천히 시행하여 하나 하나의 동작을 완성 및 세련시키고 나서 다음의 동작으로 옮기고 순차적으로 복합된 어려운 것을 연습해 나간다.

스포츠 선수에서는 재활치료에 들어가기 전 단계부터 스포츠 훈련을 하는 경우가 많고 예컨대 병상(침대)의 위에서도 공을 쥐게 하거나 절름발이 지팡이를 사용해서라도 발끝만은 마루에 대서 스포츠 감각을 잊지 않도록 한다. 최근에는 비디오의 발달에 따라 시청각을 통한 이미지 훈련(image training)도 매우 중요하며 상당히 효과가 있다(그림 27).

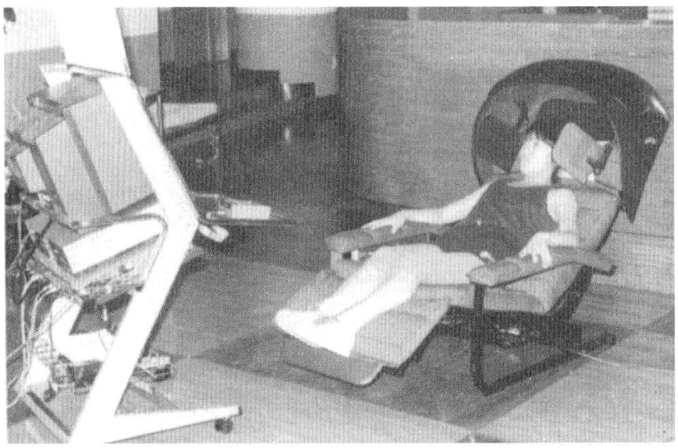

그림 27 비디오와 바디 • 소닉 장치를 이용한 이미지 훈련

J ■ 훈련기구

현재 수많은 훈련기구가 개발되어 판매되고 있으며 많은 시설에 설치되어 있다. 이들에 대한 올바른 이해가 없으면 모처럼 기구를 이용해서 운동을 해도 별로 효과가 없거나 반대로 나쁜 결과를 가져오는 일도 있으므로 충분히 주의해야 한다.

1 훈련기구의 종류

a. 등척성 훈련기구

움직이지 않는 것을 밀거나 당기거나 하는 운동방법이다. 스프링이나 고무를 사용하면 어느 길이까지는 탄력성이 있고 그 이상 잡아늘이거나 눌러도 움직이지 않게 되므로 등척성 운동이 된다(그림 6, 7).

불 워커®가 대표적이다.

b. 등장성 훈련기구

일정한 중량(부하)의 것을 밀어 올리거나 내리거나 하는 운동이며 관절운동이 수반된다. 현재 가장 많이 사용되고 있는 기구이다.

1) **프리 웨이트(free weight)**: 덤벨이나 바벨로서 가장 간편하게 사용할 수 있으며 또한 가장 잘 연구되어 있는 운동방법이다. 무거운 추를 드는 방법이나 관절을 움직이는 방법을 올바르게 하지 않으면 손상이 발생하므로 가벼운 부하(weight)로 올바른 기술을 마스터한 다음 무거운 부하로 시행한다. 또한 무거운 중량으로 시행할 때는 복수의 파트너에게 감시를 시켜서 무리일 것 같으면 보조하도록 지도한다. 바벨에서 부하를 주기 위한 추는 전용의 랙에 바르게 보관한다(그림 8, 10, 11).

2) **등장성 훈련기계(isotonic training machine)**: 덤벨이나 바벨에서는 지도자의 올바른 지도 없이 시행하면 위험하다. 이 훈련기계는 기계에 앉으면 자연히 바른 위치(position)가 되도록 설계되어 있다. 일반적으로는 하나의 관절운동을 하나의 기계로 하도록 설계되어 있기 때문에 전신의 관절운동을 하려면 수많은 기계가 필요하다. 안전성이라는 점에서는 우수하다 하겠지만 기계가 갖고있는 운동방향 범위 밖에는 운동할 수 없기 때문에 손상 후 운동방향이나 범위(각도)에 제한을 두고 싶은 경우에는 주의가 필요하다. 마찬가지 이유로 여성 등(관절이 부드러운 사람)에서는 과신전이 되기 쉬우므로 주의를 요한다. 어느 것이든 추의 양이나 압력(공기 또는 오일)으로 저항을 조절한다. "RM(repetition maximum)의 법칙"에 따라 바르게 조절하여 사용한다. 환자는 건측에 대해서 1/3, 1/2, 2/3으로 조절하여 시행한다.

또한 위험한 운동방향으로의 운동을 하지 않도록 주의한다. 가장 많은 것은 "과신전"이고 봉을 쥐고 팔꿈치의 굴곡 신전을 할 때는 굽힐 때는 힘을 넣지만 신장시킬 때는 힘을 빼고 하기 쉬우므로 과신전이 되어 팔꿈치를 손상하기 쉽다. 신장시킬 때도 힘을 넣고 브레이크를 걸면서 시행한다(그림 9, 18~22).

c. 등속성 훈련기구

관절의 운동속도를 일정하게 하여 운동시키는 것이며 속도를 여러 가지로 설정하여 운동시킨다. 운동 중의 근 출력과 동일한 저항이 가해져서 등속도로 운동할 수 있도록 설계되어 있다. 따라서 저항치는 그 때의 자기가 낸 근력이기 때문에 의학적 재활치료용으로서는 안전하다.

새로운 운동이론이기 때문에 아직 기구는 적고 일반적으로 값이 매우 비싸다. 사이벡스(CYBEX® :그림 24), 에리엘(ARIEL® :그림 23, 25) 등이 대표적이고 전자는 아날로그 적으로, 후자는 컴퓨터를 사용하여 디지털 적으로 운동속도 등을 설정(프로그래밍)하여 시행시킨다.

2 속도와 가속도의 훈련

훈련의 이론은 나날이 발전하였으며 특히 올림픽 때마다 새로운 이론이나 방법이 개발되었다. 도쿄 올림픽에서의 아이소메트릭스(isometrics), 멕시코 올림픽에서의 고지(하이폭시아)훈련, 뮌헨 올림픽의 플라이오메트릭스(plyometrics) 등 많이 볼 수 있다.

그러나 챔피언 스포츠로서 이들의 새 이론을 시행하는 것은 당연하다 해도 손상 후의 재활치료로서 사용할 때는「안전하고 확실하며 자신을 갖고 시행할 수 있으며 게다가 비교적 간단한 종목」으로 하는 편이 안전하다.

아이소키네틱스(isokinetics)는 사이벡스의 출현으로 재활치료로서 실용화할 수 있게 되었으나 최근에는 에리엘 등의 컴퓨터 운동기구(CES: computer exercise system)가 출현하여 급속히 발전됨으로서 종전의 아이소키네틱스를 재고해야할 것으로 생각한다. 즉 사이벡스로는 등속운동(constant velocity)만이 가능하지만 에리엘로는 다른 운동이 가능하며 특히 가속력의 훈련이 가능하다는 점이 새롭다.

운동에서의 저항(Kg)과 속도(deg/sec)를 고정과 가변(variable)으로 함으로써 표 6과 같은 운동 형식이 가능하다.

저항을 고정(일정하게)한 운동(고정 저항법)은 등장성 운동과 거의 같다.

속도를 고정(일정하게)한 운동(고정 속도법)은 이른바 고전적인 등속성 운동이다.

표 6 ARIEL Computer Exercise System에 의한 운동방식의 분류

	고정	가변
저항 (resistance)	고정 저항법 (constant resistance)	조절 저항법 (accomodative resistance)
속도 (velocity)	고정 속도법 (constant velocity)	조절 속도법 (accomodative velocity)

저항이나 속도를 하나의 동작 중에서 바꿔 가는 조절 저항법이나 조절 속도법은 컴퓨터를 이용한 기계(ARIEL®)가 아니면 곤란하지만 운동의 가속도라는 요소가 이것으로 비로소 가능해졌다 해도 된다.

축구에서 공을 차는 동작을 생각하면 후방으로 치켜올린 다리를 속도를 올리면서 돌려서 공에 접근해 가서 공에 대는 점에서 최대 속도가 되며 그 후는 다시 속도를 감소시키면서 전방으로 치켜올려 멈춘다. 저항에 관해서는 공을 발에 댈 때에 최대의 저항을 얻지만 그 이외는 다리의 중량이 걸릴 뿐이다.

이와 같이 실제의 동작에서는 일정한 저항이나 일정한 속도라는 상황은 매우 적으며 오히려 저항도 속도도 항상 변화하는 "가속도적인 운동"이 많다. 따라서 스포츠의 실제적인 면에 보다 접근시킨 훈련을 위해서는 가속도의 훈련이 매우 중요하다.

K ▮ 기계훈련(machine training)의 실행

1 훈련기계에 대해서 :

현재 많은 훈련 체육관에서 사용되는 훈련기계는 "등장성 이론"에 기초하여 등장성 근 수축 기전을 응용하고 있다. 즉 「어떤 저항으로 관절운동을 시켜서 근력을 강화시키는」 이론이다(「C. 근력 강화훈련」을 참조).

a. 저항의 종류에 의한 기계의 분류

1) 추에 의한 저항: 5~10 Kg의 쇠의 추를 핀으로 조정하여 사용한다. 기계 전체가 크고 무거워진다. 와이어의 파손에 주의한다.

2) 공기압이나 유압에 의한 저항: 다이얼로 압력을 조절하고 그 저항치는 계기에 표시된다. 기계 자체는 경량으로 되지만 컴프레서(compressor)와 배관이 필요하다.

3) 고무나 스프링에 의한 저항: 고무나 스프링의 길이나 본 수로 조정하는 것. 경량이기 때문에 가정용에 많으나 저항치가 수치로 표시되기 어렵다.

b. 저항과 근력 강화효과

1) 무거운 저항: 몇(1~5회) 회 밖에 연속운동을 할 수 없는 큰 저항에서는 최대근력 향상의 효과가 있다.

2) 중간정도의 저항: 10회(6~12회) 정도의 연속운동이 가능한 저항에서는 근의 비대와 거듭 빠른 속도로 시행하면 근 파워의 향상 효과가 있다. 일반의 훈련에서는 무거운 저항보다도 이 정도의 저항을 사용하는 편이 안전하다.

3) 가벼운 저항: 20회(13~30회) 정도의 연속운동이 가능한 저항에서는

근 지구력 향상의 효과가 있다. 일반인으로 건강을 목적으로 하는 훈련으로는 이 중량으로 시작한다. 중년 이상의 사람은 이 중량으로 계속하면 안전하다.

c. 기계훈련의 주의사항

프리 웨이트법에 비하여 안전하고 간단하며 기술도 편안하지만 일상보다도 큰 근력을 발휘하기 때문에 주의가 필요하다.

① 기계의 일반적인 사용방법에 대한 지도를 받는다.

② 기계에서의 신체 위치를 바르게 결정한다. 특히「허리와 두 손과 두 발로 신체를 견고하게 고정하여 목적으로 하는 관절의 운동을 하는」것이 중요하다. 몸이 움직이면 손상이 발생한다.

③ 허리를 기계에 밀착시켜 안정시킨다: 특히 허리를 의자에 깊숙이 밀착시켜 안정시킨다. 몸집이 작은 사람에서는 패드나 베개로 조절해 준다.

④ 우선 가벼운 저항으로 충분히 워밍업을 하여 운동에 익숙해진 다음 중간 정도의 저항으로 한다. 처음부터 큰 저항으로 하면 위험하다.

⑤ 익숙해질 때까지 최대의 힘은 발휘하지 않는다: 일반인은 최대로 힘을 내는 것에 익숙해 있지 않다. 여성에서는 할 수 없는 일도 있으나 이것이 보통이다. 가벼운 저항부터 훈련한다.

⑥ 천천히 굽히고 천천히 신장시켜 양방향으로 힘을 넣는다: 갑자기 힘을 넣어서 하지 않는다.

⑦ 기계가 쾅쾅하지 않도록 한다: 굴곡에만 힘을 넣는데 신전에는 힘을 넣지 않고 기계를 떼서 "쾅" 소리가 나게 하면 기계가 손상되며 근육도 단축성 수축(concentric contraction) 뿐이고 신장성 수축(eccentric contraction)이

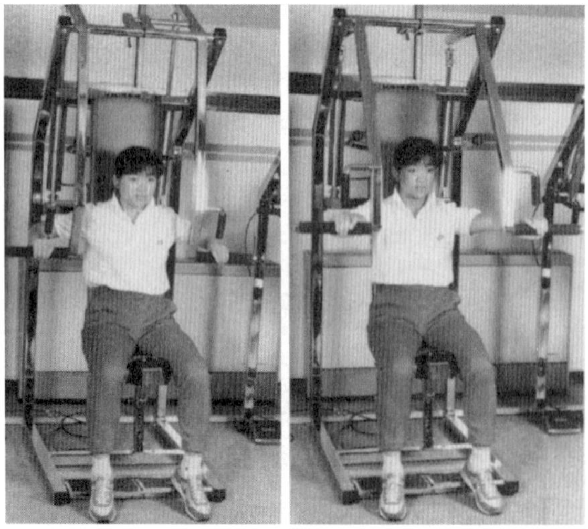

그림 28 seated chest press machine

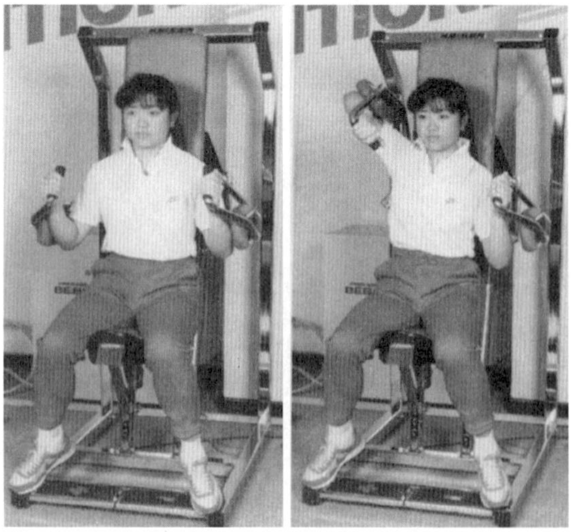

그림 29 seated lateral raise machine

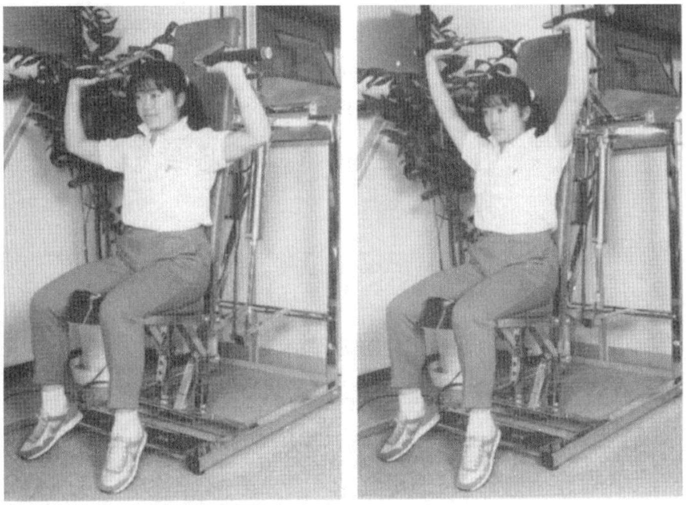

그림 30 seated military press machine

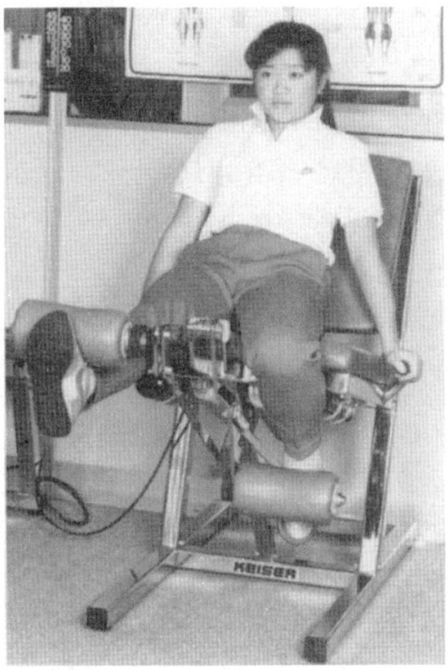

그림 31 leg extension machine

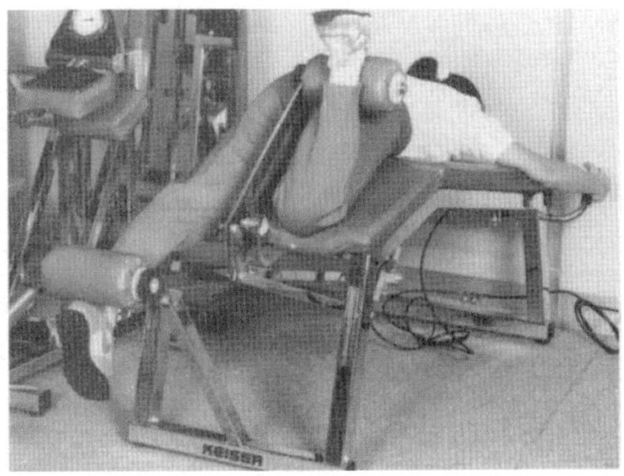

그림 32 leg curl machine

불가능하기 때문에 효과가 절반밖에 없다.

⑧ 생리적인 관절운동의 범위에서 시행한다: 「최대로 신장하고 최대로 굽힘」을 반복한다.

⑨ 과신전하지 않도록 주의: 기계에 따라서는 과신전 시켜서 가동범위를 신장시키는 것도 있으나 여성 등 원래 관절이 부드러운 사람에서는 주의해서 시행한다. 재활치료용으로는 가동범위를 제한하는 부품을 붙여서 시행

한다.

⑩ 운동의 전후에 스트레칭을 충분히 하여 손상을 방지한다.

⑪ 기계는 큰 근육용: 작은 근육(어깨의 회전근군 등)이나 작은 관절(주관절이나 수근관절 등)은 고무나 가벼운 웨이트로 훈련한다.

2 기계훈련의 실행

a. 상지용

1) seated chest press machine(그림 28):
상지를 앞으로 밀어내는 동작. 대흉근, 삼각근, 상완이두근 등의 강화.

2) seated lateral raise machine(그림 29):
어깨를 외전하는 동작. 삼각근, 승모근 등의 강화.

3) seated military press machine(그림 30):
상지를 거상하는 동작, 삼각근, 상완삼두근 등의 강화.

b. 하지용

1) leg extension machine(그림 31):
의자에서 공을 차는 것처럼 무릎을 신전하는 동작. 대퇴사두근의 강화. open kinetic chain 동작의 대표.

2) leg press machine(그림 9):
앉은 자세에서 판을 밀어서 무릎을 신전하는 동작; 대퇴사두근의 강화. closed kinetic chain 동작의 대표.

3) leg curl machine(그림 32):
복와위에서 무릎을 굽히는 동작. 대퇴굴곡근군(햄스트링)의 강화.

7 견인치료

A ▮ 견인치료의 목적

견인치료(traction treatment)의 목적은 크게 나눠서 다음의 두 가지가 있다.

① 골절이나 탈구 등이 있는 경우에 지속적으로 견인하여 전위나 변형을 교정하여 정복(바른 위치로 되돌린다)하기 위해 이용한다.

② 경부통이나 요통 등, 불량 자세, 골의 배열 이상, 동통에 대한 방어적 근긴장이 있는 경우에 국소의 안정을 확보하기 위해 이용한다.

B ▮ 견인치료의 종류

1 도수 견인치료

골절이나 탈구 된 환부를 직접 손으로 당겨서 정복하는 것. 폭력적 조작이 되지 않도록 주의한다.

2 간접 견인치료

골절이나 탈구 시 간단히 도수 견인으로 정복할 수 없을 때에 붕대나 반창고로 환부보다 원위부를 고정하고 이것에 로프를 부착하여 활차(도르래)를 이용해서 무거운 추로 당긴다〔스피드(speed), 트랙(track), 견인(traction)〕. 경추에서는 그리손 띠, 흉·요추에서는 골반 띠를 이용하지만 어느 것이든 수일에서 수개월에 걸쳐 천천히 무거운 추를 증가시키면서 견인하는 경우가 많다.

경부통, 요통 등에서는 전동식으로 지속적 또는 간헐적으로 견인하는 경우가 많다.

3 직접 견인치료

골절이나 탈구 등에서 뼈에 직접 금속(강선이나 스크류)을 찔러 넣고 이것을 견인하는 것.

C 경부통, 요통의 견인치료

급성기를 지난 만성의 경부통(어깨 결림)이나 요통에 대하여 지속적 또는 간헐적 견인을 하는 일이 많다. 이들은 변형의 교정이나 정복 등의 목적보다도 동통에 따른 방어적 근 긴장을 저하시켜서 근을 이완시키고 진통, 진정을 얻을 목적으로 시행한다. 또한 간헐적 견인은 마사지 효과도 있다. 어느 것이든 그 전에 핫 팩 등의 온열치료를 하면 효과적이다.

1 경추 견인치료

경부통이 있는 질환에 적합하며 초기에는 지속적 견인을, 만성기에는 간헐적 견인을 시행하지만 견인을 하여 통증을 느끼는 경우는 중지한다.

견인 방향은 추간판 후부의 감압, 추간관절의 감압, 추간공의 확대를 목적으로 하기 때문에 15~20°로 목을 약간 굴곡(앞으로 굽힌다)위치에서 시행한다.

경추 밴드는 후두골과 하악의 4개소에 균등하게 닿도록 하며 하악부에는 솜이나 타월을 넣어 쿠션으로 하고 치아가 아플 때는 마우스 피스를 사용한다.

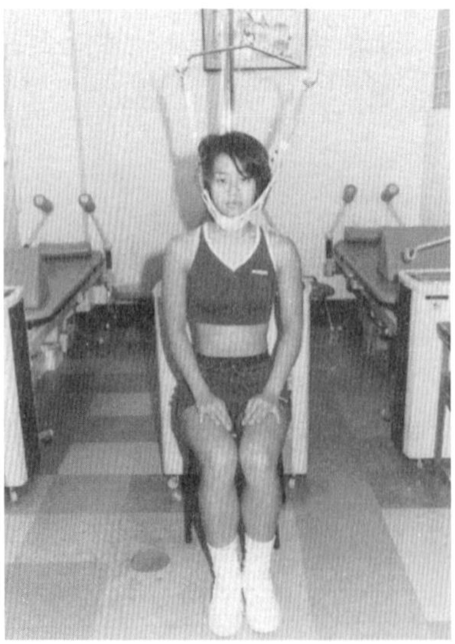

그림 1 경추 견인치료

견인 중량이 중요하며 3~4 Kg부터 시작하여 2~3일 간격으로 1~2 Kg씩 증가시키고 7~9 Kg을 한도로 한다. 시간은 15~30분을 하나의 단위로 하여 5~10분의 휴식을 갖고 상태를 관찰하면서 시행한다.

「기분 좋게 당겨지는 이완 감각」을 얻는 것이 중요하며 지나치게 무거우면 근육이 저항하여 수축하기 때문에 역효과가 난다(그림 1).

2 요추 견인치료

요통증에 시행하는데 급성의 격통기에는 시행하지 않고 투약 안정 등으로 약간 진정된 다음 지속적 견인을 하며 만성기에는 간헐적 견인을 한다.

견인의 작용으로서는 요추 전만을 감소시켜 추간공을 확대시키고 근의 방어적 긴장(스패즘)의 경감과 이완, 가벼운 마사지 효과, 국소 안정 등이다.

견인의 체위는 무릎과 고관절을 굽혀서 장요근을 이완시켜 요추의 전만을 약화시키고 등이 마루에 바싹 붙도록 하여 골반 벨트를 장골에 걸어서 견인한다. 로프의 방향은 요추의 방향과 일치시킨다.

중량은 2~3 Kg부터 시작하여 2~3일 간격으로 2~3 Kg씩 증가시키고 최대한도를 13~15 Kg으로 한다. 시간은 15~30분을 하나의 단위로 하여 5~10분의 휴식을 갖고 상태를 살피면서 시행한다.

경추와 마찬가지로 「기분 좋게 당겨지는 이완 감각」을 얻는 것이 중요하며 지나치게 무거우면 역효과가 난다(그림 2).

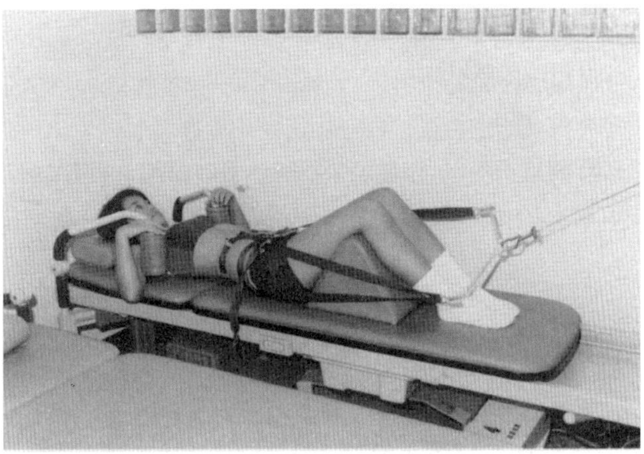

그림 2 요추 견인치료

8 재활치료 프로그램의 설정

재활치료를 실행하는데는 일정한 순서가 있으며「평가 목표의 설정 프로그램 처방」을 반드시 시행하여 안전하게 진행시킨다.

A ▮ 평가

일반적인 진찰이 필요하지만 거듭 장애의 정도를 평가하는 다음과 같은 검사가 필요하다.

1) 관절 가동범위 검사(ROM)

2) 도수 근력검사(MMT)

3) 기구에 의한 근력검사: 사이벡스(CYBEX®), 에리엘(ARIEL®), 스프링 측정기(악력계, 배 근력계) 등을 사용하여 안전한 범위에서 근력을 측정한다.

4) 사지의 둘레 길이의 측정(Girth)

5) 관절의 불안정 검사(Instability)

6) 체력검사: 스포츠 복귀 직전에 시행하여 종합적인 체력을 조사한다. 일반적인 스포츠 검사 이외에 스포츠 종목에 특유의 동작(농구의 패스, 슛 등)의 검사도 추가한다.

7) 환자와 스포츠의 관계: ① 환자의 연령, 성별, ② 환자로서의 스포츠의 위치부여, ③ 스포츠 수준(프로 선수, 경기 수준, 레크리에이션 등), ④ 스포츠 종목의 특수성, ⑤ 포지션의 특수성

이들의 평가를 안전한 범위에서 하고 재활치료를 시작할 때 뿐만 아니라 경과 중에도 정기적으로 평가하여 프로그램대로 되고 있는가, 회복이나 효과는 순조로운가 등을 바르게 파악하고 필요하다면 프로그램의 변경 또는 추가를 한다.

일반적으로는 재활치료의의 초기에는 1주일에 1~2회, 중~후기에서는 1개월에 1~2회 평가한다.

B ▮ 목표적 설정

평가가 끝나면 프로그램 작성과 동시에 어느 정도의 목표를 구체적으로 설정할 필요가 있다. 최종 목표는 물론 "스포츠에의 완전 복귀"이지만 그 전에 단기적 중기적 목표를 구체적으로 설정하여 환자로 하여금 이를 잘 이해하여 의욕을 갖고 실행케 한다.

대표적인 예로서 슬관절 전방십자인대 손상의 "평가"와 "목표설정"을 해설한다.

증상 예 슬관절 전방십자인대 손상 • 재건수술 후

주된 호소: 어떻게든 걸을 수 있으나 달릴 수 없다, 아프다, 관절이 굳었다.

치　　료: 병원에서 전방십자인대 재건수술 후 재활치료(가동범위 개선훈련, 근력 강화훈련)를 4개월 받았다.

《평가》

- 슬관절 불안정성 없음.
- 가동범위 제한 있음.
- 환지의 근력저하 있음(환지가 가늘고 한쪽 발로 서기가 불가능).

《단기적 목표》

1) 관절 가동범위

➡ 일주일에 5° 향상되도록.

2) 근력

➡ 일주일에 10% 향상되도록.

《중기적 목표》

3) 1개월에 가볍게 달릴 수 있도록 한다(전방십자인대 재건수술 후 5~6개월).

4) 거듭 1개월에 전력으로 달릴 수 있도록 한다(전방십자인대 재건수술 후 6~7개월).

《최종 목표》

5) 3개월에 팀 연습에 참가한다(전방십자인대 재건수술 후 7~8개월).

6) 5개월에 시합에 나간다(전방십자인대 재건수술 후 9~12개월).

이들의 목표는 어디까지나 안전하고 무리가 없으며 실현 가능한 것을 설정하여 환자에게 심리적 체력적으로 너무 부담이 가지 않도록 한다. 또한 프로그램에 유연성을 갖게 하여 도중에 통증 등의 장애가 발생하거나 회복속도가 늦어졌을 때는 그 원인을 찾으면서 새로운 목표를(단기적으로) 다시 만들어도 된다.

C ▮ 프로그램 설정

평가에 의해서 얻은 데이터로부터 현재의 장애의 근본원인이 무엇인가, 그리고 그 결과 어떠한 변화가 일어나고 있는가를 명확히 하여 이에 필요한 재활치료 프로그램을 설정한다.

앞에서 언급한 슬관절 전방십자인대 손상의 증상 예에 대한 재활치료 프로그램을 해설한다.

증상 예 슬관절 전방십자인대 손상 • 재건수술 후

《재활치료 프로그램》

1) 동통, 구축에 대하여
   ➡ 온열 치료로써 우선 핫 팩이나 핫 타월로 따스하게 한다.
2) 가동범위 제한에 대하여
   ➡ 능동 또는 보조 능동운동으로 무릎을 천천히 움직인다(신장운동).
3) 무릎의 근력저하에 대하여
   ➡ 무릎의 주위근군의 전반적 강화〔closed kinetic chain 동작으로 최대 수축이 되지 않도록 한다(제6장 -C-3) 참조〕.
4) 인대의 보강
   ➡ ① 초기에는 장구로, 그 후는 테이핑이나 서포터로 보호하여 운동한다. 건측과 같은 정도의 근력이 될 때까지 보호하여 운동하는 것이 안전하다(그림 1).
   ② 약한 인대를 보강하는 근을 강화한다. 예컨대 전방십자인대 손상에서는 무릎의 굴곡근(hamstrings)을 강화한다.
   ③ 약한 인대에 길항하는 근을 스트레칭 한다. 예컨대 전방십자인대 손상에서는 무릎의 신전근을 스트레칭 한다. 수술 후 초기에는 무릎은 약간 굽혀서 신전 한다.
5) 전신의 체력 향상
   ➡ 환측 이외의 근력 강화, 자전거 페달 밟기 등으로 지구력 강화. 수영에 의한 지구력 강화.
6) 스포츠 기술능력의 유지
   ➡ 배구선수라면 토스 등을, 농구선수라면 패스나 슛 등 각각의 종목의 기본동작을 실행한다.

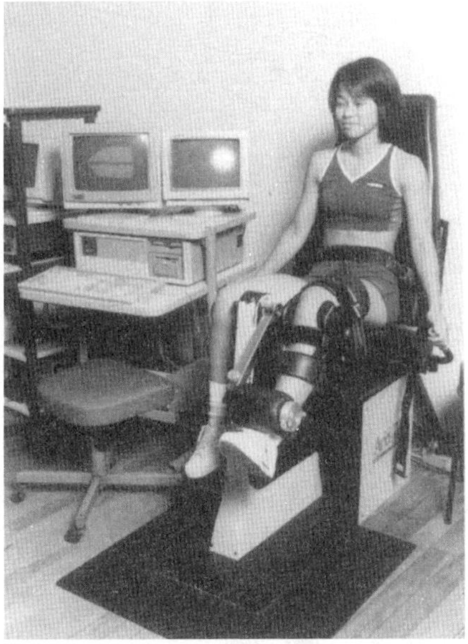

그림 1 무릎 장구를 사용한 ARIEL® 등에 의한 등속성 훈련

D ▮ 재활치료 실시상의 주의사항

① 바른 평가와 실시가 가능한 목표의 설정과 이에 따른 프로그램 짜기.
② 무리가 없는 안전한 범위에서 시행한다: 동통이나 종창이 심해지면 운동량을 약간 줄인다.
③ 환자에게 이해를 구하고 의욕을 갖고 실행하도록 잘 설명한다.
④ 동통이나 종창이 다음날까지 지속될 정도까지 과도하게 하지 않는다. 치료적 운동 후에는 얼음찜질을 한다.
⑤ 신변의 일용품을 이용한다. 예컨대 무거운 추 대신에 "1 Kg의 된장 팩"을 이용하는 등.
⑥ 전문의의 진찰과 지도를 정기적으로 받는다.
⑦ 인대 등의 손상 조직이 생물학적 및 의학적으로 치유되어 가는 과정을 과학적으로 고려하여 목표나 프로그램을 작성한다.

E ▮ 건전한 측의 훈련, 스포츠 훈련

손상이 있는 부분(환측)뿐만 아니라 다른 건전한 부분(건측)의 훈련과 스포츠 종목의 훈련도 중요하며 이것에 의하여 전신의 기능의 저하나 스포츠 감각의 저하를 방지하고 심리적으로도 효과가 있다.

건측의 훈련은 예컨대 우측의 슬관절 손상의 경우 우측의 족관절이나 고관절은 환부에 부담이 걸리지 않도록 안전한 범위에서 하고 또한 좌측 하지, 두 상지, 복근, 배근 등은 근력 및 기타의 훈련을 충분히 한다(그림 2).

스포츠 훈련은 각 종목의 스포츠 감각을 저하시키지 않기 위하여 필요하다.

슬관절 손상에서 깁스 고정을 한 경우에도 안전한 범위에서 발끝으로 딛고 걷게 하여 발의 감각을 저하시키지 않게 한다.

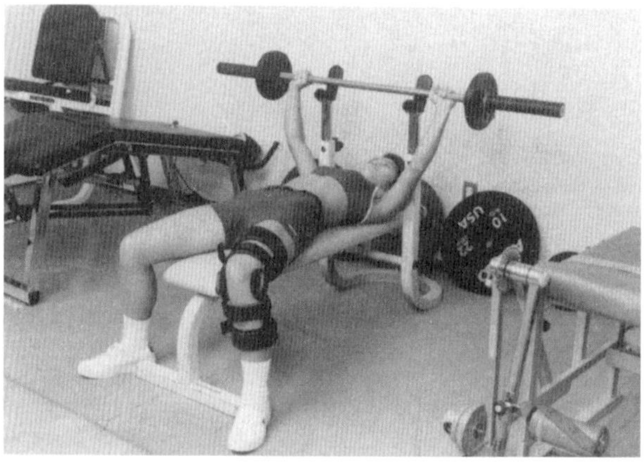

그림 2 건전한 측의 훈련

9 아슬레틱 · 테이핑 (athletic taping)

재활치료의 보조, 관절 기능의 보호를 위하여 테이프에 의한 고정(테이핑)을 이용하는 경우가 많다(쿠리야마 세쓰로 지음: 「新 テーピングの實際」 南江堂, 1996 참조).

A ▮ 테이핑의 목적

① 손상의 예방: 스포츠 종목마다 손상이 발생하기 쉬운 부분이 있으며 이 부분을 보호, 보강한다.
② 가벼운 손상의 응급처치: 가벼운 염좌(관절의 불안정성이 없는 것) 또는 갑작스러운 운동 등으로 근섬유나 골격근의 근육의 끊어짐(근의 함몰이 없는 것)의 응급처치로서 사용한다. 이들 경증에서는 고정은 1 주일간으로 하고 그 후는 적극적으로 온열 치료 및 치료적 운동을 한다.
③ 손상 후의 초기 재활치료의 보조로서 시행한다.
④ 손상의 재발 방지: 스포츠 선수에서는 초기부터 재활치료를 시행하는 일이 많은데 이 때까지도 관절기능(안정성, 가동성)이 완전히 회복되지 않은 경우에 보호, 보조로서 사용한다. 슬관절 등 하중관절이고 안정성이 나쁜 관절에서는 테이핑보다 안정성이 좋은 "장구"쪽이 안전하다.
⑤ 관절의 과유연성에 대한 보호: 관절의 불안정성(손상 후)이나 과유연성(선천적으로)이 심하고 불안감도 심한 경우에 사용한다.
⑥ 관절 가동범위의 제한: 인대 손상 후 등에서 관절을 완전히 신장시키거나 완전히 굽히면 위험한 경우에 테이핑으로 제한한다.

B ▮ 아슬레틱 • 테이핑의 목적

종전부터 시행하여온 테이핑은 가벼운 염좌 또는 근섬유나 골격근의 근육의 끊어짐(avulsion) 등의 외상이 발생하였을 때의 치료가 첫째 목적이었다. 한편 테이핑의 유효성에 주목하여 거듭 적용범위를 넓혀 탄력 테이프를 사용하여 외상 발생의 예방, 초기부터의 기능회복 훈련이나 운동경기로의 복귀 등을 주된 목적으로 하여 시행하게 된 것이 "아슬레틱 테이핑"이다.

① 관절의 교정: 가벼운 변형의 교정을 한다. 내번 족(외번 염좌가 일어나기 쉽다), 외번 족(편평족이 된다), 회내 족(발꿈치가 외측을 향하고 있다), 외번 슬(X형 다리 모양이고 염좌나 인대손상이 일어나기 쉽다), 내번 슬(O형 다리 모양이고 무릎의 양측이 아프게 된다), 내회전 각(다리 전체가 내회전 하여 발끝이 내측을 향한다), 슬개골의 위치 이상(슬개골이 상하나 내외로 약간 어긋나 있는 것) 등의 "배열 이상(malalignment)"에 대하여 효과가 있다. 이들의 뼈의 배열 이상을 테이프로 교정하여 당겨줌으로써 손상을 방지하고 통증을 완화시킨다.

② 관절의 보강: 염좌나 염증으로 약화되어 있는 인대나 건의 주행에(뻗어있는 부분에) 붙여서 관절을 보강한다.

③ 근력의 보조 보강: 목적으로 하는 근과 그 말단 건의 주행의 위에 붙여서 보강한다.

④ 통증의 조정: 스포츠 활동에 수반하여 아픈 부분에 부착한 근 건 인대에 가해지는 비정상적인 힘을 분산시킨다. 아픈 부분의 인대나 건이 주행하는 부분 위에 붙인다.

⑤ 운동능력의 보조: ②~④의 기술을 응용하여 전체적인 운동능력을 향상시킨다.

C ▮ 테이핑을 할 때의 주의사항

① 테이프의 올바른 취급방법을 마스터한다.

② 테이핑하는 부분은 청결히 하고 체모는 밀어버린다.

③ 언더랩(얇은 나이론으로 만든 붕대)을 사용해서 피부를 보호한다(그림 1).

④ 테이프를 잡는 방법은 테이프의 끝과 롤(감겨있는 쪽)을 잡고 필요한 만큼 롤로부터 끌어내서 당기지 않고 적절한 긴장을 가하면서 붙인다(그림 2).

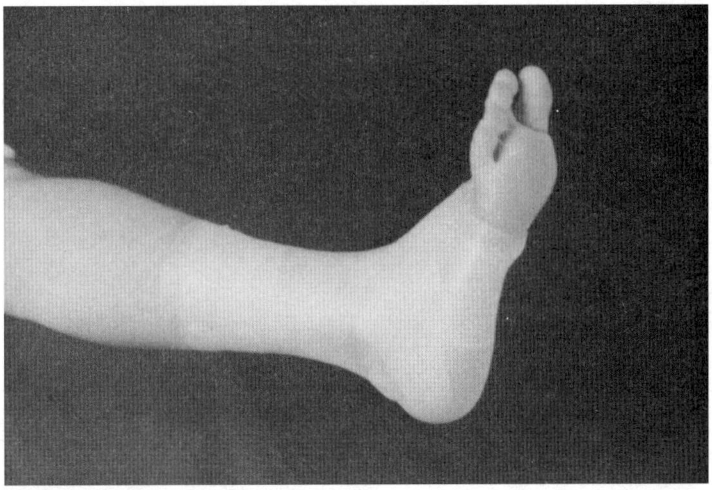

그림 1 언더랩
테이핑하는 부분에 독기에 의한 염증이 생기지 않도록 언더랩을 한 겹 감아둔다. 주름이 생기지 않도록 한다. 상당한 종창이 예상되는 경우에는 언더랩을 사용하지 않는다.

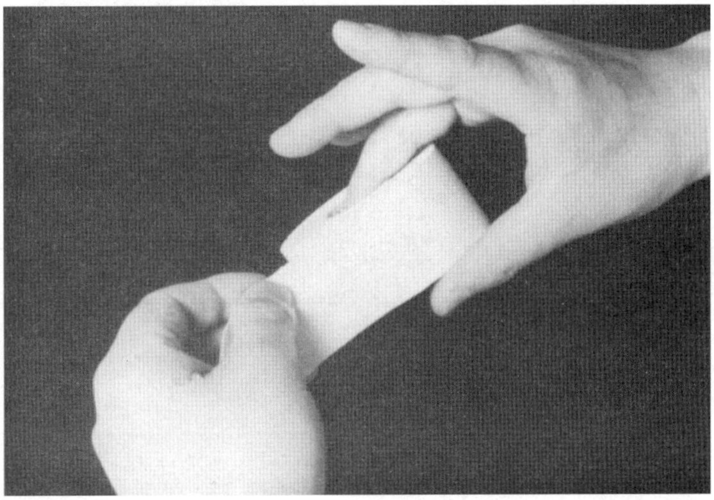

그림 2 테이프를 잡는 방법

⑤ 테이핑의 기초는 앵커 테이프, 서포트 테이프(인대를 대신한다), 로크 테이프(그림 3).
⑥ 테이프는 1/2~1/3씩 겹쳐서 사용한다.
⑦ 테이프는 한바퀴 걸러 자르고 둘둘 감지 않는다.
⑧ 손상 직후는 일부분을 비워두어 종창이 생겨도 괜찮도록 여유공간을 만드는 개방(open)법을 시행하며, 그 이외는 전부를 싸는 폐쇄(closed)법으

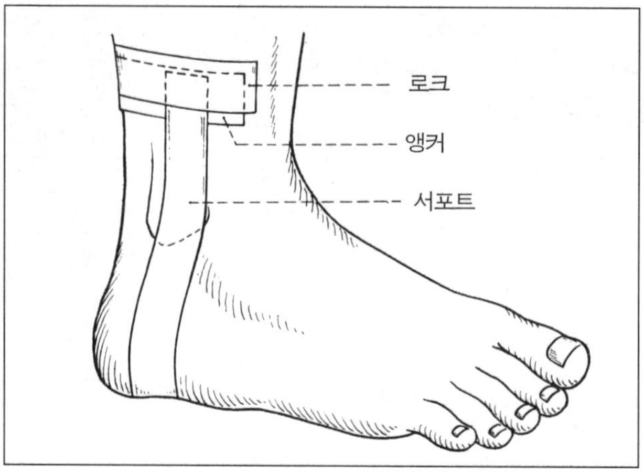

그림 3 앵커로부터 로크에로

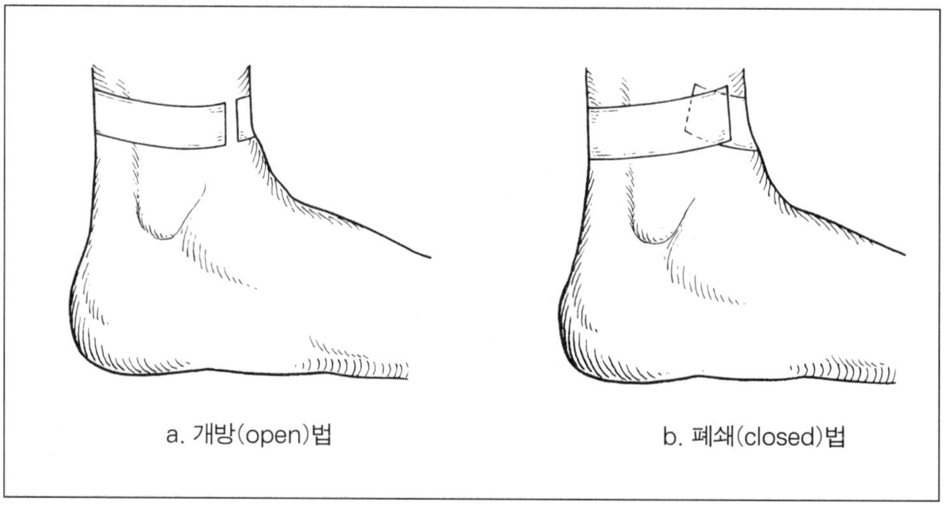

그림 4 개방법과 폐쇄법

로 시행한다(그림 4).

⑨ 몸의 선에 맞춰서 테이프가 향하는 방향으로 붙여가 "주름"이 생기지 않도록 한다.

⑩ 완성 후는 순환장애(손톱 색깔로 체크한다), 신경장애(손가락 끝의 마비의 유무), 목적으로 하는 운동제한이 되어 있는지를 체크한다.

D ■ 테이핑에 대한 오해

1) 테이핑을 과신하지 말 것

테이핑을 과신하여 "약간의 부상에도 테이핑을 함으로써 스포츠를 할 수 있다"라고 굳게 믿는 것이 가장 위험하다. 테이핑의 첫째 목적은 손상의 예방이다. 치료로서 사용하는 경우는 고정력이 약하기 때문에 극히 가벼운 염좌(관절의 불안정성이 없는 것)나 약간의 근육의 끊어짐(avulsion)(압통 뿐이고 함몰이 없는 것)에 한정된다.

이것 이상의 중증의 사례에서는 깁스 고정을 사용한다. 또한 손상 시에 중증이었던 것의 재활치료용으로서 금속이다 플라스틱제의 장구(브레이스)를 사용하는 편이 안전하다(「I - 10. 장구, 코르셋, 서포터」의 항 참조).

2) 스포츠 손상의 방지에는 우선 올바른 훈련을:

몸의 내부로부터의 보강, 강화를 충분히 한 후에 스포츠를 하는 것이 중요하다. 구체적으로는 관절 손상에 대해서는 적절한 치료 후에 재활치료로서 균형이 잡힌 근력강화와 적절한 관절 가동범위 훈련을 하여 우선 관절의 안정성을 도모하고 그 보조로서 테이핑을 응용하면 좋다.

10 장구, 코르셋, 서포터

손상의 치료에, 또한 재활치료의 보조, 보호로써 장구(brace 또는 orthotic)를 사용하는 일이 많다. 장구는 올바르게 사용할 때 매우 효과가 있지만 잘못 사용하면 오히려 해가 된다. 특히 요통에 대한 코르셋, 무릎 손상에 대한 서포터(연성 장구, soft brace) 등을 무턱대고 사용하고 있으면 복근, 배근, 슬관절 주위근 등의 환부를 안정화시키는 근의 발달을 방해하기 때문에 사용시간은 필요 최소한으로 해야 한다.

또한 재질, 구조 등에도 주의를 기울여야 하고 금속제이고 견고한 구조인 것(경성 장구, hard brace)은 불안정성이 큰 관절의 보호에 사용하지만 재활훈련을 쌓음으로써 안정성이 얻어지면 너무 견고한 구조는 필요 없어진다.

A ▮ 장구(브레이스: brace)의 종류

1 체간용 장구

이른바 "코르셋(corset)"이라 불리는 것으로 발명자의 이름을 따서(나이트형, 윌리암스형 등) 수 많은 종류가 있다. 현재 가장 많이 사용되는 것은 "다멘 코르셋"이라 불리는 것으로 천으로 만들어졌고 그 안에 폭 1 cm 정도의 금속이나 플라스틱의 지주를 3~5 cm 간격으로 배열한 연성 코르셋이다(그림 1).

요통성 질환에 사용되며 요부를 지지하는 목적으로 사용한다.

현재의 코르셋의 이론은 "복압을 이용한 안정성"이다. 인간의 체간부의 구조를 골성 지지라는 점에서 생각하면 복부의 상방의 흉부는 후방의 흉추와 전방의 흉골과의 사이를 늑골이 측방으로 연결하여 주위를 보호하고 하방의 골반대부는 넓고 견고한 골반이 주위를 보호하여 안정되어 있다. 이에 반하여 중앙부의 복부는 후방으로 5개의 요추가 상하로 나란히 늘어서 있을 뿐이고 골성의 지지가 약하다. 이 때문에 응력이 집중하는 요추에 각종의 장애, 이른바 요통이 발생하기 쉽다. 코르셋은 이 복부 주위를 에워싸는 구조를 갖고 있으며 이 상태에서 복부에 힘을 넣으면 정수압의 작용으로 복부의 내압이 상승하여 결과적으로 복부가 안정되고 요추에 대한 부담이 가벼워진다.

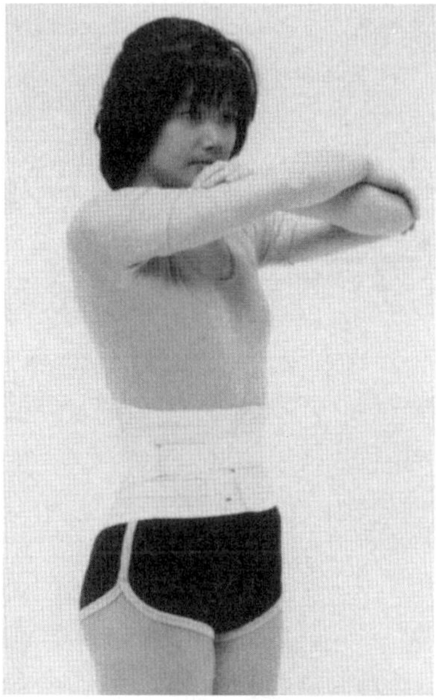

그림 1 다멘 코르셋

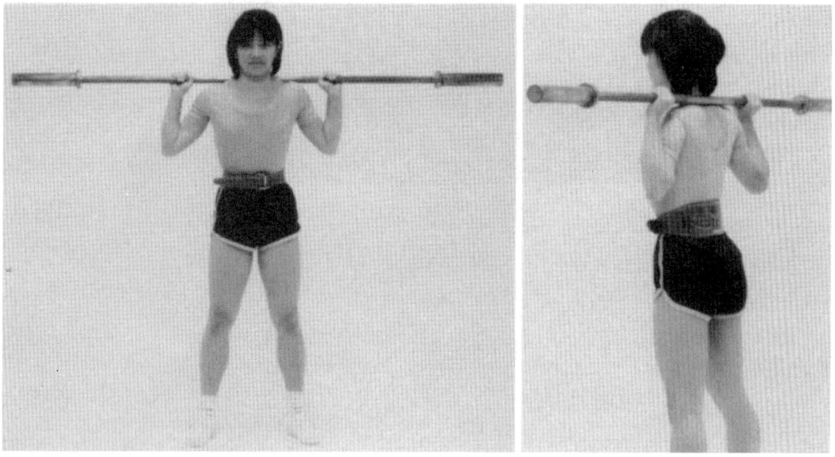

그림 2 중량 거상용 벨트

이 때문에 코르셋은 그 자체가 견고한 구조를 가질 필요는 없으며 아무튼 복부를 한바퀴 돌려서 불룩해지지 않는 것이면 괜찮다 할 수 있다. 고전적으로는 "표백한 무명"을 복부에 감는 방법이 있었고 현재도 가벼운 요통 등에는 매우 효과가 있다.

이상과 같은 "복압의 이론"으로부터 생각하면 일반적인 요통에 대한 체간 장구로서는 특별한 것이 아니라도 괜찮으며 극단적으로 말하면 조금 넓은 벨트가 있으면 된다. 중량 거상의 선수는 반드시 폭 15~20 cm의 가죽 벨트를 착용하여 연습하고 있는데 이것도 마찬가지 발상이라 생각해도 된다(그림 2). 따라서 스포츠용으로서의 체간 장구는 동작을 할 때에 방해가 되지 않을 정도의 크기이고 얇아도 무방하니까 복부를 일주하여 너무 늘어나지 않는 것이 좋다.

2 견관절용 장구

견관절의 불안정성이 있을 때에 사용한다. 반소매 셔츠의 반신을 벨트로 고정하는 것 같은 형태를 하고 있다. 가벼운 압박과 보온효과가 있다.

3 주관절용 장구

주관절의 측부인대 파열 시에 사용한다. 상완과 전완을 일주하는 플라스틱제의 커프(cuff)를 만들고 커프의 측방에 조절용 지주(조인트 부착)를 부착하여 측방 동요성을 방지한다(그림 3).

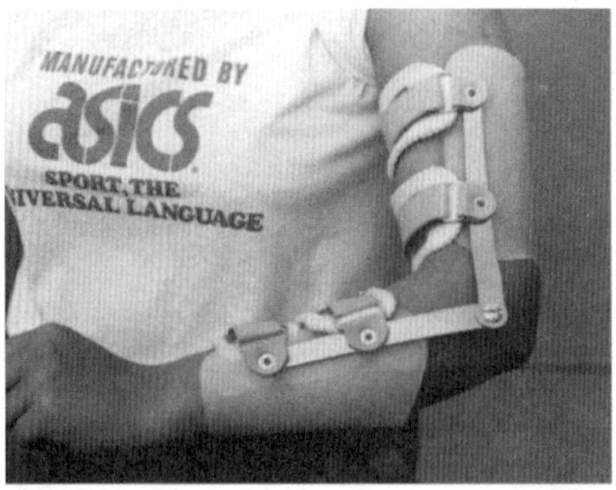

그림 3 주관절용 장구(brace)

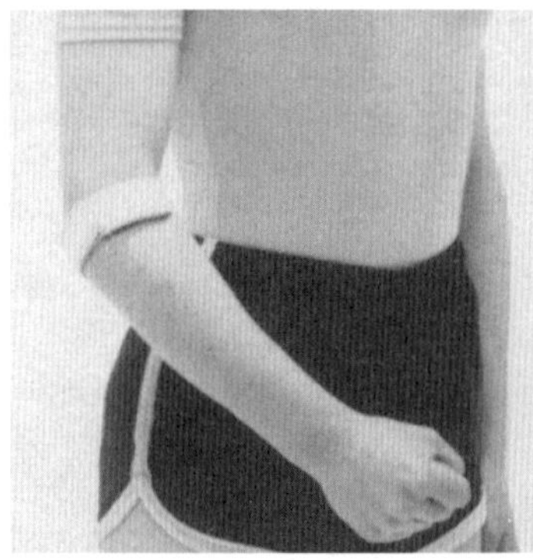
그림 4 테니스 엘보용 스트랩(strap)

4 테니스 엘보용 스트랩(strap)

테니스 엘보는 손목의 신전근(외과) 또는 굴곡근(내과)의 과다 사용에 의한 염증인데 이들의 근의 가장 굵은 부분(복근)을 일주하여 벨트로 묶으면 효과가 있다. 이것은 "지레의 지지점"을 근 부착부의 상완골의 앞에 하나 만듦으로써 뼈에의 장력을 약화시키는 것이다(그림 4).

5 슬관절용 장구(경성 장구)

슬관절은 그 형태상 골성의 안정성이 나쁜 관절이며 이것을 지지하고 있는 것이 인대와 관절 주위근군이기 때문에 이 인대나 근의 손상이 일어나면 매우 불안정한 관절이 된다. 예컨대 스키를 타다가 넘어져서 무릎 내측 측부인대(MCL)가 손상을 입어 깁스고정을 장기간 하면 인대손상에 의한 불안정과 고정에 의한 근 위축에 기인하는 불안정이 겹쳐서 매우 불안정하게 된다. 그리고 인대의 자연치유의 관점에서 보면 장기간의 깁스고정보다도 조기의 관절운동이 효과적이다. 이 때문에 안전하게 재활치료를 하기 위하여 슬관절용 장구가 필요해진다(그림 5).

최근의 바이오메카닉스의 연구 발전에 따라 슬관절용의 장구가 발달하였다. 특히 슬관절의 인대의 기능, 예컨대 전방십자인대(ACL)의 제동기능과 유도기

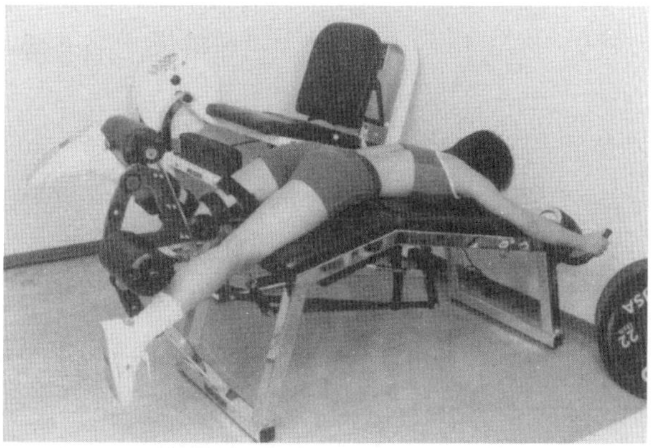

그림 5 슬관절용 경성 장구

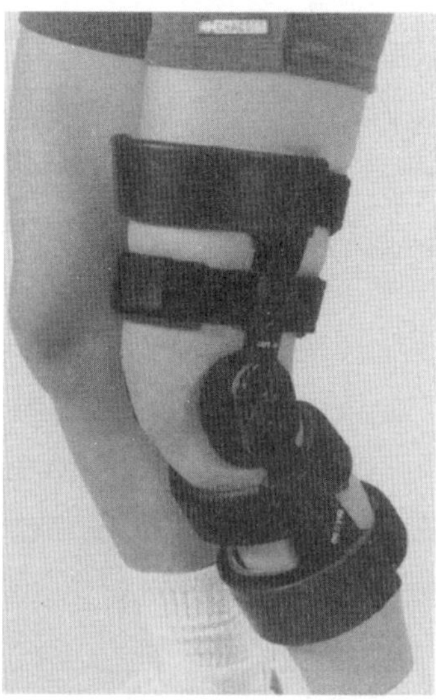

그림 6 슬관절용 경성 장구(양측 지주 4점 지지형. 일본 시그맥스 사"플레이비")

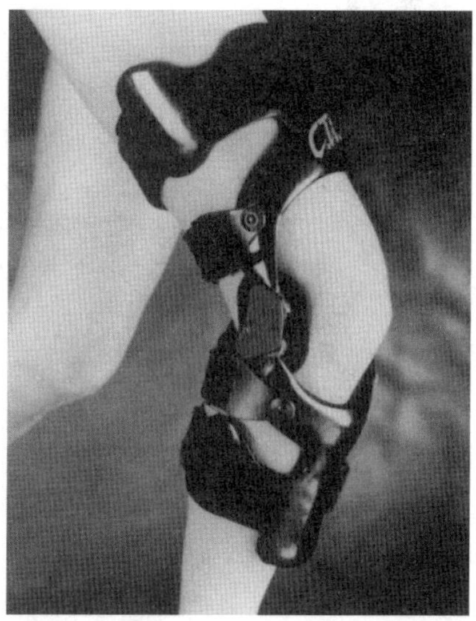

그림 7 슬관절 전방십자인대 손상용 경성 장구(양측 지주 3점 지지형)(일본 시그맥스 "CTi-2")

능, 또한 이 인대가 손상되었을 때의 슬관절의 움직임 등에 대한 연구를 하여 손상 인대에 부담이 가지 않는 것 같은 장구를 개발하였고 실용화되고 있다(슬관절 기능장구: knee joint functional brace)(그림 6, 7).

정상적인 슬관절의 운동은 신전과 굴곡이며 150° 부근의 가동성을 갖는다. 그리고 하퇴의 내회전과 외회전이 약간 가능하며 정상에서는 내번과 외번은 하지 않는다.

인대가 손상되면 비정상적인 운동이 나타나고 내측 측부인대 손상에서는 외번과 외회전, 외측 측부인대 손상에서는 내번과 내회전이 두드러지다. 십자인대에서는 더 복잡해지는데 전방십자인대 손상에서는 경골이 전방 및 전외측방으로, 후방십자인대(PCL) 손상에서는 경골이 후방 및 후내측방으로 비정상적으로 움직인다(불안정)(그림 8). 게다가 실제의 환자에서는 십자인대 단독의 손상인 경우는 적고 다른 인대나 지지대의 손상도 합병하고 있기 때문에 무릎의 비정상적 운동은 점점 복잡해진다.

특히 경골이 전방 또는 후방으로 비정상적으로 움직이는 것을 환자는 「무릎이 탈구한다」라 호소하고 매우 불안해한다. 따라서 이 동요성이 있는 경우에는 경골이 어긋나지 않도록 장구로 억제한다. 그리고 하퇴가 전방으로 동요 회전하는 것을 방지하는 장구도 있다(회전 방지형 기능 장구: derotation brace)(그림 7).

가장 일반적인 슬관절용 장구는 대퇴와 하퇴를 일주하여 플라스틱이나 금속제의 커프(반월)를 부착시키고 그 사이를 무릎의 내 외측에 금속성의 지주를 걸쳐

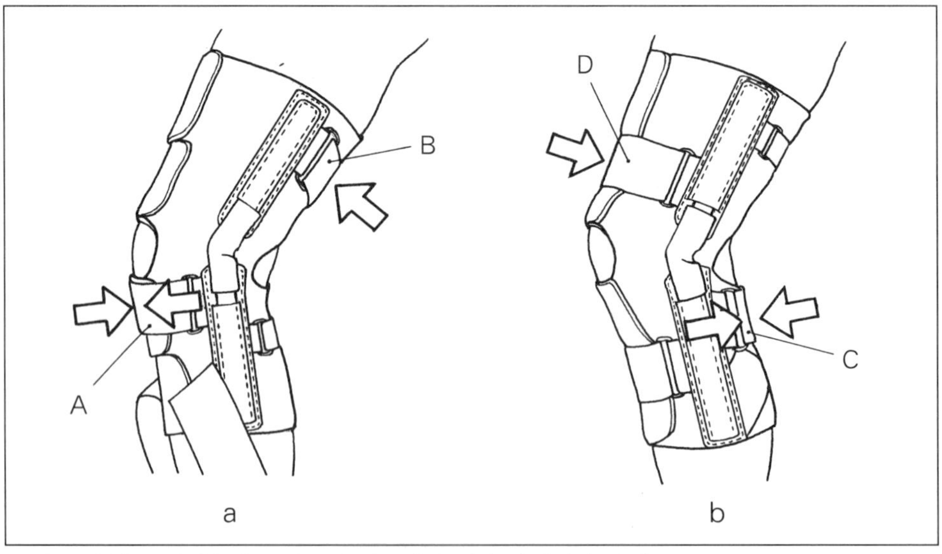

그림 8 슬관절 인대손상용 장구와 서포터의 관절 안정화의 원리

a. 전방십자인대 손상용. 경골 전방의 A의 벨트로 경골의 전방 이동을 방지한다. B는 대항 지지용.
b. 후방십자인대 손상용. 경골 후방의 C의 벨트로 경골의 후방 이동을 방지한다. D는 대항 지지용.

슬관절부에 일치시켜서 가동관절(joint)을 부착한 것으로 굴곡, 신전은 가능하지만 내번 외번, 내회전 외회전을 어렵게 한다(그림 6, 7). 관절의 부분에 각도 조절 장치를 붙이면 회복에 맞춰서 관절 가동범위를 조절할 수 있다(그림 6).

6 슬관절용 서포터(연성 장구)

서포터(supporter)는 천으로 만든 부드러운 것으로 지지성이나 제동성 등이 거의 없기 때문에 의료용으로는 별로 사용되지 않으나 일반인이 구하기 쉽기

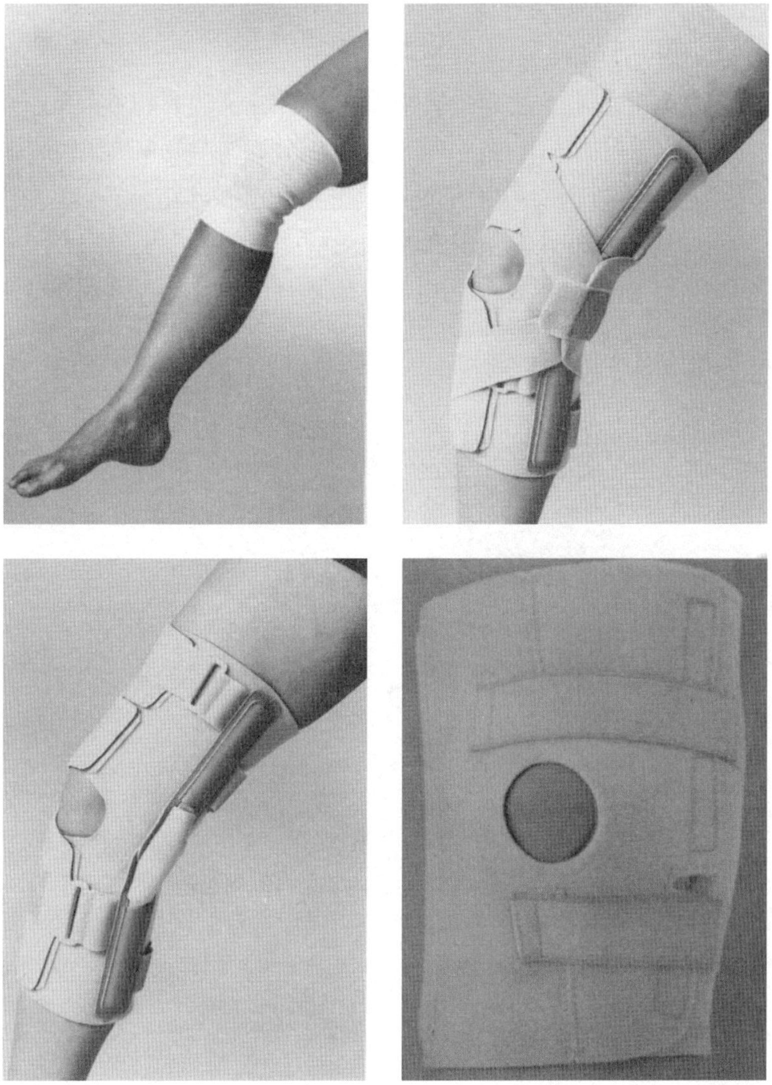

그림 9 슬관절용 서포터
a:일반적인 것
b:내측 측부인대용
c:전방십자인대용
d:슬개골 조절용

a	b
c	d

때문에 보급되어 있다(그림 9-a). 슬관절의 가벼운 염좌 등 경증에 사용한다.

압박효과와 보온효과에 의하여 심리적인 안심감을 얻을 수 있다(그림 9-a). 그리고 지지성을 높이기 위해 벨트나 측방으로 지주를 넣는 경우도 있다(그림 9-b, c).

특수한 예로서 슬개골의 불안정성이 있는 경우 슬개골부를 둥글게 구멍을 뚫어서 주위를 견고하게 고정시켜 슬개골의 움직임을 조절하는 것도 있다(그림 9-d).

또한 슬개골을 내측으로 당기는 벨트를 부착시킨 서포터도 있다. 젊은 여성에 많은 슬개골 아탈구 증후군*1, 슬개골 위치이상*2 이나 슬개골 연골 연화증*3 등에 효과가 있다.

7 점퍼스니, 오스굳병용 서포터

점퍼스니(jumper' s knee)은 대퇴사두근의 강력한 장력으로 슬개인대에 염증이 생긴 것이며 또한 오스굳병(Osgood disease)은 거듭 그 슬개인대의 경골 부착부에 염증을 일으킨 것이다.

테니스 엘보와 마찬가지로 슬개인대를 일주하여 벨트로 억제하면 효과가 있다(그림 10).

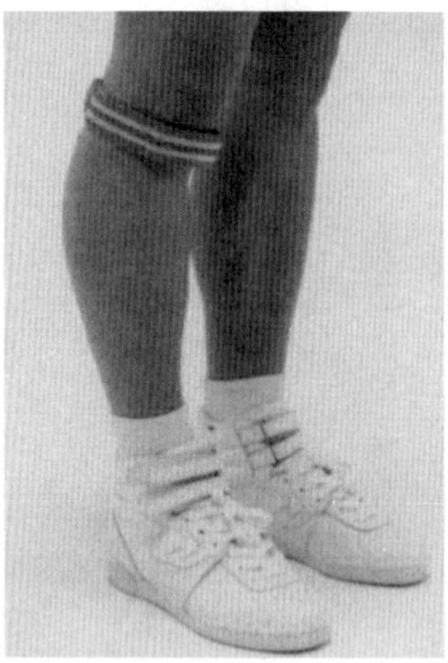

그림 10 점퍼슬용 서포터

용어해설

* 1 슬개골 아탈구 증후군: 슬개골의 위치이상이나 불안정성 때문에 탈구하기 쉽고 환자 본인은 슬개골의 통증이나 불안정감을 호소하는 것.
* 2 슬개골 위치이상: 슬개골이 외측으로 전위하고 거듭 회전하여 내측을 향해서 서로 노려보는 것이나 상방 또는 하방으로 약간 어긋나 있는 것.
* 3 슬개골 연골 연화증: 슬개골의 손상의 결과로서 뒷면의 대퇴골에 면하는 연골이 염증을 일으켜서 부드러워지고 슬개골을 위에서 압박하면 아픈 것.

8 족관절용 장구

족관절은 슬관절과 달리 원래 골성의 안정성이 좋은 관절이기 때문에 인대손상이 발생해도 불안정성을 일으키는 일은 적고 간단한 서포터나 테이핑으로 조절할 수 있는 경우가 많다.

족관절용 장구로서 내번 외번의 동요성이 심할 때에 하퇴 내측 내과 족저 외과 하퇴 외측으로 등자(stirrups) 모양으로 플라스틱의 띠를 부착하여 이것으로 측방의 조절을 한다(그림 11-b). 공기 주입식도 편리하다(그림 11-a).

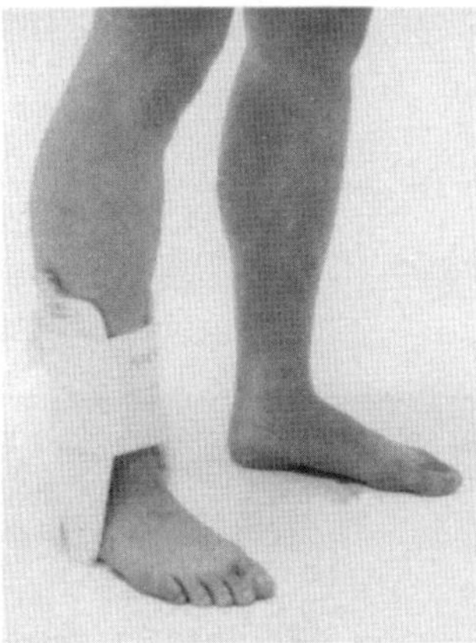

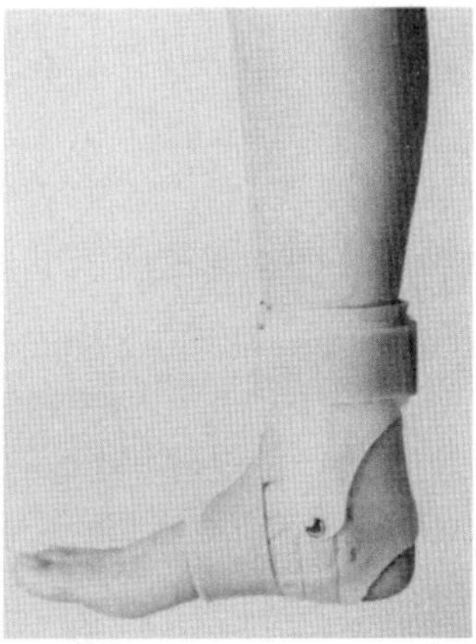

그림 11 족관절용 장구 • 서포터 a | b

a. 공기 주입식: 두 과부의 커프에 공기를 주입하여 안정성을 높인다.
b. 양측 지주 부착식.

9 족관절용 서포터

족관절을 8자형으로 감는 벨트나 하퇴와 족부를 싸는 서포터 등이 있다.

족관절의 동요성이 심한 경우는 이 서포터의 일부에 재봉틀질을 해서 보강하

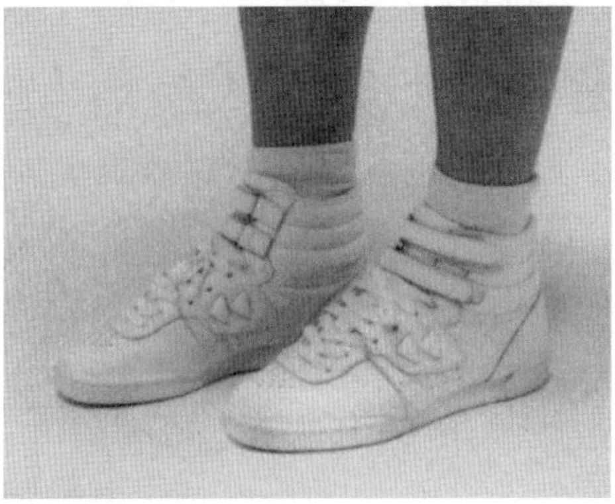

그림 12 발목이 긴 슈즈(신발)

면 된다. 예컨대 외측의 전거비인대가 손상되어 족부가 전방으로 이동하는 경우는 서포터의 전방부분을 꺾어 꾸부려서 재봉틀질을 하여 튼튼하게 하면 된다.

발목이 긴 슈즈(shoes)를 사용하는 것도 좋은 방법이다(그림 12).

10 족저 삽판

족(발)의 형태의 이상이나 족관절 또는 슬관절의 배열이상(malalignment)에서는 신발의 안창(insole)을 가공하여 발의 보조로서 사용하면 효과가 있으며 족저 삽판 또는 족저 지지판(arch support)이라 부른다(그림 13, 14). 스포츠 슈즈의 부품으로서 시판되고 있다(그림 16, 19).

a. 발 형태의 이상

족부통 또는 피로를 호소한다.

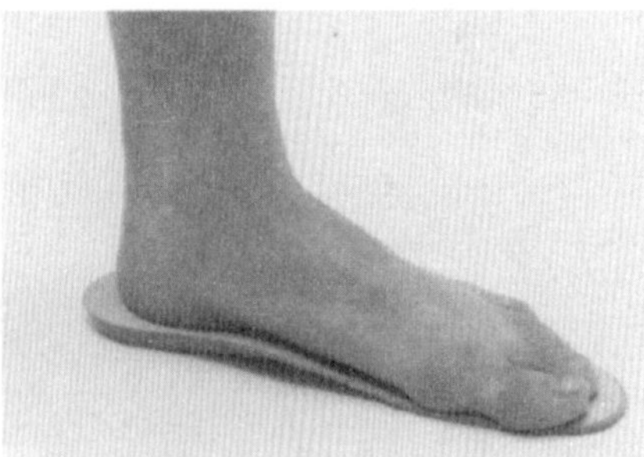

그림 13 족저 삽판

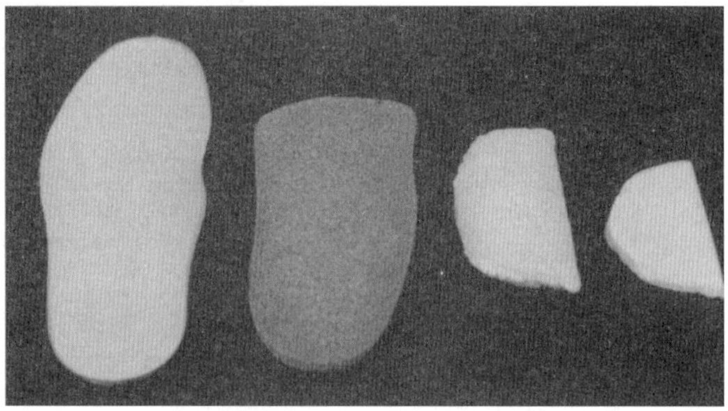

그림 14 각종의 족저 삽판

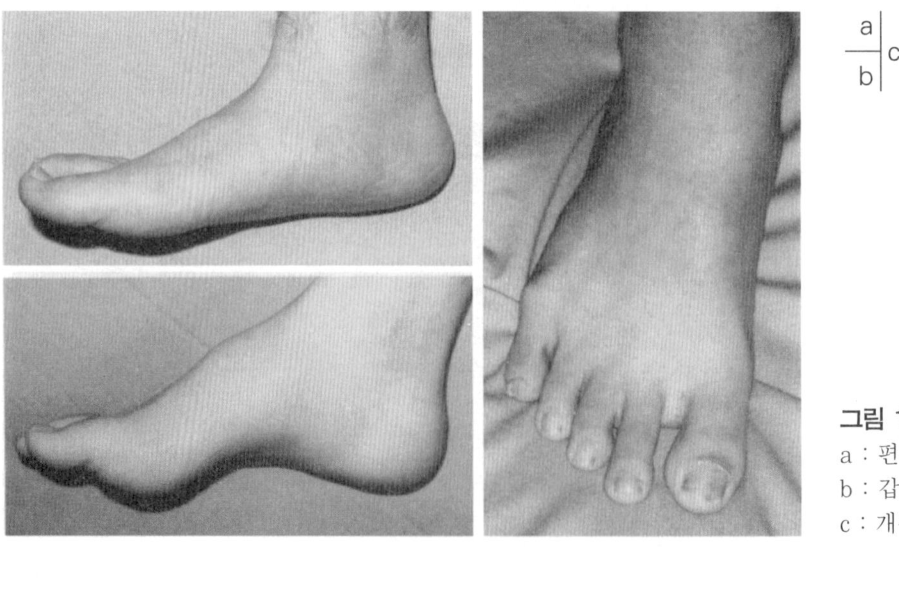

그림 15 발 형태의 이상
a : 편평족
b : 갑고족
c : 개장족

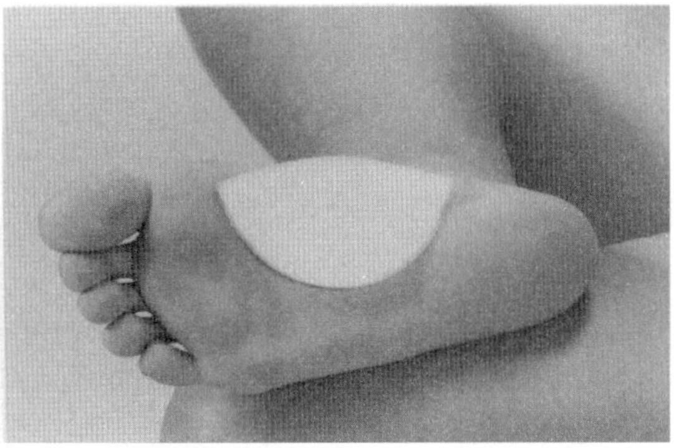

그림 16 편평족의 교정
시판되는 스포츠 슈즈 부품으로 발바닥의 장심을 높게 한다

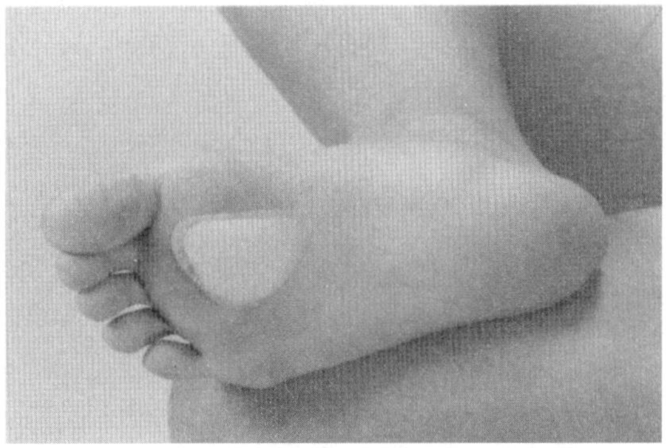

그림 17 제2, 3지(발가락) MP관절의 서포트

1) 편평족: 기립자세에서 발을 내측면으로부터 보면 발바닥의 장심(내측 종아치)이 적다(그림 15-a).
➡ 발바닥의 장심을 높게 하여 들어올린다.

2) 갑고족: 기립자세에서 발을 내측면으로부터 보면 발바닥의 장심이 높다(그림 15-b).
➡ 발바닥의 장심의 빈 공간에 솜 등의 패킹을 넣는다(그림 16).

3) 개장족: 기립자세에서 발을 전방으로부터 보면 평탄하게 보인다(횡 아치의 감소)(그림 15-c).
➡ 발바닥의 장심(그림 16)과 제2, 3지 MP관절을 들어올린다(그림 17).

b. 족관절 형태의 이상

족관절의 통증이나 피로를 느끼기 쉽고 염좌를 일으키기 쉽다.

1) 발꿈치의 외번(calcaneal eversion): 기립자세에서 후방으로부터 발꿈치를 보면 발꿈치가 하퇴의 축으로부터 밖으로 돌출하여 신발의 내측면이 비정상적으로 닳는다. 회내족(pronated foot)이라고도 부른다.
➡ 발꿈치의 족저의 내측 1/2을 높게 하는 웨지(wedge)를 넣는다(그림 18).

2) 발꿈치의 내번(calcaneal inversion): 기립자세에서 후방으로부터 보면 발꿈치가 하퇴의 축으로부터 내측으로 돌출하여 신발의 외측이 닳는다. 회외족(supinated foot)이라고도 부른다.
➡ 발꿈치의 족저의 외측 1/2을 높게 하는 웨지를 넣는다(그림 19).

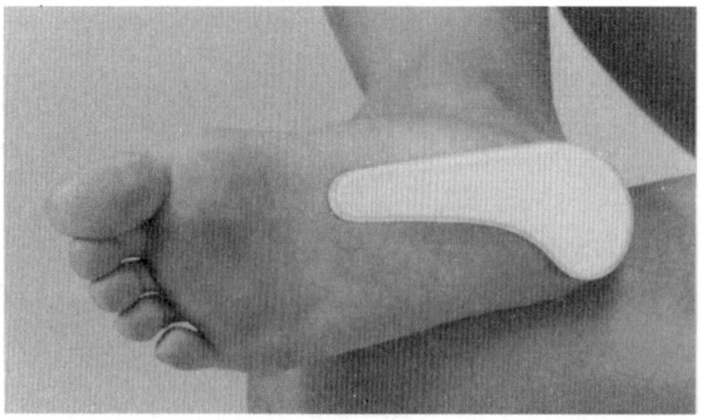

그림 18 발꿈치의 족저의 내측 1/2의 웨지(wedge)

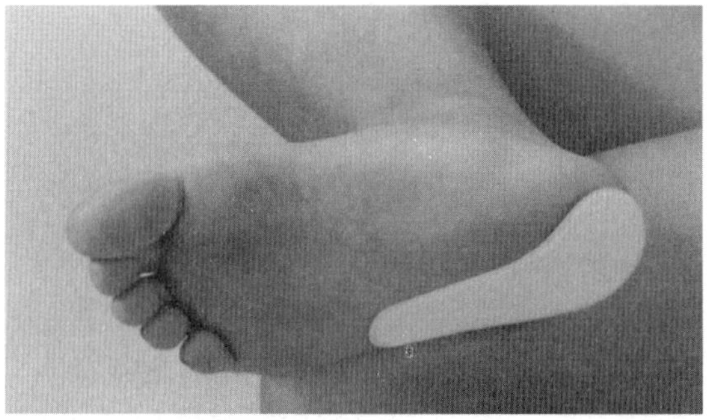

그림 19 발꿈치의 족저의 외측 1/2의 웨지(wedge)

c. 슬관절의 이상

슬개골 주위의 통증을 일으키기 쉽다.

1) X형 다리(외번슬): 기립자세에서 앞으로부터 보면 X자 모양.
➡ 발바닥의 내측면 1/2의 전체에 웨지를 넣는다.

2) O형 다리(내번슬): 기립자세에서 앞으로부터 보면 O자 형.
➡ 발바닥의 외측면 1/2의 전체에 웨지를 넣는다.
(그림 18).

족저 삽판, 웨지는 휄트, 가죽, 플라스틱 등을 발의 형태에 맞춰서 만들어 사용한다. 웨지는 쐐기를 말하며 단면을 쐐기모양으로 하여 발바닥에 넣는다. 상기한 것과 반대의 방향으로 넣는 편이 기분 좋다고 호소하는 사람도 있으며 여러 가지 형태나 높이로 바꿔서 환자에게 가장 적합한 것을 만들면 된다. 재질에 대해서는 스포츠 슈즈 판매점포 등에서 신발의 부품으로서 반제품이 판매되고 있으므로 그것을 사용하면 된다.

11 기타의 서포터

신체의 각 부분용의 서포터가 판매되고 있으나 가벼운 압박효과와 보온작용이 주된 것이고 지지력은 거의 없다. 단순히 무턱대고 사용하고 있는 것보다 가동범위나 가동방향을 확실하게 조절할 수 있는 테이핑이 효과적일 것이다.

12 열가소성 플라스틱

뜨거운 물이나 열로 부드러워지는 열가소성 플라스틱의 판이 있으며 이것을 환부의 크기로 잘라서 열을 가하여 부드럽게 하여 성형해서 사용한다. 손가락 등의 소(작은)관절의 염좌나 골절 때의 스프린트로서 사용하거나 또는 테이핑과 조합하여 사용하면 효과적이다(그림 20).

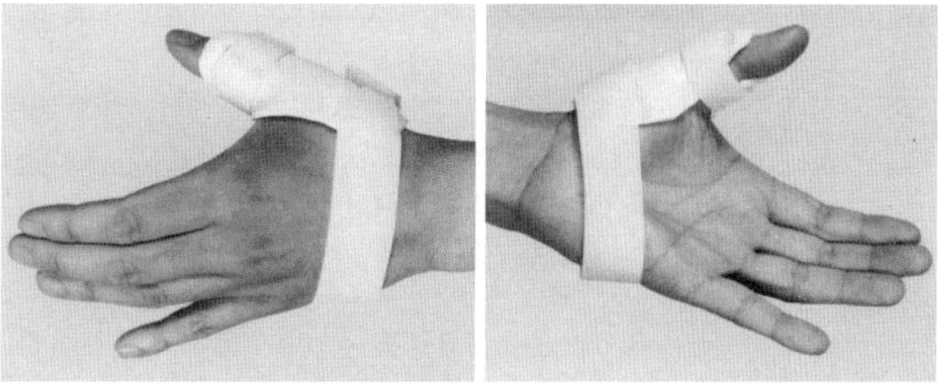

그림 20 열가소성 플라스틱을 사용한 무지 염좌(골키퍼의 무지 등)의 스프린트(splint)

B ▮ 장구사용의 일반적 주의사항

① 전문의의 지시에 따를 것: 장구나 서포터는 어디까지나 치료수단이므로 의사의 지시에 따라 사용하지 않으면 위험하다.

② 장기간 사용하지 않는다: 치료수단이고 회복을 돕는 하나의 수단이다. 따라서 무턱대고 사용하지 않고 손상의 치유 진행에 맞춰서 사용한다.

③ 근육에 의한 안정화를 도모한다: 예컨대 체간의 코르셋 대신에 복근 배근을, 슬관절용 장구 대신에 무릎 주위근군을, 족관절의 장구 대신에 하퇴의 근군을 강화하여 자기자신의 근력에 의한 안정화를 지향한다.

④ 압박에 의한 장애에 주의할 것: 장구에 의해서 신경, 혈관이 압박되면 마비가 오거나 "부종"이 생긴다. 하루 중에서도 필요 최소한으로 사용한다.

부록 ▮ 슈즈(신발)

스포츠 훈련을 할 때는 물론 특히 하지의 손상이 있는 경우에 그 재활치료로서 훈련을 할 때는 슈즈의 선택은 매우 중요하다.

다음과 같은 사항에 주의하여 선택하면 된다.

1) 충격 흡수능력이 좋을 것: 신발 바닥(sole)(그림 21-b)이 적절한 두께와 탄력성을 가지며 달릴 때의 충격을 흡수하는 것이 좋다. 조깅용으로는 조깅용의 신발이 좋다(그림 21-a). 경주용 신발은 가볍게 하기 위하여 바닥이 얇기

때문에 훈련에는 적합하지 않다. 또한 신발 바닥이 너무 두꺼우면 하이 힐 모양이 되어 염좌되기 쉽다(그림 21-c).

2) **발꿈치의 억제가 확고하다**: 발꿈치가 착지할 때마다 흔들흔들하면 족관절이나 아킬레스건을 손상시키기 쉽다. 뒤축의 부분을 손가락으로 눌러보아서 튼튼한 것을 선정한다(그림 21-d). 그리고 뒤축을 찌그러뜨려서 사용하는 것은 신발을 망가뜨리고 있는 것 같은 것이다(그림 21-e). 바닥이 닳거나 변형되면 새로 사서 바꾼다.

3) **전족부가 부드럽다**: 걷거나 달릴 때의 박차는 것(kick)은 발가락의 MP 관절의 운동에 의한 것이기 때문에 그 부분이 무리 없이 굽어서 자연히 되돌아오는 신발이 좋다(그림 22).

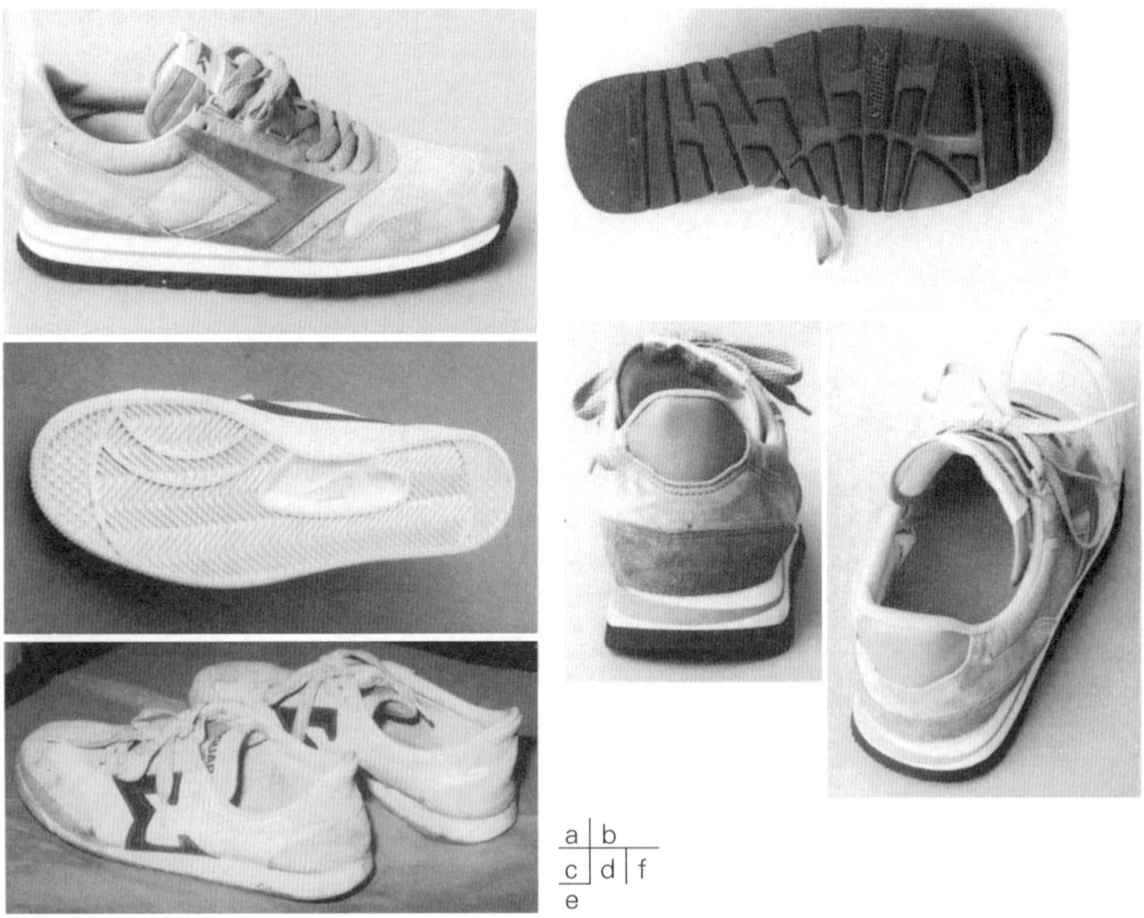

그림 21 훈련용 슈즈

a: 조깅용 슈즈
b: 신발 바닥의 형상(조깅용)
c: 농구용 슈즈의 바닥
d: 지깅용 슈즈, 뒤꿈치의 억제
e: 신발 바닥이 얇고 뒤축을 찌그러뜨려 사용한 것.
f: 신발 안창의 형상

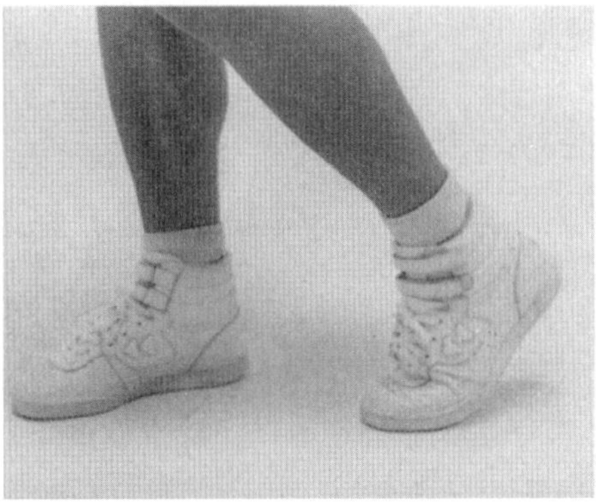

그림 22 전족부가 부드러운 슈즈

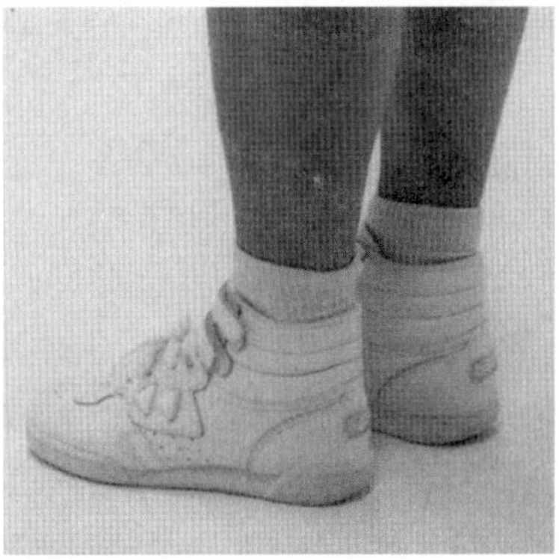

그림 23 발목부분이 긴 에어로빅스 댄스용 슈즈

4) 안창이 튼튼하다: 신발의 안창(insole)(그림 21-f)도 중요하며 자기의 발의 형태에 딱 맞고 적당히 부드러운 것이 좋다. 편평족이나 반대로 발등이 높은 사람은 안창의 두께나 형태를 바꿔서 조절한다. 스포츠 용품점에서 팔고 있으므로 이용하면 좋다. 휄트를 잘라서 안에 붙여서 사용하는 것도 좋다. 온수로 데워서 부드럽게 하여 신발 안에 넣고 발을 넣어 냉각시켜서 발의 형태에 맞추는 특수한 안창도 있고 스키 슈즈나 조깅 슈즈에서 이용한다.

5) 염좌의 후유증에는 발목부분이 긴 것을 선정한다: 발목부분이 긴 신발은 염좌 후의 서포터의 역할도 수행한다. 이 경우에는 족부와 족수(발목)부를 끈을 나눠서 묶으면 고정성이 좋다(그림 23).

6) 종목별의 슈즈를 사용한다: 조깅용 슈즈는 전 · 후의 운동에는 튼튼하도록 만들었으나 좌 · 우의 운동에는 약하다. 종합 훈련용으로서는 훈련용 슈즈를, 실내에서 사용할 때는 마루용 등 종목별 신발을 사용한다.

7) 신발창의 형상과 스포츠를 하는 마루 면과의 관계: 농구용 슈즈는 체육관의 나무 마루에서 급정지할 때에 흔들흔들하지 않도록 신발 바닥의 형상이 흡반(빨판) 모양을 하고 있다.이것은 농구경기에서의 "피보트의 반칙"을 범하지 않도록 고안된 것이다. 그러나 슈즈 전체의 바닥 면이 딱딱하고 튼튼하기 때문에 그라운드 등에서의 조깅에는 적합하지 않다. 이와 같이 스포츠 슈즈는 각각의 종목과 마루 면의 상황에 맞춰서 만들어져 있기 때문에 무릎이나 발의 손상을 방지하기 위해서도 종목에 적합한 슈즈를 선택하는 것이 중요하다.

11 아슬레틱 마사지 (athletic massage)

피곤하거나 근육이 뻐근할 때 무의식중에 기지개를 펴거나 굳은 부분을 손으로 문지르거나 또는 누르거나 하는 일이 있다. 이 기지개는 자연스런 스트레칭이며 손으로 문지르는 것은 자연스런 마사지 바로 그것이다(쿠리야마 세쓰로 외: 「아슬레틱 마사지의 실제」南江堂,1993 참조).

A ▮ 아슬레틱 마사지의 목적

마사지는 피부의 위로부터 손, 발 또는 기구를 사용하여 「쓰다듬고, 문지르고, 누르는」 것이지만 그 목적은 여러 가지가 있다.

① 피부 근육의 혈류 개선: 근의 주행이나 혈관(특히 정맥)의 주행을 따라 말초로부터 중추를 향하여 시행함으로써 혈액이나 림프의 흐름을 촉진한다.
② 노폐물을 밀어낸다: 혈류를 촉진함으로써 근에 축적된 노폐물(젖산 등의 피로물질)을 적극적으로 밀어낸다.
③ 근육이나 피부의 신진대사를 높인다.
④ 근육을 부드럽게 한다: 손상 후 또는 운동 후에 딱딱하게 긴장한 근육이나 그 밖의 조직을 부드럽게 한다.
⑤ 근육의 운동능력을 높인다: 근육의 혈류, 피로, 긴장을 개선함으로써 근육의 수축능력, 신장능력을 높인다.
⑥ 신경 - 근육의 작용을 원활하게 한다: 피부나 근육을 자극함으로써 근육의 피자극성을 높여 신경 - 근육의 작용을 원활하게 한다(흥분작용).
⑦ 심리적인 쾌적감, 이완된 느낌을 준다(진정작용).
⑧ 반사작용: 중국의 침구 치료의 사고방법으로는 피부를 자극함으로써 같은 감각신경이 분포되어 있는 내장을 자극하여 기능을 높인다 한다.
⑨ 유도작용: 침구 치료의 사고방법으로 통증이 있는 부분을 직접 자극하지

않고 그 곳에 연결되어 있는 "경혈"을 자극함으로써 통증을 완화한다.

이와 같이 마사지는 국소의 운동능력의 개선뿐만 아니라 전신의 조정작용(conditioning)도 있으며 손상의 치료, 손상의 예방, 스포츠능력의 향상에 도움이 된다.

B ▮ 아슬레틱 마사지의 방법

1 문지르기〔경찰법(輕擦法)〕

환부에 손을 착 대고 5~6 Kg의(가벼운) 압력을 가하면서 말초(손과 발의 끝 쪽)로부터 중추측(심장에 가까운 쪽)을 향해서 혈류를 따라 문지른다. 혈행 개선, 이완에 좋다(그림 1).

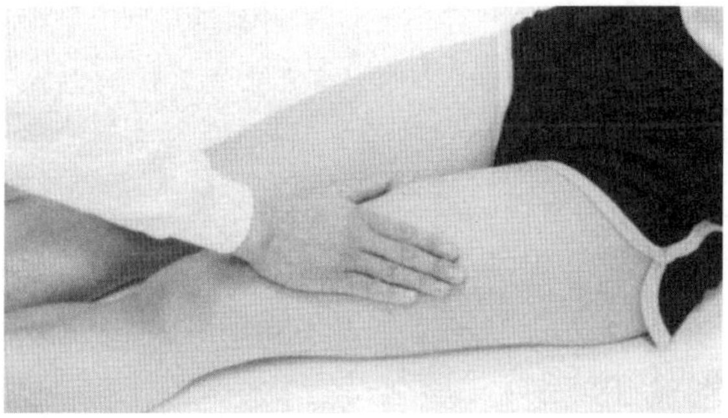

그림 1 문지르기(경찰법)

2 강하게 문지르기〔강찰법(强擦法)〕

무지나 중지의 손가락 끝으로 환부를 압박하여 원을 그리는 것처럼 하여 "강하게 문지른다". 외상 후 관절이 굳어졌을 때에 주위의 연부조직(근, 건, 관절낭 등)을 부드럽게 한다(그림 2).

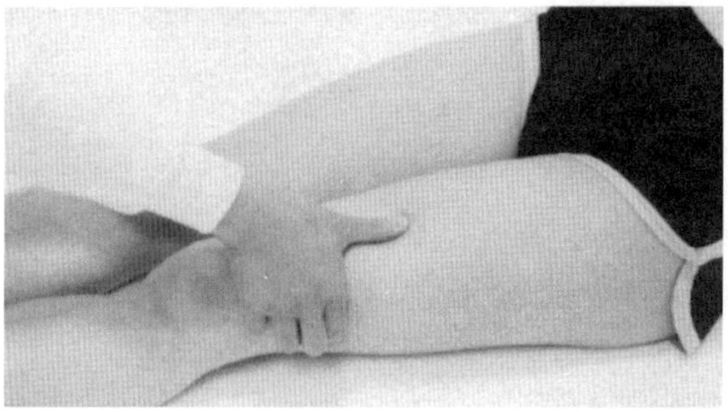

그림 2 강하게 문지르기(강찰법)

3 주무르기〔윤활법(捏法)〕

손으로 환부를 꽉 누른 다음 목적으로 하는 근육을 가볍게 잡아 근육 속의 혈액을 짜내는 것처럼 "주무른다". 근육의 주행에 맞춰서 주무른다. 근의 혈행 개선, 유연성 개선에 좋다(그림 3).

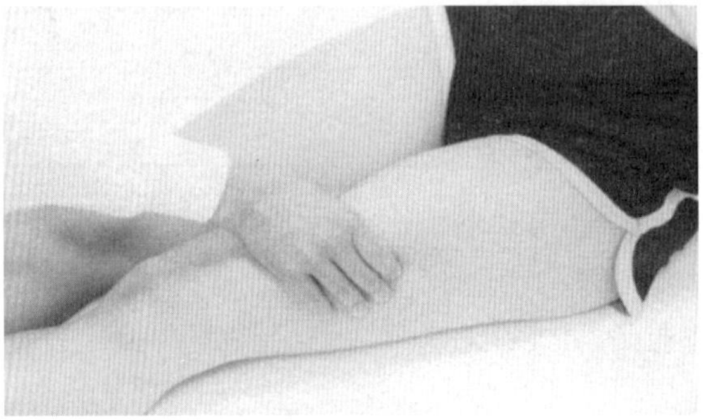

그림 3 주무르기(유날법)

4 두드리기〔고타법(叩打法)〕

환부를 가볍게 율동적으로 "두드린다". 환부를 이완시킨 다음 시행하며 근육의 크기나 긴장도에 따라 두드리는 힘이나 횟수를 조절한다. 근에 율동적인 자극을 가하여 신경 - 근의 작용을 원활하게 하지만 너무 강하면 근이 반대로 긴장하기 때문에 주의한다(그림 4).

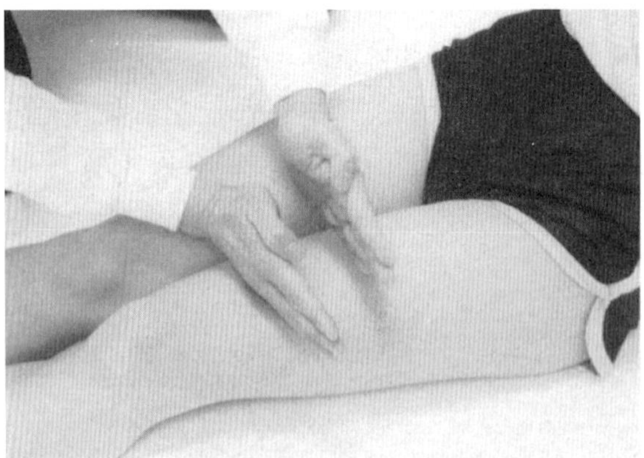

그림 4 두드리기(고타법)

5 흔들기〔진동법(振動法)〕

이완시킨 다음 수족의 손가락 또는 발가락을 잡고 당기면서 미세한 진동을 가한다. 근육에 자극을 주어서 신경 - 근의 작용을 원활하게 한다(그림 5).

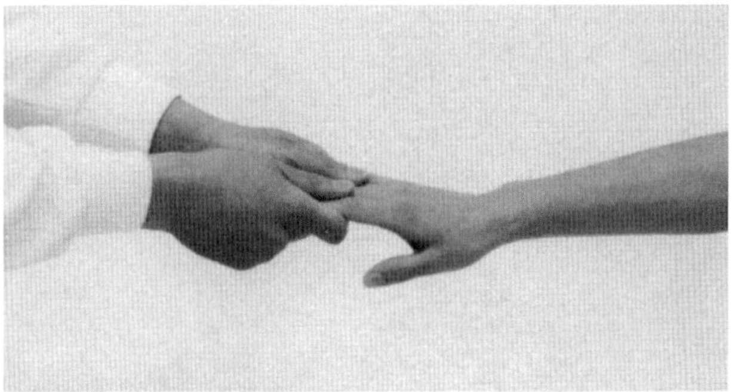

그림 5 흔들기(진동법)

6 누르기〔압박법〕

손으로 환부를 단속적(수 초 간격) 또는 지속적(3~5초)으로 압박하여 근이나 신경의 긴장을 약화시킨다. 한군데를 지나치게 강하게 누르면 통증을 느끼므로 주의한다.

C ■ 선수에 대한 마사지

경기 전에 마사지를 할 때는 그 운동에서 잘 사용하는 근육이나 관절, 이전에 손상된 부분 등을 중심으로 단시간에 가볍게 마사지하여 워밍업의 보조로 한다. "문지르다", "주무르다", "흔든다"를 사용한다. 전신 마사지는 시합 전의 심리적 긴장을 제거시켜버리기 때문에 권장할 수 없다.

경기 중의 휴식시간에 시행하는 경우는 특히 피로나 긴장이 심한 부분 또는 이전에 손상을 받은 분을 가볍게 단시간에 가능하면 자기자신이 한다. 가볍게 "문지르기", "주무르기"를 한다.

경기 후는 통증이나 피로가 심한 부분을 중심으로 전신을 천천히 마사지하면 피로회복에 좋다.

어느 것이든 통증을 느끼지 않는 범위에서 시행하고 또한 몇 가지 방법을 조합하면 좋다.

D ■ 스트레칭과 마사지의 조합

환부의 마사지와 수동적 스트레칭을 조합시키면 효과적이고 운동 후의 긴장이나 손상 후의 구축을 완화시킨다.

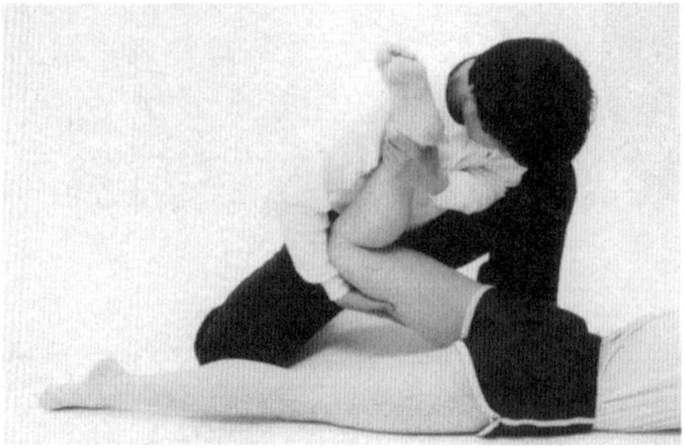

그림 6 스트레칭을 하면서 하는 마사지

방법은 우선 충분히 이완시킨 다음 몇 분간 가볍게 마사지를 하고 환지를 들어올려 수동적으로 스트레칭을 시켜서 긴장을 느낀 부분에서 멈추고 긴장이 가장 심한 부분을 가볍게 마사지하면서 30~60초간 스트레칭을 한다.

아프지 않은 범위에서 조금씩 시행하고 무리하게 단숨에 교정하려 하지 않는다. 또한 환지를 시술자의 팔꿈치, 어깨 등 몸의 일부로 견고하게 고정해서 시행한다. 관절의 가동방향 전체에 몇 회씩 시행한다(그림 6).

E ▮ 마사지 시행시의 주의사항

① 너무 세게 하면 흥분작용 때문에 이완되지 않으므로 시합 후에는 적합하지 않다.
② 반대로 약한 마사지를 장시간 하면 진정작용 때문에 이완하여 버리기 때문에 시합 전에는 적합하지 않다.
③ 마사지의 쾌적감을 얻을 수 있는 강도는 개인차가 있기 때문에 힘을 가하는 방법에 주의한다.
④ 특히 여성, 중 고령자, 체력이 약한 사람에게는 너무 강하게 하지 않는다.
⑤ 손상부위에 대한 마사지는 주의를 한다.
⑥ 염증을 일으키고 있는 부분, 상처가 있는 부분에는 시행하지 않는다(종창이나 출혈을 증가시키기 때문이다).
⑦ 통증을 느낄 정도면 너무 강한 것이며 쾌적감을 얻을 수 있는 세기로 시행한다.
⑧ 시술자는 항상 환자에게 안마의 세기의 정도를 물으면서 가감한다.
⑨ 한 가지만이 아니라 몇 가지를 조합하여 시행한다.

스포츠
재활운동의 실제

II

스포츠 훈련

1 스포츠 훈련의 원리

운동적 재활치료(athletic rehabilitation)에서는 의학적인 재활치료(medical rehabilitation) 특히 물리치료의 지식뿐만 아니라 실천적인 스포츠 훈련의 지식도 필요하며 안전하고 효과적인 훈련을 쌓아 올림으로써 스포츠 종목으로의 복귀가 가능해진다. 여기서는 스포츠 훈련의 과학적인 기초에 대해서 해설한다.

A ▮ 훈련의 정의

스포츠 훈련(또는 단련)이란 「운동자극(무언가의 운동부하)에 대한 생체의 적응반응을 이용하여 의지력을 포함한 인간의 스포츠 능력(체력)을 강화 발달시키는 과정이다」라고 정의할 수 있다. 재활치료의 치료적 운동도 기본적으로는 같은 원리이다.

스포츠 훈련의 목표로서는 다음과 같은 것을 들 수 있다.

① 건강하고 충실한 신체의 균형 잡힌 전면적인 발달
② 스포츠 종목별 능력의 개발과 완성
③ 스포츠 종목별 기술의 습득
④ 의지력, 매너 등 기본적인 스포츠 정신력의 향상
⑤ 스포츠 종목별의 작전 전술의 습득

B ▮ 경기력

스포츠 훈련의 목표는 종합적인 경기력을 높이는 데에 있다. 일반적으로 경기력은 「체력, 기술력, 정신력」을 합친 것으로 표현된다.

경기력＝체력×기술력×정신력

체력은 크게 세 가지 인자, 「힘 • 속도 • 시간」으로 나뉜다(그림 1). 현실의 스포츠의 장면에서는 「근력 • 스피드 • 지구력」의 요소가 되며 각 종목마다 이 인자가 차지하는 비율이 다르다. 예컨대 마라톤에서는 지구력이, 중량 거상에서는 근력이, 탁구에서는 스피드의 인자가 많이 차지하는 스포츠이다. 마라톤에 강해지기 위해서는 지구력의 인자를 강화하는 것처럼 그 종목의 체력 인자를 높일 필요가 있다(전문적 훈련). 또한 건강을 위해서 스포츠를 즐기는 것이라면 이들을 어느 수준까지 전면적으로 높일 필요가 있다(전면적 훈련).

이상을 기초적인 체력의 훈련(또는 단련)이라 부르고 각 종목별의 기능이나 기술의 훈련은 "연습(exercise)"이라 불러서 구별하고 있다(그림 2).

우리 나라의 스포츠계에서는 기능훈련을 중요시하는 경향이 있으나 최근의 고도의 기술은 그 기반에 견고한 체력이 없으면 습득할 수 없기 때문에 우선 체력을 향상시키도록 유념해야 한다.

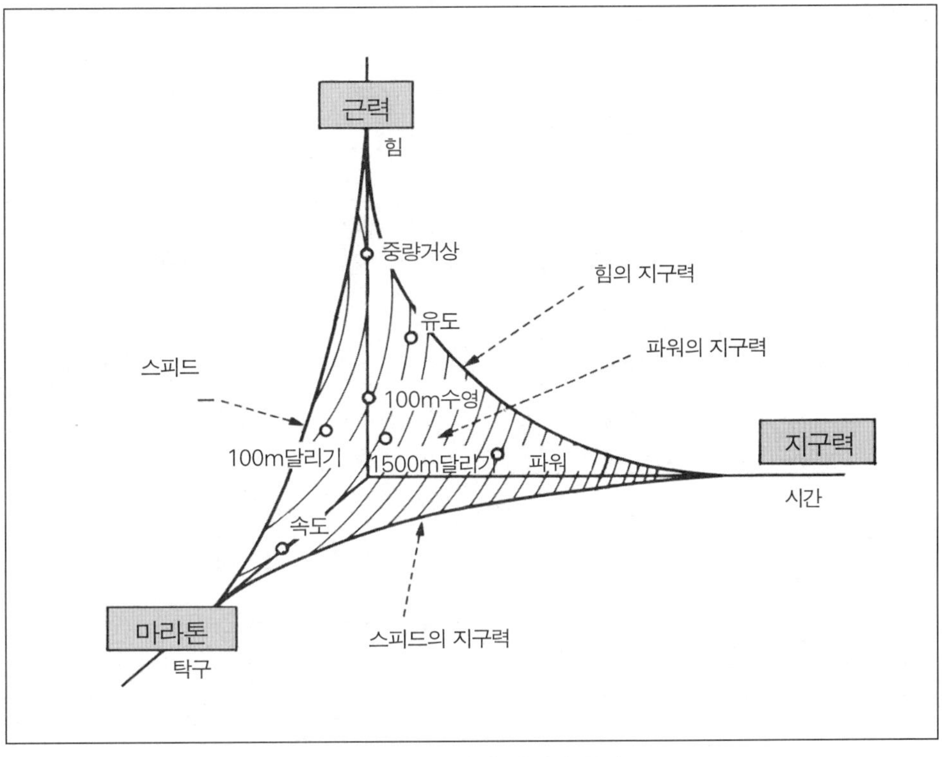

그림 1 체력의 3차원 전개도면상의 각종 경기의 체력의 특성
(猪飼道夫：近代トレーニング, 大修館書店, 1965에서 인용)

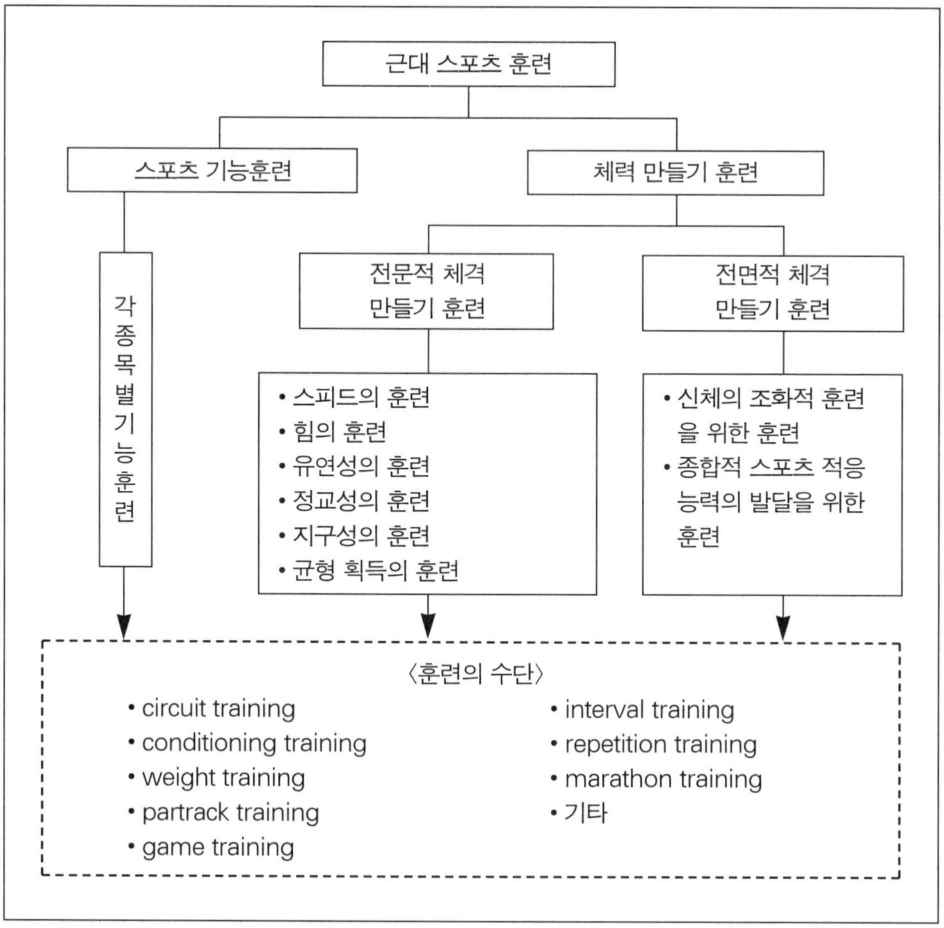

그림 2 근대 스포츠 훈련의 구조도
(猪飼道夫：近代トレーニング, 大修館書店, 1965에서 인용)

체력훈련은 스포츠 손상의 예방적 측면에서도 중요하다. 그 이유는 스포츠 손상의 대부분이 "과사용" 즉 자기의 능력(체력)을 초과해서 운동하였기 때문에 일어나므로 미리 체력 특히 종합적인 운동능력을 높여두는 것이 손상 예방이 되기 때문이다.

C ▮ 체력의 정의

체력은 넓은 의미로는 「인간답게 살 수 있는 능력」이라 정의할 수 있다.

체력을 그 요소로부터 분류하면 신체적 요소와 정신적 요소로 나누고 거듭 각각을 적극적 요소(행동 체력)와 수동적 요소(방위 체력)로 나누며 또다시 형태와 기능 면으로 분류할 수 있다(그림 3).

좋은 훈련이란 이들의 요소를 종합적으로 균형 있게 높이는 것인데 체력검사 등에 의해서 자신의 열악한 체력요소를 확인하여 그것을 강화하도록 명심할 필요가 있다.

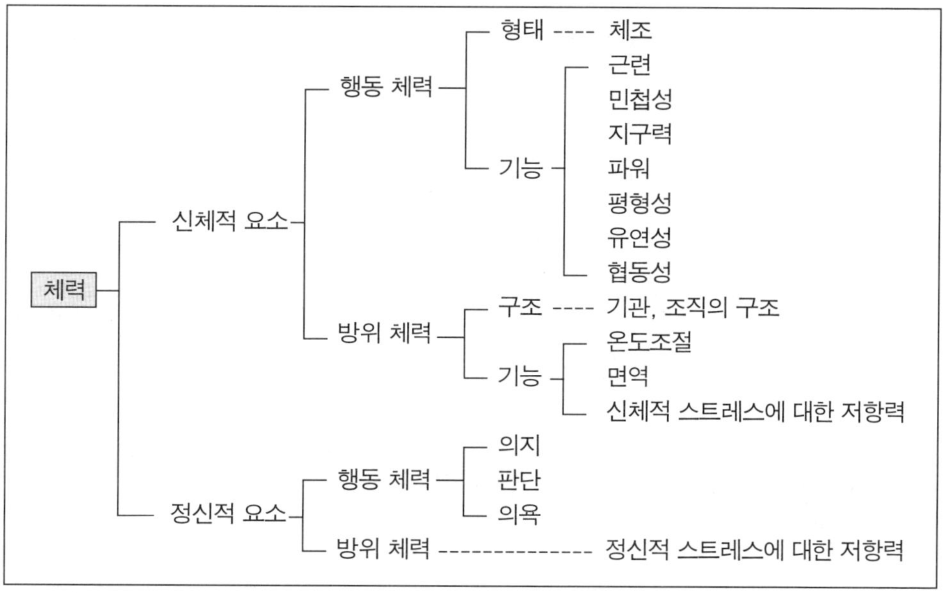

그림 3 체력의 개념
(Ikai M : Res J Physi. Edu. 6, 1962에서 인용)

D ▮ 훈련의 6원칙

훈련에는 다음의 6개의 원칙이 있으며 이것을 지키지 않으면 효과가 올라가지 않을 뿐만 아니라 각종의 스포츠 손상을 일으키므로 주의해야 한다.

1) **전면성의 원칙**: 훈련은 그 스포츠맨의 "인간으로서의 능력"의 전면적인 발달을 지향하는 것으로서 각 체력요소, 도덕성, 의지력, 건강, 교양 등 모두를 균형 있게 높이도록 명심한다.

2) **의식성의 원칙**: 훈련의 내용, 기술, 목적, 효과를 충분히 이해하면서 시행할 것. 즉 훈련 내용을 이해하여 하나 하나의 동작을 바르게 시행할 것.

3) **계속성의 원칙(반복성)**: 장기간에 걸쳐 훈련을 계속하는 것이 효과가 올라간다. 단시간에 집중하여 시행해서 얻어진 체력은 훈련을 중지하면 급속히 저하한다. 따라서 단시간씩이라도 평생을 통하여 매일 훈련을 하는 습관과 프로그램을 작성한다.

4) 개별성의 원칙: 스포츠맨 한사람 한사람의 체력 특성에 따라 훈련 내용을 구성하지 않으면 효과가 없다. 클럽 회원 전원이 엎드려 팔굽혀펴기를 50회 시행해도 그것을 수월하게 할 수 있는 사람에게는 효과가 없고 힘들어하는 사람에게는 너무 강한 운동이다. 또한「구호를 외치며 전원이 하는 조깅」도 무의미하다. 약의 처방이 사람마다 다른 것과 마찬가지다.

5) 점진성의 원칙: 서서히 운동부하를 올려가지 않으면 효과가 없다. 쉬운 운동부터 어려운 운동으로 진행시킨다, 스피드를 서서히 높인다, 중량을 조금씩 올린다, 달리는 거리를 조금씩 연장한다 등 무리 없이 증가시켜간다. 너무 지나치게 증가시켜 통증을 느낀다면 약간 줄였다가 다시 증가시킨다.

6) 과부하(overload)의 원칙: 자기가 평소 내고 있는 체력 이상의 힘을 내지 않으면 할 수 없는 것 같은 강도의 운동을 할 것. 즉 현재 자기가 간단히 할 수 있는 것보다 약간 강한(많은) 운동을 한다. 예컨대 10 Kg의 중량을 간단히 거상할 수 있는 경우에는 10 Kg 이상의 부하를 걸지 않으면 효과가 없다.

E ▮ 훈련 실시상의 주의사항

① 훈련을 실시하기 전에 먼저 의사로부터 건강진단을 받고 훈련 중에도 정기적으로 건강진단을 받는다(medical check). 특히 중 · 고령자에서는 운동부하 검사를 하고 심장에 대한 부담(심전도, 혈압)을 수시로 체크한다.
② 훈련을 시작할 때 그리고 정기적으로 체력측정을 한다. 훈련처방 작성을 위해서 또한 효과 판정에 사용하기 위해서 일반적 체력과 스포츠 종목 특유의 체력으로 나눠서 측정한다.
③ 체력측정을 기초로 하여 결점을 보완하고 장점을 살려서 훈련계획을 만든

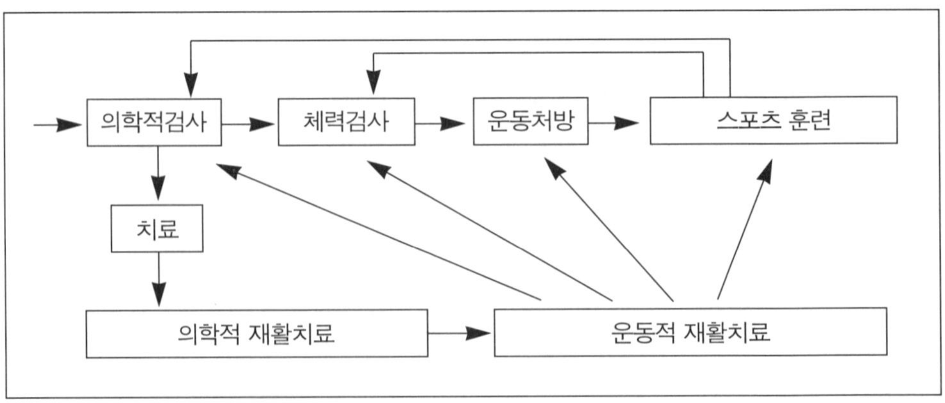

그림 4 운동처방의 사고방법

다. 계획은 단기(1 주일 단위), 중기(계절 단위), 장기(수년 단위)로 나눠 기록을 하고 발전이 늦어지면 그 원인을 고려하여 계획을 다시 수정해서 만드는 연구가 필요하다(그림 4).

④ 훈련의 전후에 워밍업과 쿨다운(cool down)을 넣고 스트레칭은 충분히 한다.

⑤ 반드시 전신 지구력을 향상시키는 운동(에어로빅 운동)을 도입하여 전신 지구력을 향상시킨다. 이 운동은 모든 스포츠의 출발점이다. 조깅, 수영, 자전거 등이 좋다.

⑥ 상기의 훈련 원칙을 지키고 무리가 없는 점진성과 개별성 그리고 과부하를 명심한다.

⑦ 하나 하나의 운동단위를 정확히 시행한다.

⑧ 긴장과 이완을 혼합하여 훈련한다. 긴장의 연속으로 훈련을 하면 피로가 빨리 온다. 무거운 중량으로 긴장하여 훈련을 한 후는 약간 이완시킨다.

⑨ 피로하면 쉰다.

⑩ 통증은 몸의 적신호이다. 통증을 느끼면 훈련은 즉각 금지한다.

⑪ 전력으로 대시(dash)하는 등 매우 짧은 시간에 전력을 다해서 시행하는 종목을 추가하여 아네어로빅(anaerobic, 무산소성) 능력을 높인다.

F ▮ 훈련방법의 분류

현재 수많은 훈련방법이 있는데 이들을 분류하여 정리해서 생각하면 알기 쉽다.

1 운동 생리학적 분류

운동생리학적으로는 운동을 위한 에너지 획득 기전으로부터 세 가지로 나뉜다.

1) 산소를 필요로 하지 않는 극히 단시간으로 끝나버리는 아네어로빅 운동
2) 산소를 필요로 하고 비교적 장시간(2분 이상) 계속되는 에어로빅 운동
3) 그 중간

2 운동 기술적 분류

운동의 기술적인 면으로부터는 세 가지로 분류된다.

1) 온갖 종목에 공통적으로 체력 전반을 향상시키는 전면적인 훈련. 거듭 다음의 셋으로 나뉜다.

a) 근육의 능력(근력, 근 지구력, 유연성, 근 수축 스피드, 파워)을 향상시키는 훈련
b) 전신 지구력을 향상시키는 훈련
c) 신경 - 근의 작용(평형성, 협동성 등)을 향상시키는 훈련

2) 각 종목별로 특유한 동작으로 시행하고 그 종목만의 강화를 지향하는 전문적 훈련
3) 이 양자를 겸한 것.

G ▌운동부하

1 전면적 부하훈련

각종의 전문적 스포츠에 관계없이 공통되는 훈련으로서 전면적인 체력 향상을 목적으로 하는 것. 대표적인 것이 웨이트 트레이닝 또는 조깅이며 육상경기도, 수영도, 구기도 동일한 웨이트 트레이닝 방법이나 조깅으로 강화한다.

2 전문적 부하훈련

각종의 전문 스포츠에 특유한 동작을 하면서 부하를 걸어가는 훈련이며 예컨대 수영선수에서는 수영하는 속도를 올린다, 육상경기선수에서는 달리는 속도를 올린다 등이다.

이전에는 훈련이라 하면 이 전문적 (부하)훈련을 고려하여 수영선수인 경우 반복해서 수영함으로써 수영하는 속도, 기술 등을 향상시켜 왔다. 그러나 최근의 스포츠과학에서는 빠른 수영을 위하여 웨이트 트레이닝에 의해서 두 팔의 힘을 향상시켜 스피드 업에 필요한 근력을 향상시키고 그 다음에 수영속도를 올리는 방식을 취한다. 이것은 수영방법을 과학적으로 분석하여 어깨의 회전, 팔꿈치의 신전 굴곡, 손목의 굴곡 등의 하나 하나의 관절의 동작과 그 동작속도의 관계를 규명함으로써 이들 하나 하나의 동작을 향상시켜서 종합적으로 수영속도를 올리도록 과학적인 훈련의 사고방식을 도입하게 되었기 때문이다.

또한 의학적인 입장에서는 같은 동작을 반복하고 있으면 "과 사용"이 되어 각양각색의 스포츠 손상을 일으키는 원인이 되기 때문에 "수영"만을 하기보다는 여러 가지 훈련을 조합하여 하는 것이 안전하다.

3 점진적 과부하의 원칙

progressive overload principle이라 불리는 "훈련의 원리"이고 현재 수월하게 할 수 있는 것보다 약간 어려운(무거운) 것을 연습함으로써 발전과 향상

이 있으며 이러한 연습을 계단 모양으로 매일 쌓아 감으로써 훈련효과로서 체력 향상을 도모할 수 있는 것을 말한다.

매일 같은 내용을 훈련하고 있으면 발전과 향상은 기대할 수 없다.

예컨대 간단한 엎드려 팔굽혀펴기를 생각해 볼 때 훈련 시작 시에는 가까스로 10회 할 수 있을 정도였다 하면 11회를 목표로 하여 시행하면 이것은 과부하이다. 그러나 매일 연습해서 11회를 간단히 할 수 있게 되면 12회로, 그리고 또 13회로 목표(부하)를 조금씩 증가시켜가지 않으면 상완의 근력은 향상되지 않는다. 또한 두 팔의 벌림을 어깨 폭보다 넓게 하거나 또 두 다리를 파트너에게 들어 올려 주도록 하는 등으로 운동방법에 변화를 줌으로써 부하량을 올릴 수 있다.

그러나 단순히 횟수를 증가시키면 된다는 것은 아니다. 「I-6. 치료적 운동」의 항에서 언급한것처럼 RM(repetition maximum)의 사고방법에서는 4~5회 가까스로 할 수 있는 것이라면 그 때의 상체의 무게는 최대 완력의 90%이고 이 횟수를 반복함으로써 근 출력 향상을 도모할 수 있다. 그러나 20회도 30회도 할 수 있는 거이라면 이 때의 상체의 무게는 최대 완력의 50% 이하이고 이러한 가벼운 부하에서의 훈련에서는 근 지구력 향상은 도모할 수 있으나 근 출력 향상은 어렵다. 따라서 이러한 단계에서는 더 무거운 것을 사용하여 상완의 힘을 향상시키는 연구를 필요로 한다.

이와 같이 자기의 체중의 일부를 이용하여 훈련하는 것은 용이하지만 훈련의 효과라는 점에서 생각하면 한계가 있고 어느 시점부터는 덤벨과 같이 무게를 바꿀 수 있는 것을 사용하는 편이 훈련효과를 확실히 기대할 수 있다.

흔히 볼 수 있는 광경이지만 클럽회원 전원이 한사람씩 1인 몇 회인가를 정하여 구령을 붙여서 엎드려 팔굽혀펴기를 하고 있는 것을 목격하는 경우가 있다. 예컨대 회원 10명이 1인 10회씩 구령을 붙여서 시행하면 합계는 100회가 되지만 도대체 무슨 효과가 있는 것일까. 근 지구력 향상을 시키는 것으로는 횟수가 많고 근 출력 향상을 지향하는 것이라면 부하를 더 무겁게 하고 횟수를 적게 하여야 한다. 결국 "팀의 연대감"을 강화하는 것을 지향하는 것에 불과하다. 이러한 것을 의학적으로 보면 같은 동작을 100회나 시행하면 관절 손상을 유발하는 원인으로도 될 수 있으므로 금지하는 것이 좋고 또한 훈련의 개별성의 원칙으로부터 생각하면 각 개인의 능력을 전혀 고려하지 않은 훈련이다. 훈련의 6원칙을 잘 이해하여 과학적인 올바른 훈련을 유념해야 하고 "근성"만으로는 승리는 얻을 수 없다.

4 부하의 결정

a. 일반적 부하훈련의 부하

일반적 부하훈련으로서 대표적인 것은 웨이트 트레이닝이며 근력, 근 지구력, 근 수축 스피드, 파워의 훈련방법으로서 가장 흔히 이용된다. 부하의 결정은 중량을 변화시켜서 최대 근력을 추정하는 방법이 비교적 간단하다.

어떤 무게를 최대한 반복하여 연속해서 들어올릴 수 있는 횟수를 측정한다. 예컨대 어떤 중량으로 최대한 5회 가능한 경우에는 그 중량을 5 RM(repetition maximum)이라 부른다.

RM과 최대 근력과의 관계는 숙련자와 초보자, 운동에 관여하는 관절의 수에 따라 반드시 일정하다고는 할 수 없으나 대표적인 것을 예거한다.

1 RM은 최대능력의 100%(추정)
3~5 RM은 최대능력의 90%
8~10 RM은 최대능력의 80%
15~20 RM은 최대능력의 60%

라 추정된다(p. 56 참조).

웨이트 트레이닝의 효과와 중량의 관계로서는 다음과 같은 것을 들 수 있다.

① 1~5 RM(100~90%)의 무게로 천천히 1~5회 반복하는 훈련에서는 최대 근 출력이 향상된다.
② 6~8 RM(85%)에서 15~20 RM(60%)의 무게로 가능한 최대한의 횟수를 반복하여 훈련하면 근 비대가 생긴다.
③ 15~20 RM(60%)의 무게로 최대한의 스피드로 10회 정도 반복하여 훈련하면 근 파워가 향상된다.
④ 20~30 RM(50%)이하에서 가급적 오래 반복하면 근 지구력이 향상된다.

또한 등척성 운동에 의한 훈련의 경우는 스프링 저울, 배근력계 등을 사용하여 정적 근 출력을 측정하여 지표로 삼는다.

등속성 운동으로 시행할 때는 그 사용하는 기계(CYBEX®, ARIEL® 등)로 측정한다. 등장성 운동으로 시행할 때는 덤벨로 RM을 측정한다.

어느 것이든 급격하게 최대 근력을 발휘하면 근 파열이나 골절이 일어나는 일이 있으므로 약간 워밍업을 한 다음 가벼운 것부터 순차적으로 시행하는 것이 안전하다.

b. 전문적 부하훈련의 부하

달리는 훈련에서는 맞바람, 오르막, 타이어를 당기는 등의 부하를 걸어서 "달리는 근력"을 향상시키고 또한 반대로 순풍(뒤에서 불어오는 바람), 내리막을 이용해서 "스피드"의 훈련을 한다.

구기에서는 무거운 공을 이용해서 근력을, 가벼운 공을 이용해서 스피드를 향상시킨다.

수영에서는 스윔 밀(흐르는 물 속을 헤엄치는 것)이나 패들(paddle) 또는 발 지느러미를 사용해서 스피드의 훈련을 하고, 양동이를 당기는 등으로 근력의 훈련을 한다.

그러나 이러한 상이한 조건으로 훈련시킴으로써 원래의 종목에서의 기술적인 문제점을 일으킬 가능성이 있다. 예컨대 가벼운 공을 던지고 있으면 경기의 자세(폼, form)가 작아진다. 순풍, 맞바람으로 달리면 폼(form)이나 스트라이드(stride)가 바뀌어버리는 등이다.

지도자는 이러한 기술적인 문제가 발생하지 않도록 주의하면서 지도해야 한다.

c. 전신 지구력 훈련의 부하

전신 지구력은 호흡 순환기계의 능력이며 그 훈련은 「에어로빅 훈련」의 항에서 상세히 언급한다(☞ p.123 참조).

일반적으로는 전신 지구력훈련의 부하량은 운동 시(또는 종료 직후)의 심박수로 결정한다.

건강한 사람의 생리적 최대 심박수는

$$220 - \text{연령}$$

으로 표시되며 이것을 안전 한계로 하여 운동하지만 일반적으로는 훈련 심박수는

$$(220 - \text{연령}) \times 80\%$$

를 목표로 하여 시행하면 안전하다. 일류 선수에서는 이 생리적 최대 심박수까지 도달하는 사람도 있다.

H ▮ 근섬유의 종류

근육은 작은 근섬유(직경 10~100 m)의 집합체인데 근섬유는 그 수축작용으로부터 두 가지로, 또한 생화학적 작용에 의해서 세 가지로 나뉜다.

수축 특성으로부터는 전기자극을 하였을 때에 늦게 수축하는 지근(ST섬유: slow twitch fiber)과 빨리 수축하는 속근(FT섬유: fast twitch fiber)으로 나뉜다. 지근은 적근이라고도 불리며 전기자극 후에 천천히 수축하고 낮은 장력이 생기지만 피로하기 어렵다. 이에 반해서 속근은 백근이라고도 불리며 전기자극 후에 신속히 수축하고 장력은 크지만 곧 피로해진다. 이러한 것은 다랑어 등의 붉은 살 물고기는 외양(먼바다)을 장시간 수영하는 것에 우수하며 도미

등의 흰 살의 물고기는 근해(가까운 바다)에서 신속히 움직이는 것에 우수하다는 것으로부터도 이해할 수 있다.

인체에서는 하나의 근 속에 이 두 종류의 근이 섞여 있고 그 비율은 부위에 따라 다르다. 선천적인지 후천적인지는 불분명하지만 스포츠 종목과 이 근섬유의 비율은 관계가 있으며 장거리 달리기가 우수한 선수에서는 지근섬유가 많고 반대로 단거리 달리기가 우수한 선수에서는 속근섬유가 많다고 한다.

또한 근의 대사 특성으로부터는 아래와 같이 세 종류로 나뉜다.

1) FG(fast-glycolytic)섬유: 속근섬유이며 해당능력이 우수하여 순발적인 장력 발휘에 적합하고 한편 산화능력은 열악하여 피로하기 쉽다.

2) FOG(fast-oxydative glycolytic)섬유: 속근섬유이며 산화능력도 해당능력도 있다.

3) SO(slow-oxidative)섬유: 지근섬유이며 산화능력이 우수하여 지구적인 운동에 적합하다.

따라서 전문 종목별의 훈련으로서는 그 전문 종목에서의 각 관절이 움직이는 스피드나 출력 등으로부터 속근계인지, 지근계인지를 구별하여 훈련 내용을 결정하는 것이 효과적이다. 특히 스키나 스케이트 등 계절성의 스포츠에서는 여름동안의 훈련이 중요하며 스키의 동작에 필요한 근력을 강화하도록 명심할 필요가 있다. 장거리 스키에서는 지구적인 달리기 등으로 지근섬유를, 점프스키에서는 10m 대시 달리기 등으로 속근섬유를 강화하면 좋다.

2 에어로빅 훈련

에어로빅 훈련이란 전신 지구력을 향상시키는 "유산소 운동"의 총칭이다. 일반적으로 "에어로빅(aerobic)한 운동(조깅 등)"을 aerobic exercise 또는 aerobic training이라 부르며 한편 "유산소 운동"은 생리학적으로는 체 내에서의 에너지 생산과정의 일종을 나타내고 반드시 동일하지는 않지만 혼동하여 사용하고 있다. 미국의 Cooper 박사의 연구에 의해서 운동을 생리학적으로 분석하여 명명되었다.

A ▮ 운동을 위한 에너지의 공급

1 근 수축의 에너지

근이 수축하려면 에너지가 필요하고 생체 내에서는 고인산 화합물인 아데노신 3인산(ATP)이 아데노신 2인산(ADP)으로 분해할 때에 생기는 에너지를 모두 이용하고 있다. 생체내의 ATP 저장량은 적기 때문에 분해 후 즉각 재 합성된다.

2 ATP 재 합성과정

a. 무산소성 기전(1): 비젖산성 기전(alactic metabolism)

분해된 ADP는 재 합성되어 ATP가 되어서 다음의 분해를 기다리는데 이 재 합성을 위한 에너지는 크레아틴 인산(CP)이 크레아틴(C)과 인산(P)으로 분해할 때에 생기는 에너지를 이용하고 있다(그림 1).

이상의 ATP와 CP의 분해는 산소가 없는 상태에서 일어나므로 "무산소적(아네어로빅: anaerobic)반응"이라 부르고 또한 이 때는 젖산이 발생하지 않으므로 "비젖산성 기전"이라 부른다.

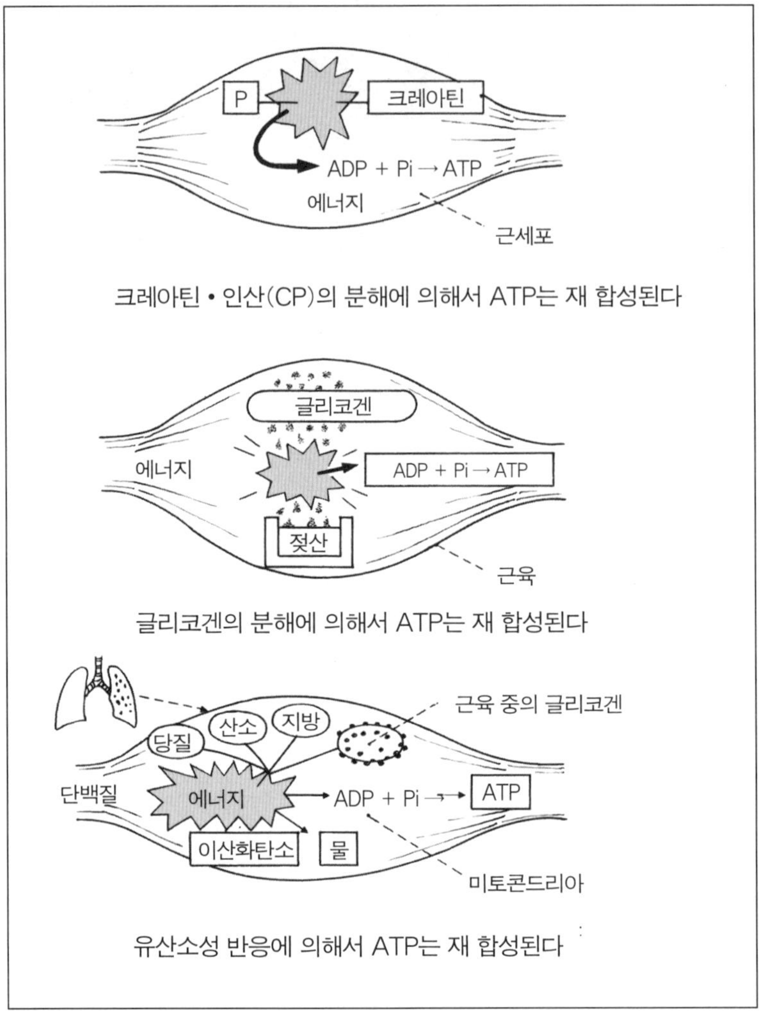

크레아틴 • 인산(CP)의 분해에 의해서 ATP는 재 합성된다

글리코겐의 분해에 의해서 ATP는 재 합성된다

유산소성 반응에 의해서 ATP는 재 합성된다

그림 1 3개의 에너지 기전
(フォックス EL: 선수와 코치를 위한 스포츠 생리학, 大修館, 1982에서)

그런데 인체 속의 ATP와 CP의 양에는 한도가 있어 약 7.7초의 연속운동으로 소비돼버린다.

b. 무산소성 기전(2): 젖산성 기전(lactic metabolism)

여기서 다시 글리코겐(당분의 일종)이 분해하여 젖산이 되는 과정에서 생기는 에너지를 이용하여 ATP의 재 합성을 도모한다. 이 과정도 무산소적 반응이며 "젖산성 기전"이라 부르지만 젖산이 어느 정도이상 체내에 축적되면 억제되기 때문에 한계가 있다.

이 젖산성 기전에서 생길 수 있는 에너지의 시간은 최대 33초이다.

따라서 7.7 + 33 = 40.7초가 무산소적(anaerobic) 에너지 공급으로 지속할 수 있는 운동시간이다. 바꿔 말하면 충분히 호흡하여 산소를 섭취하지 않아도 운동을 계속할 수 있는 시간이고 육상경기에서는 전력으로 300~400m 달릴 수 있는 시간에 상당한다.

c. 유산소성 기전(aerobic metabolism)

에너지 생산 시스템 중에 산소의 공급이 있으면 양상이 바뀐다.

운동의 강도가 작고(전력 운동이 아니다) 운동 중에 산소의 공급이 충분히 있으면 글리코겐이 분해되어 피루빅산이 되고 다시 물과 이산화탄소로 완전히 분해된다. 이 반응은 "유산소적(에어로빅: aerobic) 반응"이라 부르고 에너지의 공급속도는 무산소적 반응의 1/2이하로 늦으나 젖산이 축적하지 않기 때문에 운동억제가 일어나지 않고 글리코겐의 분해는 장시간 계속되어 이것에 의하여 ATP와 CP의 분해와 재 합성이 순조롭게 이루어진다. 이 때문에 운동에너지의 공급은 두절되는 일없이 장시간 시행할 수 있다(그림 2).

인체 중의 글리코겐을 다 사용해버릴 때까지 이 반응은 계속될 수 있지만 이론적으로는 인체내의 모든 글리코겐을 사용하면 2,400 Kcal의 에너지를 생산할 수 있다. 풀 코스 마라톤에서 사용되는 에너지는 2,300 Kcal라 일컬어지고 있으며 인간이 식사를 하지 않고 휴식도 없이 운동을 계속할 수 있는 한계가 마라톤이라는 것은 에너지공급 기전의 생리학적 해설로부터도 뒷받침된다. 또한 글리코겐과 같은 당질뿐만 아니라 단백질이나 지방도 연료로서 사용되며 젖산과 같은 피로물질이 쌓이지 않기 때문에 이론적으로는 운동억제가 일어나지 않아 장시간의 운동이 가능하다. 이 지방을 이용하는 것이 건강운동이나 미용운동으로서 응용된다.

- 근 수축 에너지의 공급
  - 무산소적 과정
    - 비젖산성 기전
      - ATP분해
      - ATP-CP분해
    - 젖산성 기전
  - 유산소적 과정

B ▮ 에어로빅적인 운동

근 수축의 직접적인 에너지원은 ATP의 분해에 의하지만 ATP의 재 합성에는 궁극적으로는 충분한 산소의 공급이 필요하다. 따라서 운동을 계속하는 능력 즉 지구력은 산소를 어떻게 효율적으로 체내에 섭취할 수 있는가 하는 능력 바

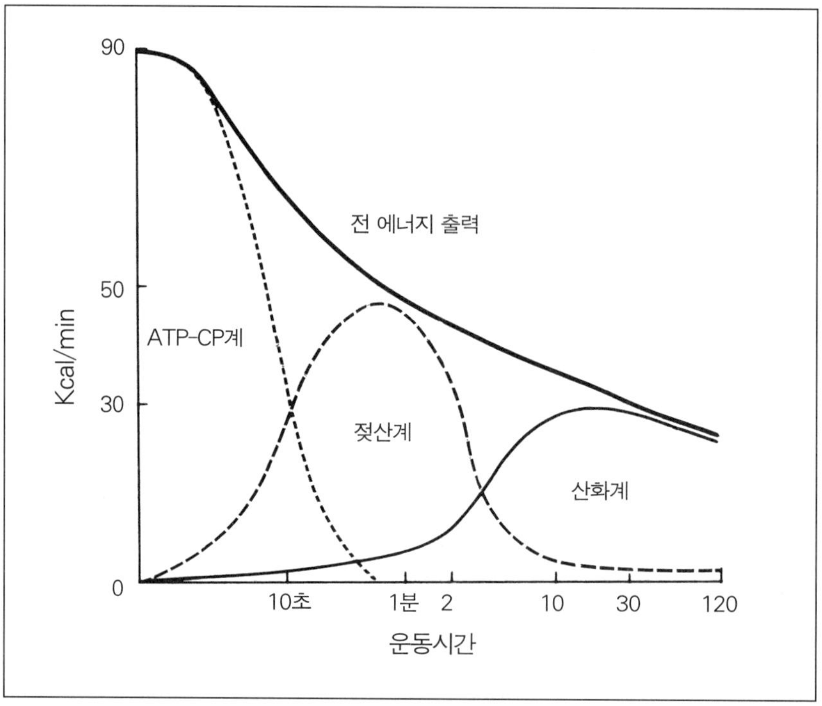

그림 2 최대운동 중의 각종 에너지의 공급 기전
(Landry F, Orban WAR eds. : 3rd International Symposium on Biochemistry of Exercise, Vol. 3, Symposia Specialists, USA, 1978에서 인용)

로 그것이다. 따라서 지구력을 향상시키려면 산소를 혈액에 섭취시켜서(폐의 호흡기능) 산소를 충분히 적혈구 안에 넣고(혈액) 필요한 곳에 필요한 만큼 운반하여(심 · 혈관의 순환기능) 이용하는 기능(근세포)을 향상시킬 필요가 있다.

운동생리학적으로는 4초 이내에 끝나는 종목(중량 거상, 골프의 스윙 등)에서는 ATP의 에너지로, 10초 전후의 종목(100m 달리기 등)에서는 ATP-CP의 에너지로, 60초 전후의 종목(200~400m 달리기 등)에서는 ATP-CP와 젖산의 에너지로 활동하고 여기까지를 "무산소(아네로빅) 운동"이라 부른다. 그 이상 구체적으로는 2분(800m 달리기) 또는 3분 이상의 운동에서는 유산소적 에너지를 사용하게 되므로 이 운동을 "유산소(에어로빅) 운동"이라 부른다. 육상종목에서는 1,500m 달리기는 유산소 운동이지만 800m 달리기는 경계에 위치한다(그림 3~5).

따라서 3분 이상 연속하는 운동을 하면 유산소 능력 즉 전신 지구력이 향상되지만 운동을 시작하고 나서부터 심박수가 일정 수준에 도달하는 정상상태(steady state)가 될 때까지 2~3분을 필요로 하기 때문에 실제로는 10~12분간 이상 지속하는 것이 바람직하다 한다. 대표적인 종목은 마라톤(조깅도 포함), 자전거, 수영 등이며 운동의 강도는 강하지 않은 종목을 쉬지 않고 계속하면 좋다.

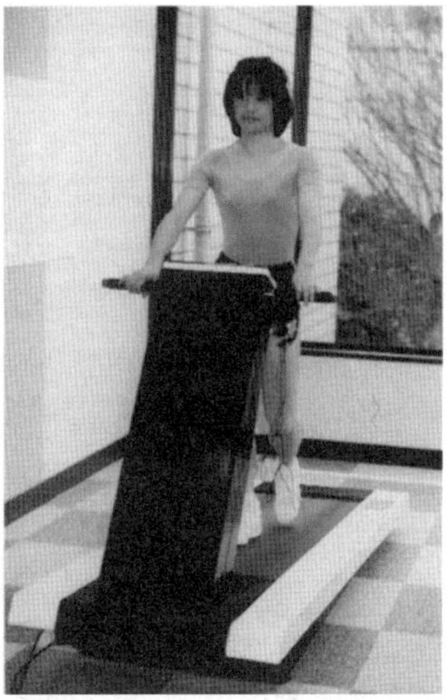

그림 3 에르고 미터를 이용한 에어로빅적인 운동

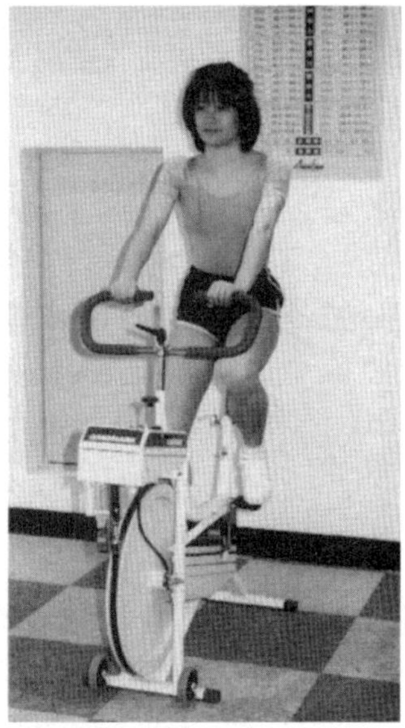

그림 4 고정식 자전거를 이용한 에어로빅 운동

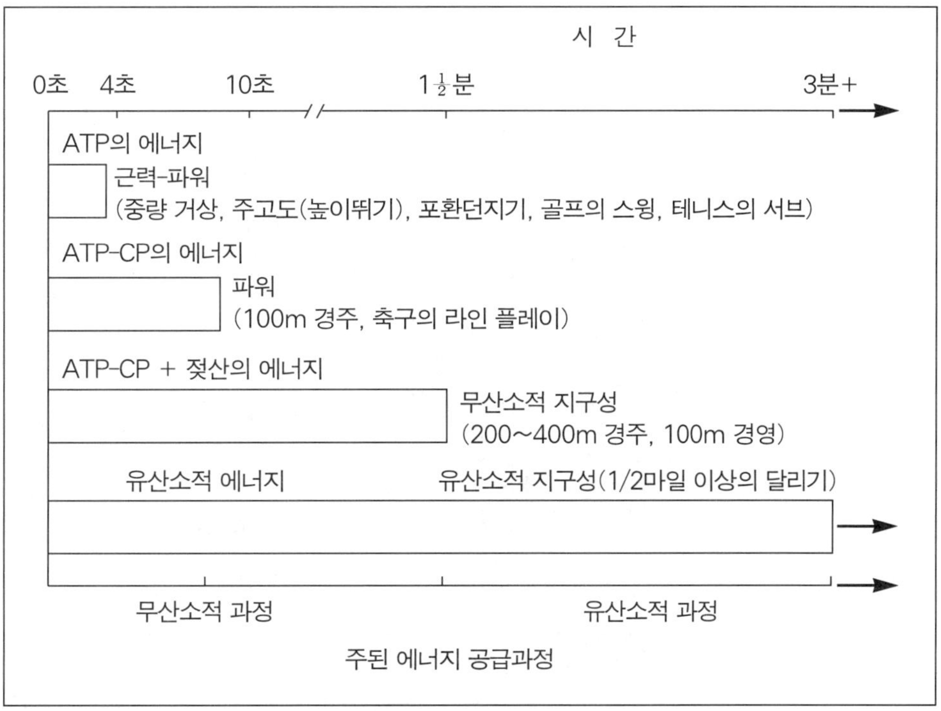

그림 5 운동시간과 사용 에너지의 종류로부터 본 운동의 분류
(McArdle WD et al: Exercise Physiology, Lea and Febiger, Philadelphia, 1981에서 인용)

C ■ 산소 섭취량과 심박수와 운동량

어떤 운동을 하였을 때에 그 운동이 얼마만큼의 운동이었는가를 알려면 운동 시에 소비한 에너지를 측정하면 된다. 이 에너지는 소비한 산소량을 측정함으로써 계산할 수 있으며 이것을 "산소 섭취량 ($\dot{V}O_2$)"이라 부른다. 거듭 운동을 격렬하게 하면 산소 섭취량의 한계에 도달하여 그 이상의 운동을 계속할 수 없게 된다. 이 최대치를 "최대 산소 섭취량($\dot{V}O_2max$)"이라 부르고 그 사람의 전신 지구력(유산소적 운동능력)의 지표가 된다. 일반적으로는 20세까지는 연령과 함께 증가하며 그 후는 연령과 함께 감소하고 훈련에 의해서 증가하고 활동을 하지 않음으로써 저하한다. 또한 여성은 남성보다 절대치로 30% 낮다 한다.

그러나 산소 섭취량은 간단하게 측정할 수 없다. 생리학적으로는「산소 섭취량과 심박출량 (심장에서 송출되는 혈액의 양)과 심박수의 사이에는 비례관계에 있다」. 그래서 운동 시의 심박수를 측정함으로써 간접적으로 그 때의 산소 섭취량 즉 그 때의 운동강도를 추정할 수 있다.

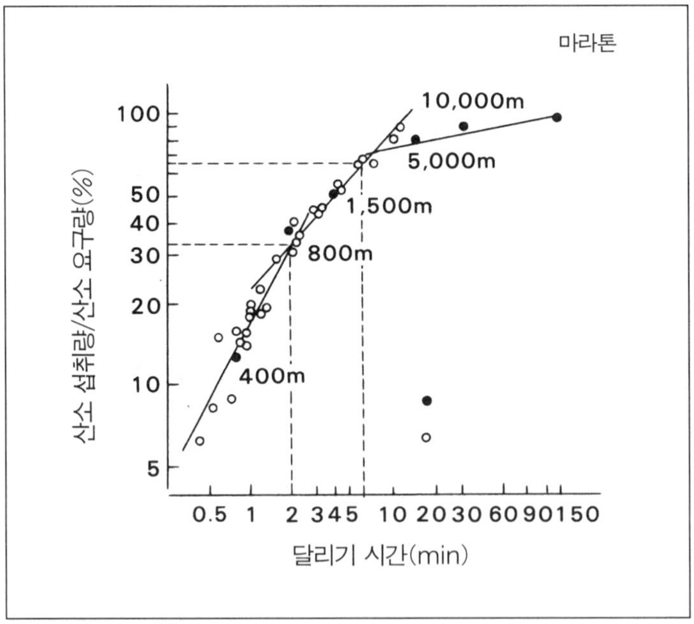

그림 6 달리기 지속시간과 산소 섭취량 점유율과의 관계
(加賀谷熙彦, 加賀谷淳子 : 運動處方, 杏林書院, 東京, 1983에서 인용)

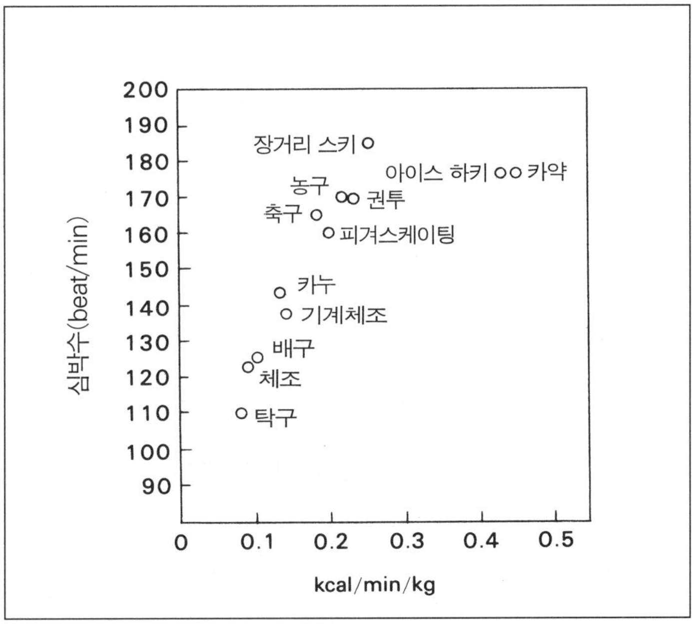

그림 7 스포츠 종목별 심박수와 에너지 소비량
(Seliger V : Int Z Angew Physiol 25 : 140, 1968에서 인용)

D ▮ 운동강도와 운동처방

훈련에서는 개인의 신체 특성(특히 심폐기능)을 고려하여 운동종목의 종류의 차이(조깅, 자전거, 수영 등)에 구애받지 말고 "호흡•순환기계에 대한 부하"로서 생각하여 운동을 처방하면 편리하다. 운동강도에는 몇 가지의 지표가 있다.

1 생리학적 운동강도

a. 산소 섭취량에 의한 운동처방

산소 섭취량은 각 개인의 지구력의 지표가 된다. 상대적 운동강도로서 어떤 운동 시의 산소 섭취량(절대적 운동강도)이 그 사람의 최대 산소 섭취량에 대한 비율로부터 그 운동강도를 나타낸다. 최대의 80%의 강도라면 "80% $\dot{V}O_2$ max"라 표시한다.

그리고 안정 시의 산소 섭취량에 대한 운동시의 산소 섭취량의 비율을

METs[*1]로서 나타낸다.

「METs×운동시간×체중 = 총 에너지 양」

으로서 간단히 계산할 수 있기 때문에 심장질환 등의 재활치료의 운동지표로서 사용되는 경우가 많다 (표 1).

표 1 생리적 운동강도의 지표

HR rest	• 안정시의 심박수 • 안정하여 누워있을 때의 심박수 • 70/분 전후
HR max	• 최고 심박수 • 그 사람의 최대운동을 하였을 때의 심박수 • 평균하여 (220 - 연령)/분
$\dot{V}O_2$ max	• 최대 산소 섭취량 • 최대운동을 하였을 때의 산소 섭취량 • 값이 큰 사람은 전신 지구력이 우수하다
$\dot{V}O_2$ 50%	• 50% 산소 섭취량 • 그 사람의 최대운동 시의 절반의 산소 섭취량 • 일상생활에서의 활동 수준

(栗山節郎, 川島敏生：スポーツ・リハビリテーション, 不昧堂, p 63, 1994에서 인용)

b. 심박수에 의한 운동 처방

운동시의 심박수는 산소 섭취량과 비례하기 때문에 심박수로 운동강도를 처방하는 것은 간편하며 에어로빅스 댄스 등에서 실천적으로 사용된다(그림 8, 9).

이 때에 생리적 최대 심박수라는 사고방법이 있으며(220 - 연령으로 표시된다) 그 연령의 사람이 안전하게 운동할 수 있는 최대의 심박수 즉 자동차의 엔진으로 말하면 "허용 최대 회전수"이다. 다만 스포츠 능력이 낮은 사람, 병후의 사람, 특히 심장(협심증 등)이나 혈관에 질환(동맥경화증 등)이 있는 사람에서는 충분히 주의하여야 하며 가슴이 답답하다, 수족이 저리다, 기분이 나쁘다, 비틀거린다 등의 증상이 있으면 즉각 운동을 중지시킨다(증상 한계법에 따른 운동처방 : Bruce법이 대표적이다). 최대 심박수는 "건전한 사람"에게만 적용된다.

용어해설

* 1 METs (metabolic equivalents) : 노작강도를 나타내는 지표이고 운동시의 에너지 소비량이 안정시의 몇 배에 상당하는가를 지표로 함으로써 운동의 강도를 판단할 수 있다. 안정시의 산소 섭취량은 3.5 ml/kg/min이며 METs는 운동시의 산소 섭취량을 안정시의 산소 섭취량 (3.5 ml/kg/min)으로 나눈 수치이다.

연령별 목표 심박 횟수

- 선수의 경우 : (220 - 연령)×(0.8~0.85)
- 일반의 경우 : (220 - 연령)×(0.7~0.8)

〔예〕 40세의 사람의 경우

- 운동 시작 당초(220 - 40)×0.7 = 126
- 익숙해지면(220 - 40)×0.75 = 135

그림 8 aerobic exercise의 운동강도
에어로빅 운동을 시작하는 경우 최초는 심박수가 1분간에 126박(10초간 측정으로 21박)의 강도부터 시작하여 익숙해져서 감각적 운동강도가 내려가면135박(10초간 측정으로 22~23박) 정도의 강도로 올려간다.

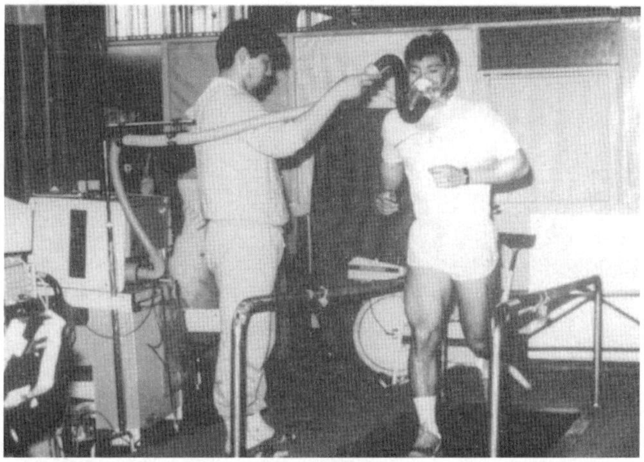

그림 9 트레드 밀(tread mill)을 사용해서 운동부하를 걸어 최대 산소 섭취량과 최대 심박수를 측정

일반인은 최대 심박수의 70~80%를, 또 경기자는 80~90%를 목표 심박수로 하여 운동을 하면 안전하게 전신 지구력을 향상시킬 수 있다(목표 심박수에 의한 운동처방). 한 번에 80%로 하는 것이 아니라 60% 정도부터 시작하면 좋다. 예컨대 20세의 건전한 사람에서는 최대 심박수는 220 -20 = 200/분이다. 따라서 우선 200×0.6 = 120/분의 운동을 처방하고 1~2주 지나서 익숙해지면 200×0.7 = 140/분의 운동을 처방하며 다시 1~2주 지나면 200×0.8 = 160/분의 운동을 처방하는 것처럼 조금씩 강도를 올려 가면 좋다(훈련

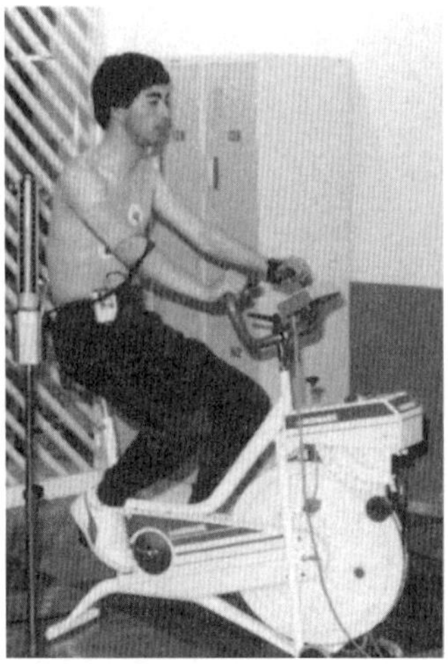

그림 10 자전거 에르고 미터를 이용한 운동부하 시험

의 점진적 과부하의 원칙).

운동강도를 강하게 한 경우는 가슴이 답답한 등의 증상이나 부정맥이 자주 일어나지 않는지 등을 조사하여 이상이 있으면 전문의에게 상의한다. 의료기관에서는 심전계를 부착한 채로 트레드 밀이나 고정식 자전거를 사용하여 이상의 발견 및 안전하고 적절한 운동처방을 하는 "운동부하 시험"을 할 수 있다(그림 10).

2 물리적 운동강도

달리기의 속도나 자전거 에르고 미터를 사용하고 있을 때의 파워 등, 어떤 운동을 하고 있을 때의 그 사람이 발휘하고 있는 단위시간당의 운동량이 물리적 운동강도이다.

3 감각적 운동강도

"운동의 힘든 정도"를 주관적인 감각으로서 수량화 한 것으로 주관적 운동강도(rating of perceived exertion : RPE)라 부른다. 스웨덴의 보르그에 따르면 "운동의 힘든 정도"를 점수화 하여 이것을 10배로 하면 그 때의 심박수에 상당한다고 한다(표 2).

표 2 RPE 스케일의 표시법

RPE 스케일	우리말	영어
20		
19	대단히 힘들다	Very very hard
18		
17	상당히 힘들다	Very hard
16		
15	힘들다	Hard
14		
13	약간 힘들다	Somewhat hard
12		
11	수월하다	Fairly light
10		
9	상당히 수월하다	Very light
8		
7	대단히 수월하다	Very very light
6		

(小野寺孝一, 宮下充正 : 전신 지구성 운동에서의 주관적 강도와 객관적 강도의 대응성, 체육학 연구 21(4) : 191-203, 1976에서 인용)

E ▮ 아네어로빅적 운동

운동의 지속시간이 2분 이내의 것은 모두 아네어로빅(anaerobic)적인 운동이라는 것은 이미 언급하였다. 에어로빅이라는 말이 너무 유명해졌기 때문에 아네어로빅적인 운동의 모습이 희박해졌는데 이 운동도 매우 중요하다.

아네어로빅적 운동에는 두 종류가 있는데 4초 이내에 끝나는 순간의 것(중량거상, 골프의 스윙 등)과 10초 전후의 것(100m 달리기 등)이다. 어느 것이나 단시간에 전력을 다 하는 종목이다.

아네어로빅적 운동의 효과로서는 다음과 같은 것이 있다.

① 근 출력의 증대.

② 근 수축속도의 증대.

③ 근력이 향상되기 때문에 관절의 안전성이 향상된다.

④ 근 수축이 크기 때문에 근의 펌프작용에 의해서 전신의 혈액순환이 좋아진다.

⑤ 근 수축이 넓은 범위에서 작동하는 종목으로 훈련하면 관절의 안정된(근력의 지지가 있는) 가동범위가 향상된다.

⑥ 젖산 저항성이 향상되고 아네어로빅적 운동에 대한 내성이 향상된다.

⑦ 근육의 속근섬유가 증대(비대)하기 때문에 아네어로빅적 운동능력이 향상된다.

이 중에서 ①과 ②가 중요하며 이들의 효과는 에어로빅적 운동에서는 좀처럼 얻을 수 없다.

스포츠 훈련으로서 균형 잡힌 체력의 향상을 추구하려면 아네어로빅적 운동에 의한 이들의 체력 요소의 향상은 필수적이다. 또한 이들은 모두 운동적 재활치료(athletic rehabilitation)의 초기 단계로서의 최대의 목표일뿐이다.

이에 반해서 에어로빅적 운동에서는 심폐기능을 축으로 하여 전신 지구력을 향상시키는 재활치료의 최종적인 목표이며 이 양쪽의 훈련을 효율적으로 조합하여 종합적인 운동능력을 향상시키는 것이 바람직하다.

에어로빅의 발견자인 Cooper박사는 처음에는 아네어로빅적 운동을 부정하고 있었으나 그 후는 그 효과를 인정하여 "super aerobics"라 하여 아네어로빅적 운동을 연속해서 시행함으로써 양쪽의 능력이 개선된다고 하고 있다. 예컨대 웨이트 트레이닝을 1 종목을 10초로 하여 차례로 종목을 바꾸면서 연속해서 시행하는 것으로 합계시간이 2~3분을 초과하도록 프로그래밍 하는 것이다. 또한 웨이트 트레이닝 설비가 적어 그만큼 많은 종목을 할 수 없을 때는 한 종목을 10초로 시행하고 다음으로 10초간 전력으로 "제자리 뛰기"나 "엎드려 팔굽혀펴기"를 하고 다음의 웨이트 종목을 시행한다는 프로그램도 좋다.

초보자는 상당히 힘든 방법이지만 에어로빅과 아네어로빅의 양쪽의 운동이 어느 정도 가능해지면 조합하여 시행해 보면 좋다.

그리고 전문적으로 무산소적인 운동능력을 향상시키려면 반복훈련(repetition training) 등을 시행하면 좋다.

F ▮ 운동을 중지하는 조건

의학적으로 보아 다음의 증상이 관찰될 때는 운동을 중지하고 병원에서 검사를 받아보는 것이 좋다. 병원에서 물리치료사가 치료를 위해서 운동을 시행할 때는 그의 책임 하에 충분히 주의해서 시행한다.

1 운동 시작 전

질문, 관찰, 진찰의 결과 다음의 증상이 있을 때는 그 날의 운동을 중지한다.

① 발열, 두통, 기타의 감기 증세가 관찰된다.

② 설사기운이 있거나 피로할 때와 숙취가 있을 때.

③ 정신적으로 매우 긴장하여 있다.

④ 안정시의 심박수가 100박/분 이상 또는 부정맥이 인지될 때
⑤ 뼈나 관절을 움직이면 통증이 있거나 가동범위가 제한되어 있다.
⑥ 혈압이 평소보다 높다(수축기 혈압 160 mmHg 이상, 확장기 혈압 95 mmHg 이상).
⑦ 안정시 심전도에서 이상이 관찰된다.

2 운동 중

운동 중에 다음의 증상이 관찰될 때는 운동을 즉각 중지하여 휴식시키고 그 후도 원상으로 회복되지 않으면 조속히 의사의 처치를 요청한다. 탈수, 심부전, 뇌 순환부전 등의 직전의 증상이다.

① 현기증 또는 실신에 가까운 상태.
② 흉부통이 일어나고 그것이 차츰 심해진다.
③ 구역질을 하거나 구토하였다.
④ 심한 호흡곤란이 있다.
⑤ 몹시 피로해 있다.
⑥ 보행 실조가 관찰된다(비틀거린다).
⑦ 의식이 분명치 않다. 또는 혼란상태에 있다.
⑧ 얼굴이 창백해지거나 식은땀을 흘린다.
⑨ 발한이 정지되고 피부가 건조해 있다.

3 모니터 감시 하의 치료적 운동

심박수, 혈압, 심전도를 모니터링 하면서 운동을 하고 있을 때는 다음의 증상이 관찰된 경우에는 심부전 직전의 증상이기 때문에 즉각적으로 운동을 중지시킨다. 또한 병원마다의 "운동 중지조건"이 정해져 있을 때는 이에 따른다.

1) 심박수:
① 목표 심박수에 도달하였다.
② 급속히 심박수가 감소한다.

2) 혈압:
① 수축기 혈압의 상승이 현저하다. 또는 10 mmHg이상 하강한다.
② 수축기 혈압이 운동부하 강도의 증가에도 불구하고 상승하지 않는다.
③ 확장기 혈압이 20 mmHg이상 상승한다.

3) 심전도 소견:
① 명백한 허혈성의 변화가 관찰된다.
② 위험한 부정맥이 관찰된다.

3 스트레칭

수동적 스트레칭은 「치료적 운동」의 단원에서 언급하였다. 여기서는 스포츠 훈련으로서의 스트레칭(신장운동)에 대해서, 특히 능동적 정적인 스트레칭에 대해서 언급한다(栗山節郎: 新 ストレッチングの實際, 南江堂, 1999 참조).

A ▮ 스트레칭의 필요성

1) 손상 예방으로서:

능동적•정적 스트레칭으로 얻어진 자연스런 유연성은 손상 예방에 필요하

표 1 과다사용 증후군

1. 하지
    - ① runner' s knee: 경주자의 무릎의 통증
    - ② jumper' s knee: 농구나 배구선수의 무릎의 통증
    - ③ shin splint: 경주자의 하퇴 전면의 통증
    - ④ footballer' s ankle: 축구선수의 발목의 통증
2. 상지
    - ⑤ swimmer' s shoulder: 수영선수의 어깨의 통증
    - ⑥ pitcher' s shoulder: 투수의 어깨의 통증
    - ⑦ tennis elbow: 테니스선수의 팔꿈치의 통증
    - ⑧ pitcher' s elbow: 투수의 팔꿈치의 통증
    - ⑨ golfer' s elbow: 골퍼의 팔꿈치의 통증
    - ⑩ thrower' s elbow: 투척선수의 팔꿈치의 통증
    - ⑪ javelin thrower' s elbow: 투창선수의 팔꿈치의 통증
    - ⑫ bowler' s thumb: 볼링선수의 무지통
    - ⑬ goalkeeper' s thumb: 축구의 골키퍼의 무지의 염좌
    - ⑭ ski thumb: 스키에 의한 무지의 염좌
    - ⑮ little league shoulder: 리틀 리그 선수의 어깨의 통증(주로 투수)
    - ⑯ little league elbow: 리틀 리그 선수의 팔꿈치의 통증(주로 투수)

다. 스포츠나 일 등에서 같은 동작을 계속하고 있으면 그 동작을 하는 근이 "과다사용(over use)"이 되어 근육이 원래 갖고 있는 유연성이나 탄력성이 저하하여 딱딱하고 짧은 근이 되고 근염, 건염 등 근건 그 자체의 염증을 일으킨다. 그리고 유연성이 없는 상태 그대로 사용하고 있으면 근이나 건의 뼈와의 부착부에 비정상적 긴장이 가해져 염증이 생기고 거듭 관절에 스트레스가 가해져 관절의 염증도 일어난다. 이들을 종합하여 "과다사용 증후군(over use syndrome)" (표 1)이라 부르고 스포츠 종목마다 특징이 있다. 이들에 대해서 스트레칭을 시행하여 근이나 건의 비정상적 긴장을 제거한다.

2) 심리적 긴장의 해방:

근이나 건이 비정상적으로 긴장해 있으면 그 곳으로부터의 감각신경이 항상 자극되어 뇌나 척수 등의 중추신경도 스트레스가 쌓여 만성 자극상태가 되고 척수 증상으로서 허리나 상•하지의 방산통 또는 마비감각, 그리고 뇌 증상으로서 초조감, 이명, 구역질, 현기증 등을 일으키기 쉽다. 이를 위해서는 원인이 되는 근이나 건의 긴장을 저하시킬 필요가 있으며 이완(relaxation)과 스트레칭이 도움이 된다(그림 1).

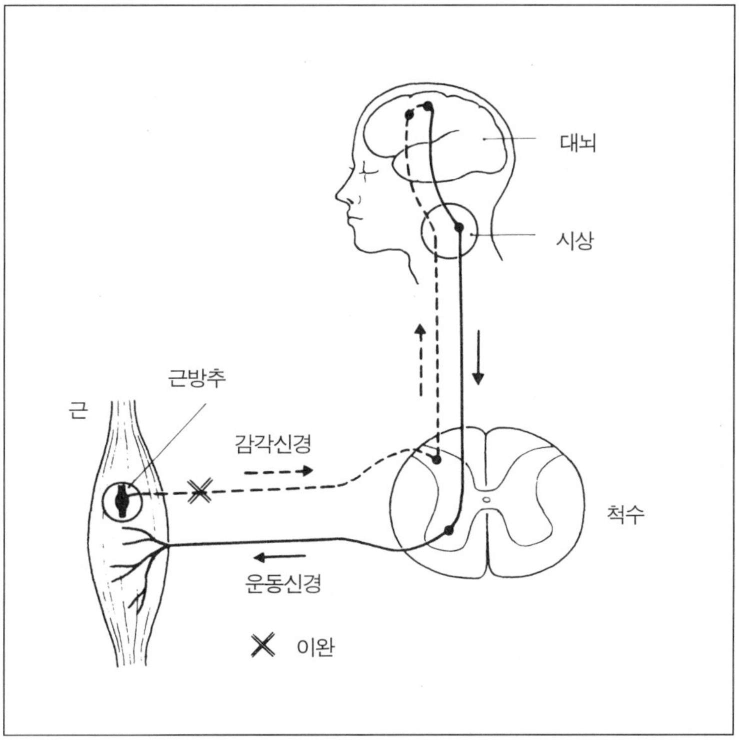

그림 1 스트레스와 이완의 기전

3) 손상 후의 관절 구축의 치료:

손상 후는 관절을 안정상태로 하여두기 위해 구축(관절이 굳어진다)이 일어나기 쉽다. 이것을 치료하기 위해 스트레칭이 필요하며 온열 치료와 조합하면 더 효과적이다.

구체적으로는 손상의 종류나 정도에 따르지만 초기의 안정기간이 끝나면 환부를 중심으로 넓게(2관절근 등 관절을 넓고 길게 지지하는 근이 있기 때문에) 온열(온수 샤워, 핫 팩 등)을 15~30간 가하여 환부를 충분히 부드럽게 하여 통증을 감소시킨 다음 능동적 스트레칭을 통증이 없는 범위에서 관절이 갖고 있는 운동방향 모두를 시행한다. 수동적 스트레칭을 가볍게 시행해도 좋다 (p.109 참조).

4) 스포츠 능력으로서의 유연성:

체력의 요소의 하나로서 유연성은 중요하며 유연한 관절 즉 가동범위가 큰 관절은 힘을 큰 범위로 이용할 수 있고 체조 등에서는 연기가 다이나믹하게 보이도록 하는 데에 필요하다(p.117 참조). 유연성(suppleness), 스태미나(stamina), 스피드(speed), 근력(strength), 기술(skill)을 합쳐서 "스포츠의 five-S"라 부르고 운동능력의 중요한 요소이다.

5) 신경작용으로서의 근에 대한 체성 감각의 향상:

스트레칭을 할 때는 목적으로 하는 근을 강하게 의식하여 시행한다. 이렇게 함으로써 신경작용으로서의 근에 대한 체성 감각이 향상되며 이로써 스포츠 활동 시에 항상 근의 감각을 의식할 수 있게 되어 근력뿐만 아니라 평형감각, 협동성 등의 신경계의 운동능력이 향상된다. 또한 동시에 신경 - 근의 연결이 원활하게 되어 민첩성, 협동성이 향상된다.

B ▮ 스트레칭의 방법

다음과 같은 사항에 유의하여 스트레칭을 한다.

① 먼저 허리를 크게 펴서 힘을 빼고 전신을 이완시킨다(전신 이완) (그림 2, 3).

② 반동을 붙이지 않고 천천히 뻗는다(정적 신장법).

③ 근이나 건의 긴장은 느끼는 정도이고 심한 통증을 느끼지 않는 최대신장 자세를 30~60초간 계속한다.

④ 스트레칭 중에는 호흡을 멈추지 않고 보통으로 시행한다.

⑤ 다른 사람과 유연성을 경쟁하지 말고 자기의 페이스(pace)로 시행한다 (훈련의 개별성의 원칙).

⑥ 매일 특히 훈련의 전후에는 충분히 시행한다. 또한 훈련이 힘들었던 날에

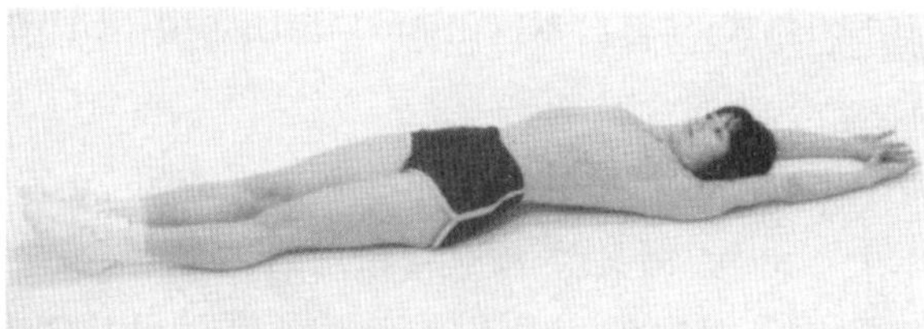

그림 2 누운 자세에서의 이완(relaxation)

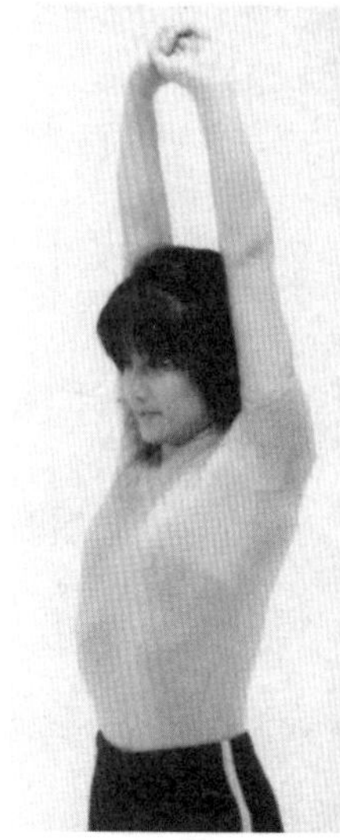

그림 3 기립자세에서의 이완

는 각별히 충분하게 시행하여 피로를 남기지 않도록 한다(훈련의 계속성의 원칙).

⑦ 먼저 전신의 주요 근을 스트레칭하고 다음으로 그 스포츠 종목에서 흔히 사용되고 아프거나 피로해 있거나 또는 긴장돼 있는 근을 중점적으로 스트레칭 한다.

⑧ 스트레칭 하는 근을 항상 의식해서 시행하여 근의 감각(신경계 작용)을 향상시킨다.

⑨ 간단한 것으로부터 어려운 것으로 단계적으로 시행한다(훈련의 점진성의 원칙).

⑩ 최초에는 스트레칭을 가볍게 30~60초간 시행하고 조금 쉬었다가 다시 같은 스트레칭을 약간 강하게 30~60초간 시행하면 효과적이다.

⑪ 스트레칭 이외의 훈련도 만능으로 시행한다. 특히 관절의 동적 안정성을 향상시키는 근력의 훈련은 충분히 시행한다(훈련의 전면성의 원칙).

C ▮ 스트레칭의 주의사항

1) 과다 스트레칭을 하지 않는다:

스포츠 훈련을 하면 근육은 강해지지만 동시에 단단하고 야무지게 된다. 그러나 이대로는 관절 가동범위가 감소하므로 스트레칭이 필요해진다.

반대로 스트레칭만으로는 관절이 지나치게 부드러워져 좋지 않다. 다른 훈련 특히 근력훈련도 충분히 한다.

2) 전신의 관절에 유연성이 과다한 사람에게는 주의:

젊은 여성 등에서 전신의 관절이 지나치게 유연한 경우는 스트레칭을 하면 점점 더 부드러워져 불안정해지므로 너무 과도하게 하지 말고 긴장하여 있는 부분만을 스트레칭 한다.

3) 관절의 안정된 운동을 지지하는 근력이 있어야 비로소 "스트레칭"은 의미를 갖는다:

관절에는 안정성과 가동성이라는 2개의 상반된 성질이 있으며 안정성 향상에는 근력의 강화를, 가동성 향상에는 스트레칭을 시행한다. 이 두 가지가 균형 있게 맞물려야 비로소 이상적인 관절이 만들어지므로 근력강화와 스트레칭을 균형 있게 시행한다.

4) 손상이 있는 부분에 대한 스트레칭은 신중하게:

손상을 받아 안정을 하고 있던 관절은 구축을 일으켜 굳어지며 거듭 근력도 저하하여 불안정해진다. 이 상태에서 스트레칭만을 시행하면 가동성은 향상되지만 근력이 부족하기 때문에 불안정한 관절이 되므로 근력 강화훈련도 동시에 필요하다.

일반적으로는 손상 직후나 수술 직후에서는 관절 가동범위는 정상의 60~70%를 목표로 하고 이것 이상으로는 너무 무리해서 스트레칭을 하지 말고 자연히 향상시키는 것을 지향하는 것이 안전하다. 특히 여성에서는 가동범위는 곧 정상화되지만 안정화를 위한 근력이 따라가지를 못하여 불안정한 관절이 되는 경우가 많으므로 충분한 근력훈련을 조합시킨다.

관절 가동범위(ROM)의 점에서는 수동적으로 얻어지는 ROM(passive ROM)보다도 자신의 관절근으로 움직여서 얻어지는 ROM(active ROM)을 향상시키도록 명심한다.

스포츠
재활운동의 실제

III

부위 · 질환별 재활치료

1 경 부

A ▮ 경부의 바이오메카닉스(biomechanics)

경부는 7개의 추골이 상하로 약간 전만 상태로 배열되어 있으며 전방부분인 추체의 상하의 추간판(연골)과 양측의 후 측방의 상하의 관절돌기가 상하의 추골을 연결한다. 제1 경추는 환추라 부르며 고리모양으로 후두골에 붙고 목(경부)의 전후 굴곡운동의 절반은 여기서 한다. 제2 경추는 축추라 부르며 1~2 경추간(환추축추관절)에서 목의 회전운동의 3분의 2를 한다(그림 1, 2).

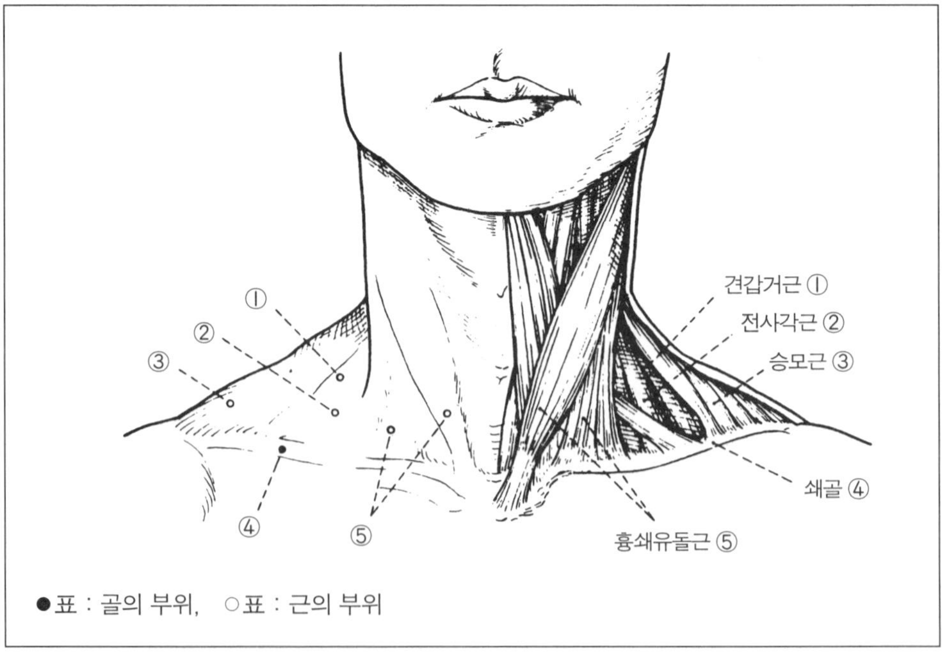

그림 1 경부의 근(전면)

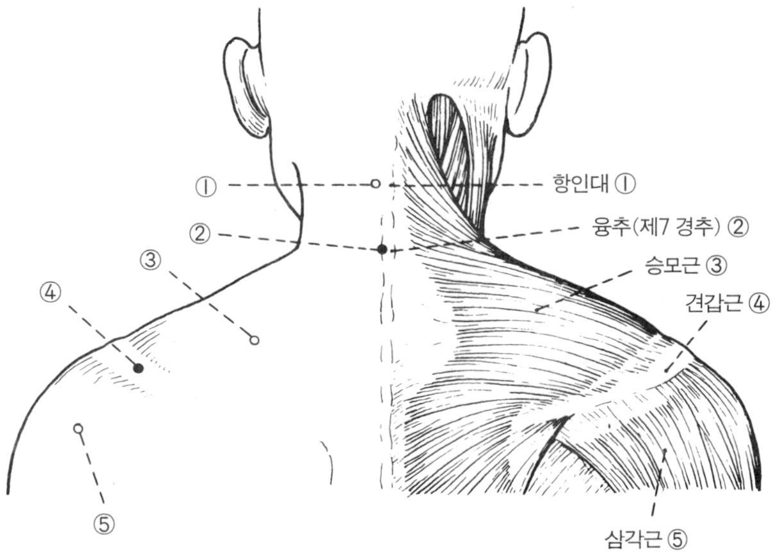

그림 2 경부의 근(후면)

추골의 안을 경수(경부 척수)가 상하로 뻗고 각 추간 수준에서 좌우로 신경근을 내보내서 주로 경부와 상지의 운동과 감각 등을 지배한다(표 1).

경부의 근군으로서는 후방의 강력한 승모근, 장배근군(척주기립근군을 포함), 단배근군, 전방의 흉쇄유돌근, 사각근 등이 체간과 두골을 지지한다.

표 1 경추부의 운동에 관여하는 근

근 명	신 경	전굴	후굴	측굴	동측 회전	반대측 회전
추전근군	경부신경 $C_{1\sim8}$, 후두하신경 C_1	○		○		
설골근군	설하신경 $C_{1\sim4}$	△				
사각근군	경부신경 $C_{1\sim8}$	△		○		
흉쇄유돌근	부신경, 경부신경 $C_{1\sim8}$	○	△	○		○
견갑거근	견갑배신경 $C_{2\sim5}$			△		
판상근군	경부신경 $C_{1\sim8}$		○	○	○	
후두하근군	경부신경 $C_{1\sim2}$		○	○	○	
척주기립근군	경부신경, 흉부신경 $C_2\sim T_6$		○	○	○	
단배근군	경부신경, 흉부신경 $C_2\sim T_6$		○	○		○

○ : 주동근 △ : 보조근

(岩倉博光 외 편저: 運動器疾患とリハビリテーション, 醫齒藥出版, 1984에서)

B ▮ 경부의 스포츠손상과 재활치료

1 경추의 골절 • 탈구

경추의 골절 탈구 등은 척수손상을*1 수반하기 쉬우므로 매우 신중하게 다뤄야 하고 전문의에게 맡긴다. 신경의 손상이 없는 경우에도 스포츠에의 복귀는 전문의와 잘 상의한 후에 결정해야 하지만 선수간의 접촉이 없는 안전한 스포츠라면 어느 정도 복귀가 가능하다.

2 경부 염좌

이른바 교통사고 등의 "편타증"이고 골상(골절 또는 탈구)이 없는 것이지만 신경증상(손의 마비, 감각이상, 탈력 등)을 수반하는 것은 신중히 다루어야 한다. 그러나 실제로는 신경증상이 없는 것이 많으며 "어깨 결림"으로 이행되는 경우도 있다.

미식 축구 등의 접촉성 스포츠에 의해서 버너 증후군(burner-stiger syndrome)*2을 일으키는 일도 있다.

재활치료 안정기가 지나면 시행한다.

1) 온열 치료
2) 수동적 신장법(경부, 상배부근) (그림 3~5 참조)
3) 경부 견인치료(그림 9, 10 참조)

2), 3)은 경부 주위근의 이완을 목적으로 한다. 급성기에 경부 칼라(collar)(브레이스) 고정을 시행하는 일이 있으나 무턱대고 사용하면 경부의 근력저하나 구축을 일으키므로 주의를 해야 하고 심한 통증이나 불안감이 있는 기간만 사용하는 것이 좋다.

용어해설

*1 척수손상 : 중추신경인 척수가 손상된 것으로 손상부위와 정도에 따라 특유의 마비증상이 일어난다. 경부 척수(경수)의 손상에서는 상지와 체간과 하지의 마비를, 흉추 이하의 손상에서는 체간과 하지의 마비를, 요추 이하의 손상에서는 하지의 마비를 일으킨다. 제3경수 이상의 손상에서는 횡격막근의 마비를 일으켜서 사망한다.수영의 다이빙이나 럭비 또는 축구에서의 발생이 많으므로 이들의 선수는 경부근군의 강화를 도모함과 더불어 종목마다의 뛰어듦의 연습이나 두부로부터 넘어지지 않는 연습을 충분히 한다. 손상을 받은 경우는 두부와 경부를 둥글게 한 타월로 양측으로부터 끼워서 고정하여 이송한다.

*2 버너 증후군 : "전기어깨"라고도 부르며 축구 등에서 경부가 손상되어 목, 어깨, 팔에 뻗는 전기충격통을 일으키는 외상이다. 경부 신경근의 손상이 의심되지만 명백한 탈력 등의 마비가 없는 일이 많고 경추 염좌에 준한 치료와 재활치료를 시행한다.

3 경부통(어깨 결림)

스포츠 특유의 경부의 장애는 적지만 럭비 등에서의 경부 염좌의 후나 외상이 없는 "어깨 결림" 등은 흔히 볼 수 있는 경부통 증후군이다. 경부근군의 과다긴장, 혈류 저하에 등에 의한 것이 많고 젊은 여성에서는 경추의 자연스런 전만이 불안정하게 되어 있는 등 골성 안정성이 약한 것도 많다.

경추증*3, 경추 추간판 헤르니아*4, 변형성 경추증*5, 경부 후종인대 골화증*6 등에 의해서도 경부통이 일어난다.

재활치료

1) 온열 치료
2) 치료적 운동 : 능동적 또는 보조 능동적 신장법(경부, 상배부근)(그림 3~5 참조)
3) 경부근군 강화(그림 6~8 참조)
4) 경부 견인치료(그림 9, 10 참조)

심인성의 요소도 많으므로 다른 스포츠에 의한 스트레스 해소나 격려의 말 등이 중요하다.

C ▮ 경부의 치료적 운동

1 경부의 스트레칭

1) 경부의 전굴(30~60초) (그림 3)
2) 경부의 후굴(30~60초) (그림 4)
3) 경부의 측굴(30~60초) (그림 5)

용 어 해 설

* 3 경추증 : 경추의 만곡이상(정상적인 전만이 아니다) 등이 원인으로 경부통을 호소하는 것. 만곡이상의 부위의 신경근의 동통을 호소한다.
* 4 경추 추간판 헤르니아 : 7개의 각 경추 사이의 추간판(연골)의 수핵이 후방으로 튀어나와 후방의 척수나 신경근을 압박하여 그 신경근의 지배영역에 일치한 근력저하 등의 마비와 동통을 호소하는 것.
* 5 변형성 경추증 : 경추나 추간판 등의 노화 때문에 동통이 일어난 것. X선 촬영으로 경추의 골극 등이 관찰된다.
* 6 경부 후종인대 골화증 : 경추의 추체 후부의 후종인대가 골화하여 척수를 압박한 것. 중, 고령자에게 많고 압박 부위의 신경근에 일치한 마비나 동통이 생긴다.

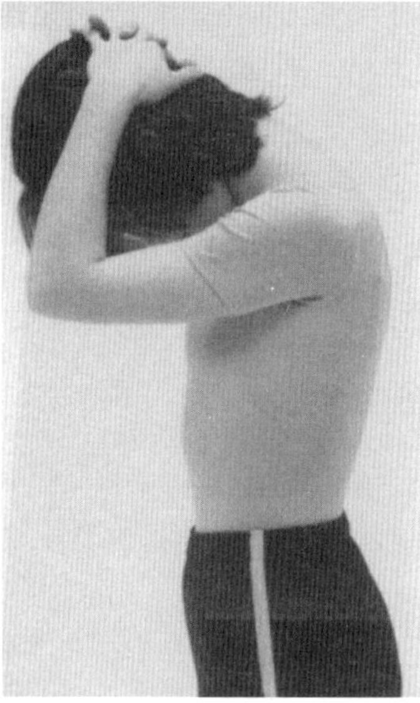
그림 3 경부의 전굴(30~60초)

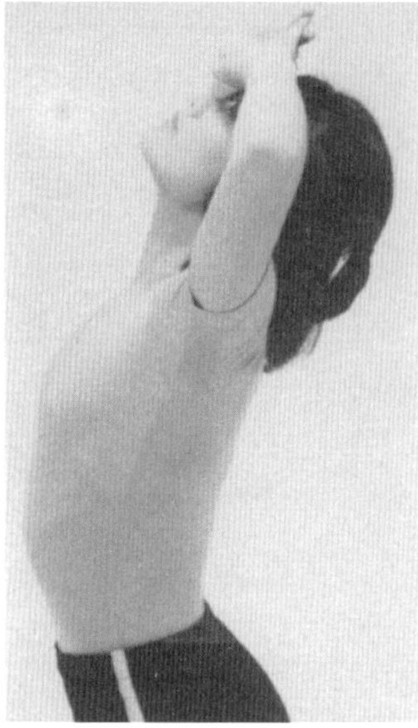
그림 4 경부의 후굴(30~60초)

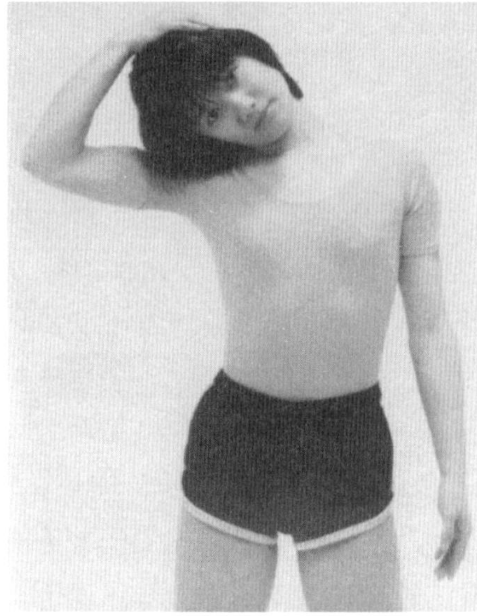
그림 5 경부의 측굴(30~60초)

2 경부의 근력강화

자기의 손으로 저항을 가하여 5초간씩 등척성 훈련을 한다.

각 방향 5초씩을 10회×3~5 세트 시행한다. 세트 사이의 휴식은 1~3분

1) 경부의 전방의 근군의 강화(그림 6)
2) 경부의 후방의 근군의 강화 (그림 7)
3) 경부의 측방의 근군의 강화 (그림 8)

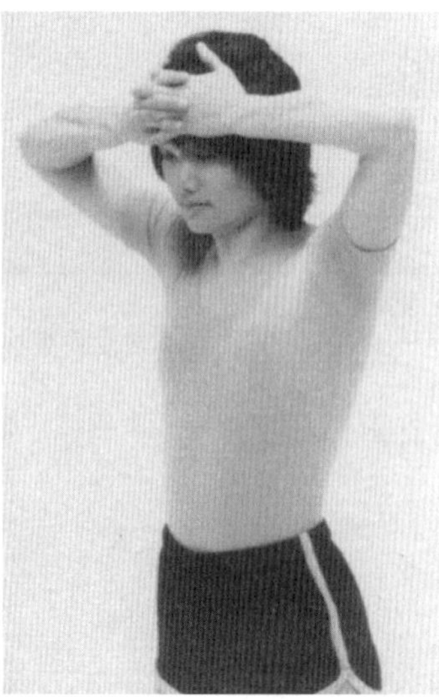
그림 6 경부의 전방의 근군의 강화

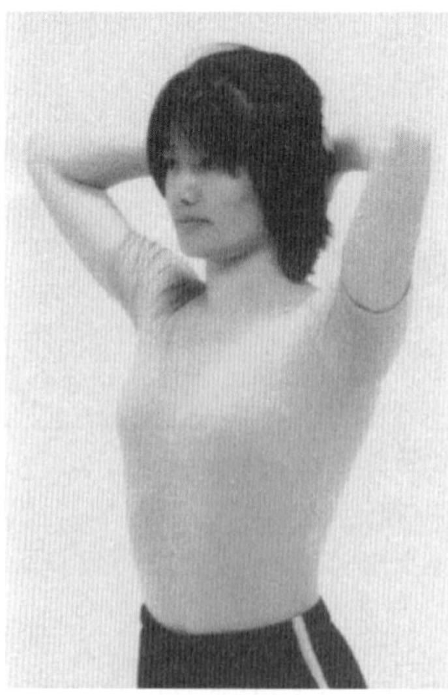
그림 7 경부의 후방의 근군의 강화

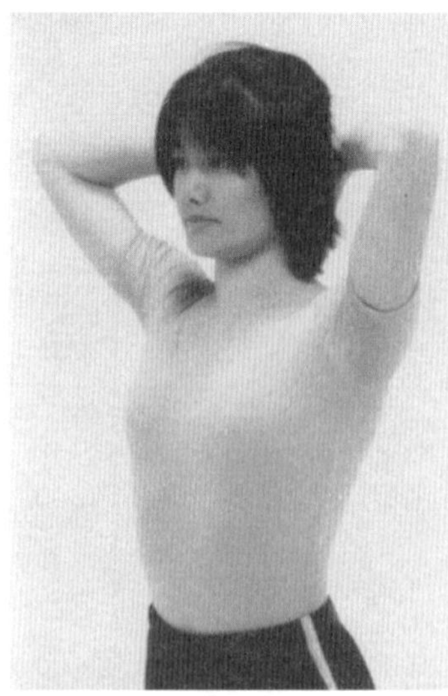
그림 8 경부의 측방의 근군의 강화

3 경부의 견인치료

1) 견인기에 의한 간헐적 견인(그림 9)

2) 자기의 손으로 견인(그림 10)

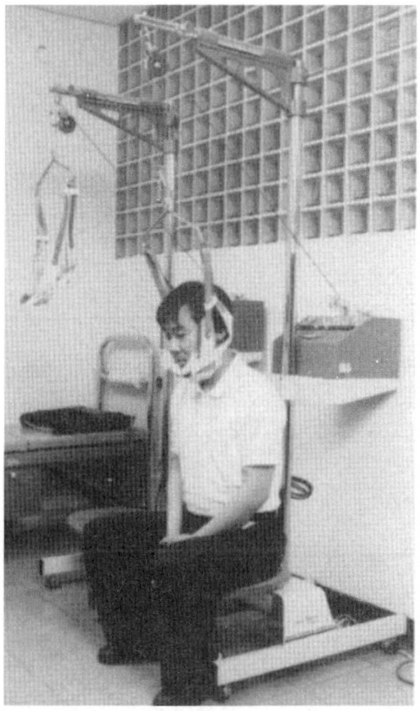

그림 9 견인기에 의한 간헐적 견인
경부를 약간 전방굴곡 시켜 시행한다.
(p.79참조)

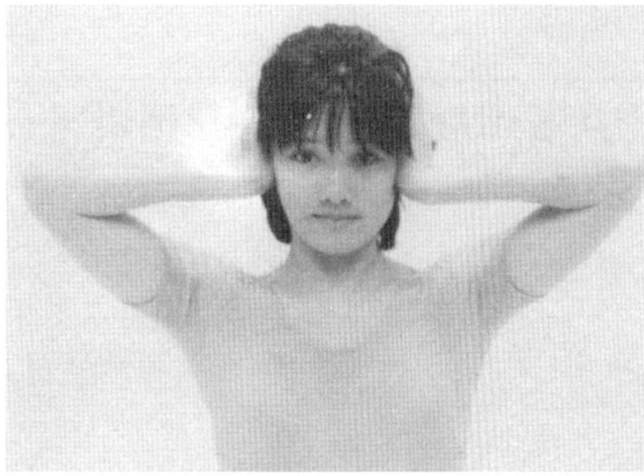

그림 10 자기의 손에 의한 견인

2 요배부

A ▮ 요배부의 바이오메카닉스

상배부(흉배부)는 12개의 흉추가 후방으로 볼록한 후만을 형성하고 하배부(요부)는 5개의 요추가 전방으로 볼록한 전만을 형성하여 배열되어 있다. 흉추로부터 좌우로 늑골(12쌍)이 나와 전흉부에서 흉골에 잇닿아 골에 의한 바구니를 형성하여 그 안에 폐나 심장을 수용한다. 이 때문에 상배부의 구조적인 골성 안정성은 높으나 하배부에서는 골성 지지는 후방의 요추 뿐이기 때문에 골성 안정성이 낮아 요통을 일으키기 쉽다(그림 1~4).

상배부의 근은 승모근, 광배근, 능형근 등이 체간의 지지와 상지의 운동을 담당하고 척추기립근군이 척주의 안정화를 담당한다. 전흉부의 대흉근은 상지의 운동을 담당한다. 하배부는 광배근이나 척주기립근군이, 복부는 복직근이, 그리고 측복부는 외 • 내복사근이 각각 체간의 지지 및 운동을 담당한다.

추골 안의 척수로부터 각 추체 수준에서 신경근이 나와 있으며 흉수의 신경근은 내장, 근 및 피부의 운동과 감각을, 그리고 요수의 신경근은 하지의 운동과 감각을 지배하고 제 4, 제 5요수 및 제 1천수신경을 합쳐져 좌골신경이라 부른다(표 1).

추체의 상하에 연골의 추간판이 끼어 있고 후 측방의 관절돌기가 상하의 추체를 연결한다.

B ▮ 요배부의 스포츠 손상과 재활치료

1 요배부의 스포츠 외상

굴러 떨어짐에 의한 골절 등이 있으며 추체의 골절에서는 장기간 병상에 누

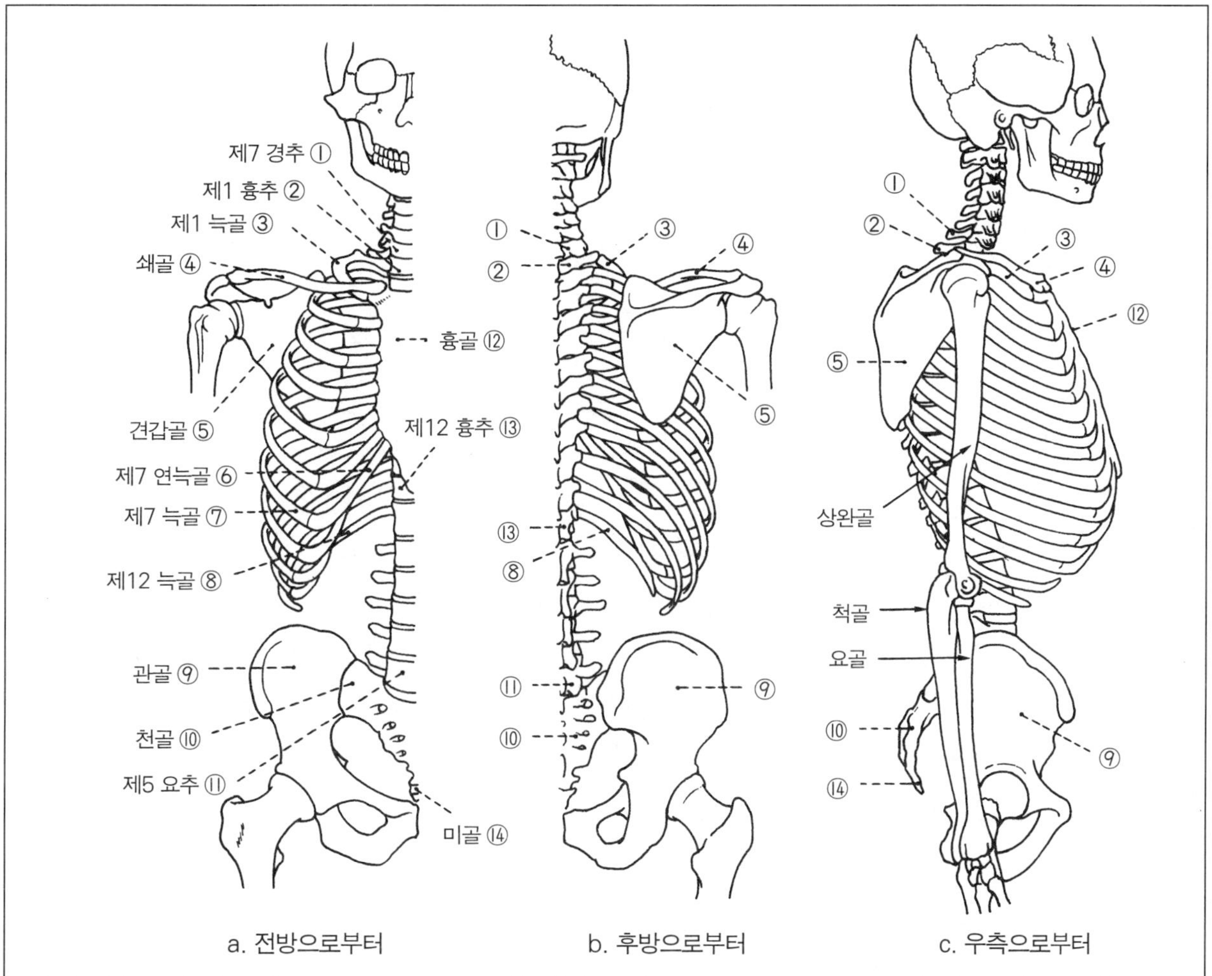

그림 1 체간의 뼈

워 있어야 하나 늑골이나 횡돌기의 골절에서는 수주간의 벨트 고정으로 충분하다. 신경, 내장의 합병 손상에 주의한다.

이른바 "돌발성 요통"으로서 요부 염좌, 근 근막성 요통증, 요추 추간판 헤르니아 등이 일어난다. 격통기에는 안정을 하고 약물 치료를 한다. 요통이 경감되면 증상을 관찰하면서 재활치료를 시작한다.

재활치료

1) 온열 치료
2) 배근의 능동적 또는 보조 능동적 신장(그림 6~15 참조)
3) 복직근과 복사근의 근력 강화훈련(그림 16~19 참조)
4) 견인 치료(그림 24 참조)

배근의 신장(스트레칭)은 폭력적으로 하지 말고 통증을 느끼지 않는 범위에서 조금씩 한다. 코르셋은 무턱대고 사용하지 말고 심한 통증이 있는 시기에만 사용한다.

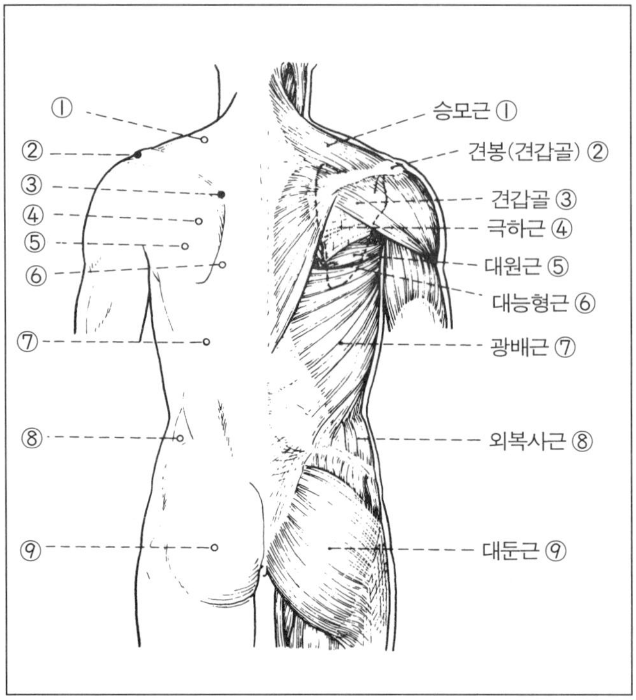

그림 2 배부

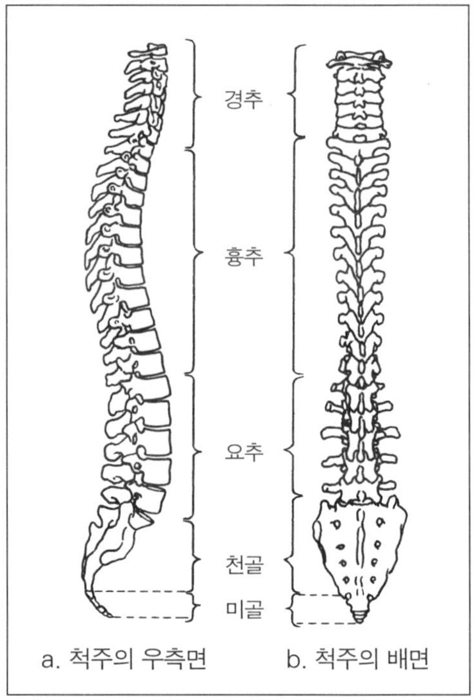

그림 3 척주의 해부도

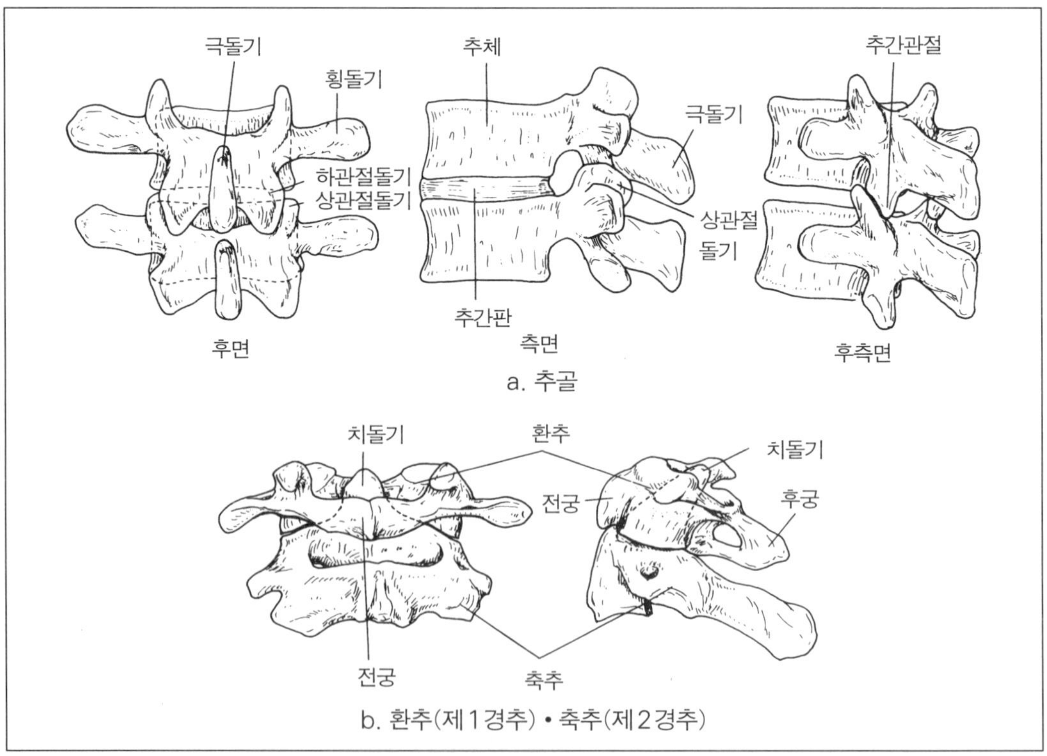

그림 4 추골과 환 • 축추(제1 • 제2경추)

표 1 요추부의 운동에 관여하는 근

근 명	신 경	전굴	후굴	측굴	동측 회전	반대측 회전
복 직 근	늑간신경 $T_{6\sim12}$	○		△		
외 복 사 근	늑간신경 $T_{5\sim12}$	○		○		○
내 복 사 근	늑간신경, 요신경 외, T_5~L_1	○		○	○	
요 방 형 근	요신경총 T_{12}~L_1			○		
척주기립근	경부신경, 흉부신경 C_2~T_6		○	○	○	
단 백 근 군	경부신경, 흉부신경 C_2~T_6		○	△		○

○ : 주동근 △ : 보조근

(岩倉博光 외 편저: 運動器疾患とリハビリテーション, 醫歯薬出版, 1984에서)

2 요추 분리증

요배부의 스포츠 손상으로서는 여러 가지 요통을 일으키는 것이 많다.

요추 분리증은 추체의 후 측방부의 관절돌기 사이의 가느다란 추궁부분의 골성 연결이 없는 것으로 제5 요추에 많고 일반인에서는 10% 이하, 스포츠 선수에서는 10~30%에서 관찰되며 성장기에서의 과도한 운동에 의한 피로 골절이라 생각되고 있다. 본 증세가 관찰되어도 반드시 요통을 일으키는 것은 아니지만 골성 구조의 약점 때문에 요통을 일으키기 쉬워진다. 후굴에서 통증이 심해지기 쉽다.

예방조치로서 성장기에는 허리를 크게 비틀거나 후굴시키거나 또는 중량물을 드는 스포츠는 피한다. 수년간의 코르셋 사용과 스포츠 제한으로 골이 유합하는 일도 있으나 확실하지는 않다.

재활치료

1) 온열 치료
2) 배근의 능동적 또는 보조 능동적 신장(그림 6~15 참조)
3) 복직근과 복사근의 근력 강화훈련(그림 16~19 참조)
4) 견인 치료(그림 24 참조)

무엇보다도 예방이 중요하며 이 증세를 본인이나 지도자가 잘 이해하여 허리에 과도한 부담을 걸어서 요통이 생기지 않도록 하고 또한 허리의 근력과 유연성의 강화와 "요통의 자기관리"를 하는 것이 중요하다. 요통이 심할 때에 운동 제한을 위해서 코르셋을 일시적으로 사용하는 일도 있으나 복근 강화 등의 보조운동도 적극적으로 하여 코르셋을 무턱대고 사용하지 않는다.

3 요추의 전만증에 의한 요통증

스포츠 선수에 특유의 요통이며 요추의 자연스런 전방으로의 "휘어짐"(전만)이 심해지기 때문에 생긴다(그림 5). 이것은 대부분의 스포츠 종목이 중력에 대항하여 기립자세에서 운동을 하기 때문에 항중력근인 척추기립근(배근군)이 강화되어 복근과의 균형이 깨져 요추가 전방으로 심하게 구부러져 버리기 때문이며 옆에서 보면 궁둥이가 튀어 나와 보인다. 따라서 온갖 종목의 선수는 복근과의 균형을 잡기 위해 복근 강화와 배근 스트레칭을 중심으로 한 "허리의 재활훈련"을 보조운동으로서 "요통 예방"을 위하여 반드시 시행해야 한다.

재활치료

1) 배근의 신장(그림 6~15 참조)
2) 복근의 근력 강화훈련(그림 16~19 참조)
3) 요부의 전만의 교정(그림 27~29 참조)

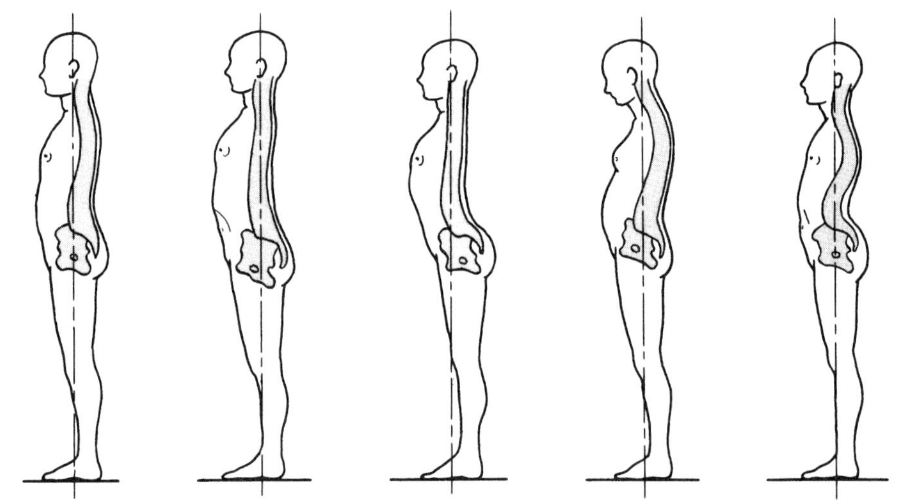

그림 5 Staffel의 자세 분류

4 기타의 요통증

요통을 일으키는 질환은 매우 많으며 내장(장관, 신장, 방광 등) 질환, 부인과 질환, 심인성 질환 등 다수이다. 정형외과 질환에 대해서만 해설한다.

a. 급성 요통증

급성 요통증은 이른바 "돌발성 요통증(허리가 삐끗하여 생기는 요통)"으로서 발생하는 것이 많다.

1) 추간관절 염좌*1 또는 천장관절 염좌*2
2) 극간관절의 부분파열 또는 손상 : 극간인대 손상*3
3) 요부근이나 근막의 부분파열 또는 손상 : 요부근 좌상*4
4) 추간판의 퇴행성 변화 : 추간판 헤르니아*5
5) 골절 : 추체 골절*6 , 요추 횡돌기 골절*7

어느 것이든 손상 초기는 코르셋 등으로 안정 고정을 하지만 골절 이외는 1~2주일에서 「**1**」과 같은 재활치료를 한다.

b. 만성 요통증

만성 요통증은 매우 많다.

1) 근육이 원인이 되는 것 : 근 근막성 요통증*8
2) 관절이 원인이 되는 것 : 추간관절증*9
3) 추간판이 원인이 되는 것 : 요추 추간판 헤르니아
4) 극간인대가 원인이 되는 것 : 극돌기 과민증*10, 극간인대염*11
5) 골이 원인이 되는 것 : 골절, 분리증 등의 골의 변형이나 골다공증 등의

용 어 해 설

*1 추간관절 염좌 : 체간부가 비틀린 외상 후에 요추 극돌기의 옆이 아픈 것.
*2 천장관절 염좌 : 체간부가 비틀린 외상 후에 천골의 옆이 아픈 것. 만성화한다.
*3 극간인대 손상 : 체간부가 비틀린 외상 후에 극돌기의 상하 사이가 아픈 것. 만성화한다.
*4 요부근 좌상 : 요부의 배근군의 근육의 끊어짐(avulsion) 때문에 근 그 자체가 부어서 아픈 것.
*5 추간판 헤르니아 : 요추의 추간판(연골)의 중심에 있는 수핵이 튀어나와 후방의 신경근을 압박한 것. 체간을 전굴하거나 앙와위(똑바로 누운 자세)에서 한쪽의 하지를 거상하면 아프다. (straight leg raising test=SLR, 또는 Lasegue test).
*6 추체 골절 : 넘어져서 엉덩방아를 찌어 손상을 입은 것. 척수손상에 의한 하지마비의 발생에 주의한다.
*7 요추 횡돌기 골절 : 타박 등으로 배근의 깊숙한 곳의 극돌기를 골절하여 몸을 움직일 때 아픈 것.
*8 근 근막성 요통증 : 배근 그 자체가 아프고 압통도 근에 있는 것. 배근의 유연성이 저하하여 있는 일이 많으므로 스트레칭이 효과가 있다.
*9 추간 관절증 : 극돌기의 측방의 추간관절이 아픈 것. X선 사진으로 추간관절의 골 경화나 변형이 관찰된다. 온열 치료가 효과적이다.
*10 극돌기 과민증 : 젊은 여성 등에 많고 극돌기 사이에 압통이 뚜렷한 것. 압통부에 대한 온열이나 마취주사가 효과적이다.
*11 극간인대염 : 중량 거상 등으로 체간의 신전을 반복하여 극돌기나 극간인대의 염증을 일으킨 것. 코르셋으로 고정하거나 마취주사를 맞으면 좋다.
*12 변형성 척추증 : 사람은 성장이 멎으면 노화(퇴행)가 시작된다. 즉 골이나 연골 등의 골격기관은 20세 무렵부터 노화가 시작된다고 생각해도 된다. X선 사진으로 골극 등의 변형이 확인되면 "변형성 척추증"으로 진단되지만 병태는 복잡하다.

골의 강도 저하에 의한 것.

6) 노화(퇴행성 변화)에 의한 것 : 변형성 척추증*5

어느 것이든 「2」「3」과 같은 재활치료를 끈기 있게 시행한다.

5 변형성 척추증

척추가 나이를 먹어감에 따른 변화에 수반하는 요부통이나 하지의 증상(나른하다, 저리다)의 총칭이며 중 고령자의 요통의 원인으로서 가장 많다. 척추가 노화되면 반드시 요통이 일어나는 것은 아니며 보온과 적당한 운동이 증상의 예방과 치료에 가장 효과적이다.

중 · 고령자에서는 요부뿐만 아니라 전신의 관절이 굳은 경우가 많으므로 급격한 운동이나 무리한 스트레칭은 피하고 간단히 할 수 있는 것부터 조금씩 한다.

스포츠 종목으로서도 갑자기 크게 허리를 비틀거나 중량을 들어올리는 종목은 피하고 수영, 자전거, 조깅 등으로 체력을 향상시킨 다음 게임 스포츠를 즐기는 것이 좋다.

C ■ 요배부의 치료적 운동

1 요배부의 스트레칭

1) 둔부와 햄스트링스의 스트레칭(1) : 한쪽 다리(그림 6)
2) 둔부와 햄스트링스의 스트레칭(2) : 양쪽 다리(그림 7)
3) 허리의 비틀기(1) : 한쪽 다리(그림 8)
4) 허리의 비틀기(2) : 양쪽 다리(그림 9)
5) 전신의 스트레칭(그림 10)
6) 트위스트(twist)(1) : 상반신(그림 11)
7) 트위스트(2) : 하반신(그림12)

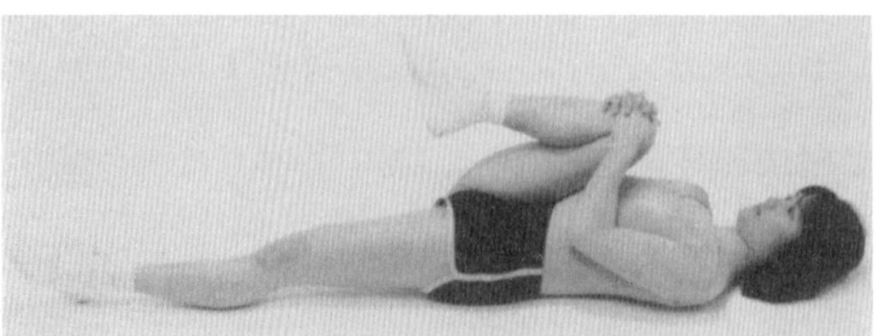

그림 6 둔부와 햄스트링의 스트레칭(1) : 한쪽 다리

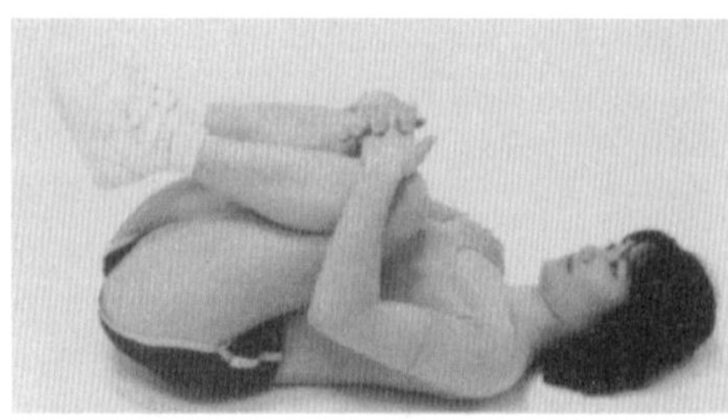

그림 7 둔부와 햄스트링의 스트레칭(2) : 양쪽 다리

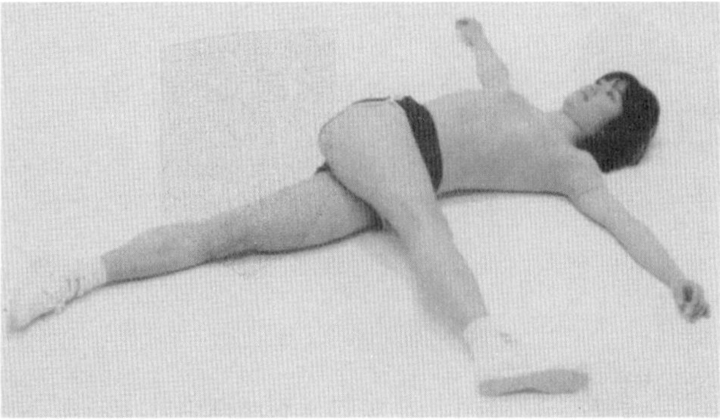

그림 8 허리의 비틀기(1) : 한쪽 다리

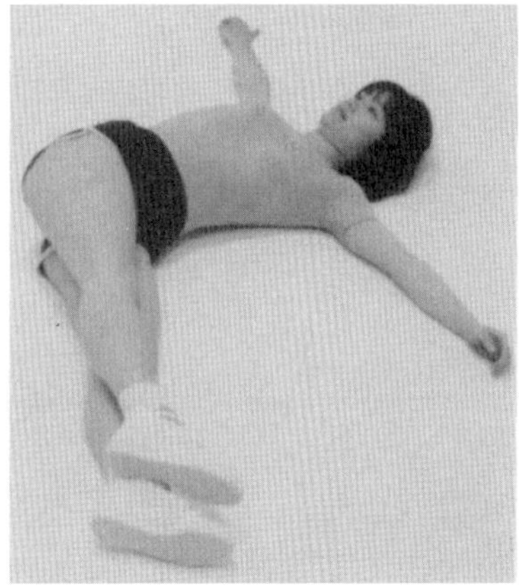

그림 9 허리의 비틀기(2) : 한쪽 다리

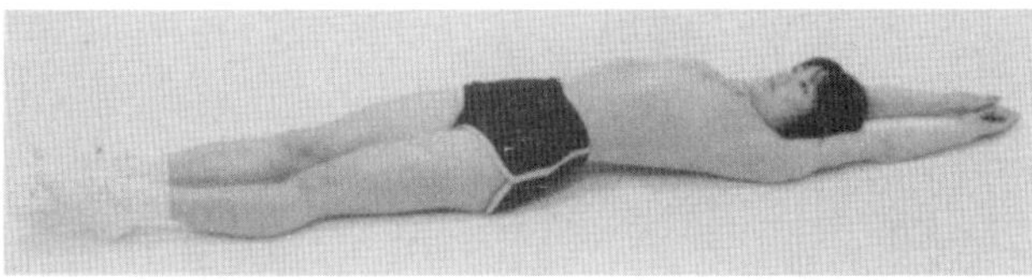

그림 10 전신의 스트레칭

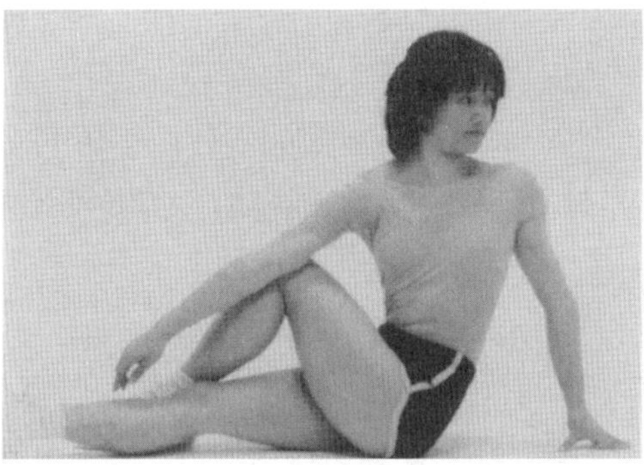

그림 11 트위스트(1) : 상반신

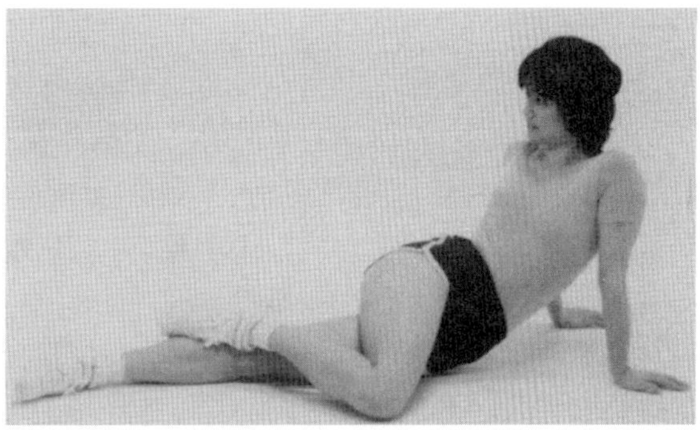

그림 12 트위스트(2) : 하반신

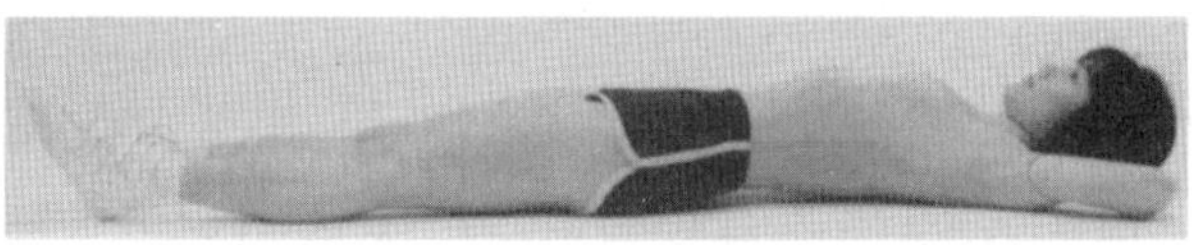

그림 13 요부근의 스트레칭①
보통으로 누우면 허리의 아래가 빈다(요추 전만으로부터의)

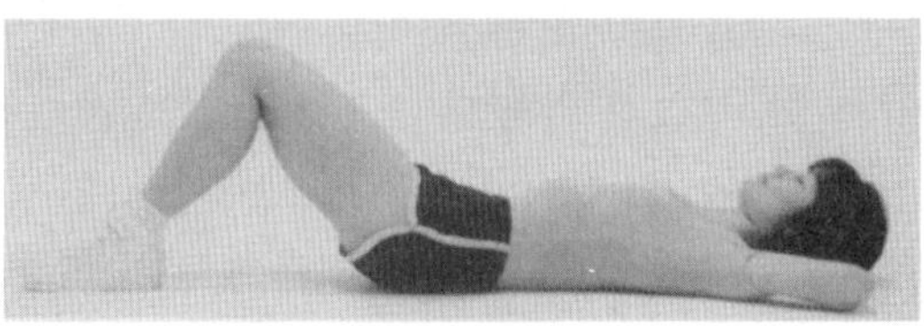

그림 14 요부근의 스트레칭②
두 무릎을 굽혀서 허리를 마루에 밀어붙인다.

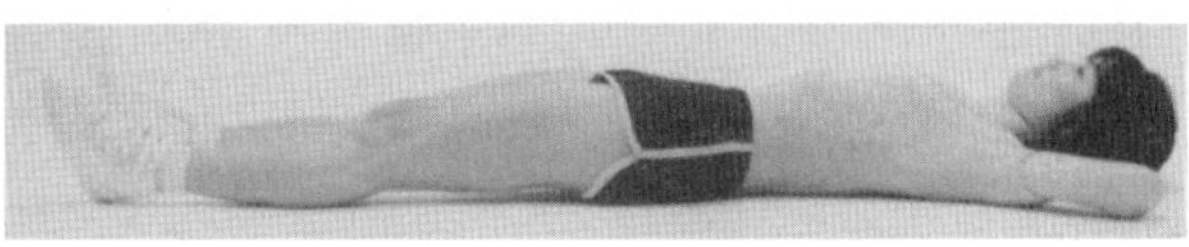

그림 15 요부근의 스트레칭③
그 골반의 위치 그대로 하여 두 무릎을 펴서 허리를 편다.

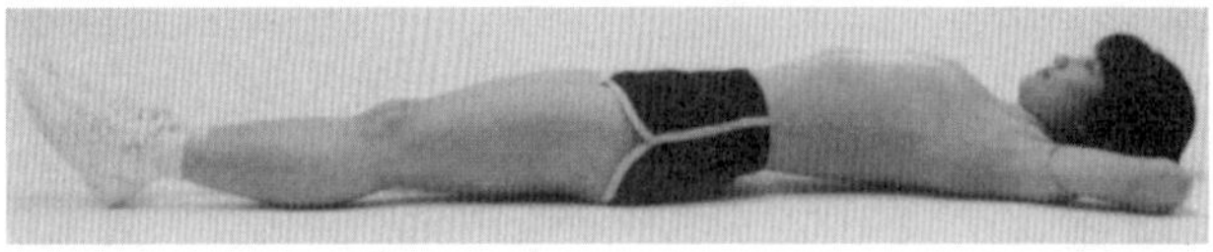

그림 16 무릎 굽혀 상체 일으키기①
앙와위

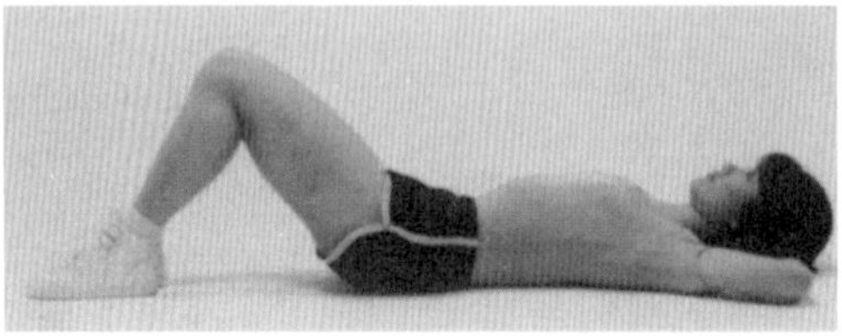

그림 17 무릎 굽혀 상체 일으키기②
두 무릎을 굽혀서 허리를 마루에 밀어붙인다.

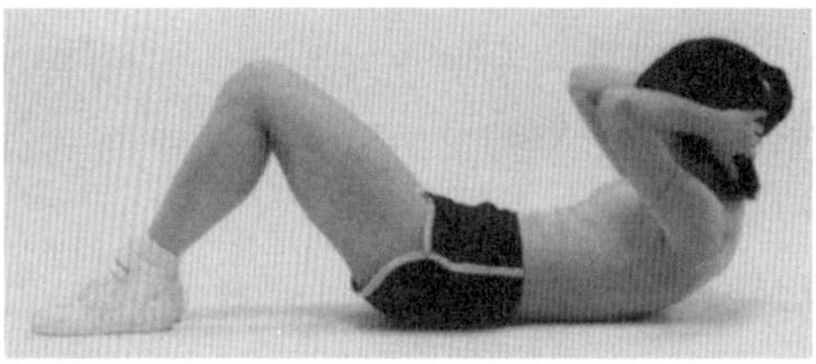

그림 18 무릎 굽혀 상체 일으키기③
상체를 일으켜서 견갑골이 마루로부터 뜨면 멈추고 5초간 유지한다(bend knee sit up).

8) 요부근의 스트레칭 : 보통으로 누우면 허리의 아래가 빈다(그림 13). 다음으로 두 무릎을 굽혀서 허리를 마루에 밀어붙인다(그림 14). 그 골반의 위치 그대로 하여 두 무릎을 펴서 허리를 편다(그림 15).

2 요배부의 근력강화

1) 앙와위에서의 복근의 강화: 우선 앙와위를 취한다(그림 16). 다음으로 두 무릎을 굽혀서 허리를 마루에 밀어붙인다(그림 17). 상체를 반동을 주지 않고 천천히 일으켜서 견갑골이 뜨면 멈추고 5초간 유지한다(그림 18). 이상의 것을 10회를 1 세트로 하여 3~5 세트 시행한다 (무릎 굽혀 상체 일으키기, bend knee sit up).

2) 상체를 비틀어서 일으켜 복사근의 강화(그림 19).

3) 복와위에서의 배근의 강화: 먼저 복와위(엎드려 누운 자세)(그림 20)를 취한다. 상체를 반동을 주지 않고 천천히 뒤로 젖혀 일으켜서 가슴이 마루에서 뜨면 멈추고 5초간 유지한다(그림 21). 이상의 것을 10회를 1 세트로 하여 2~3 세트 시행한다. 이 방법은 요통을 유발하기 쉬우므로 주의해서 시행한다(상체 젖힘, back extension).

4) 웨이트를 등에 짊어지고 무릎을 가볍게 굽혀 반동을 주지 않고 천천히 상체의 전굴과 되돌림을 반복한다(그림 22, 23). 허리를 다치지 않도록 중량

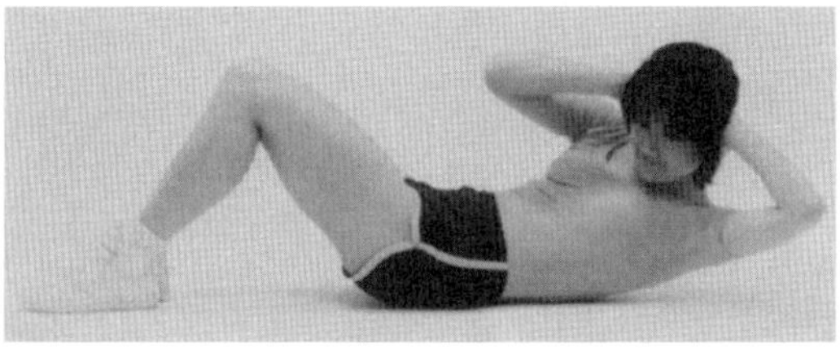

그림 19 상체를 비틀어 일으키기. 복사근의 강화

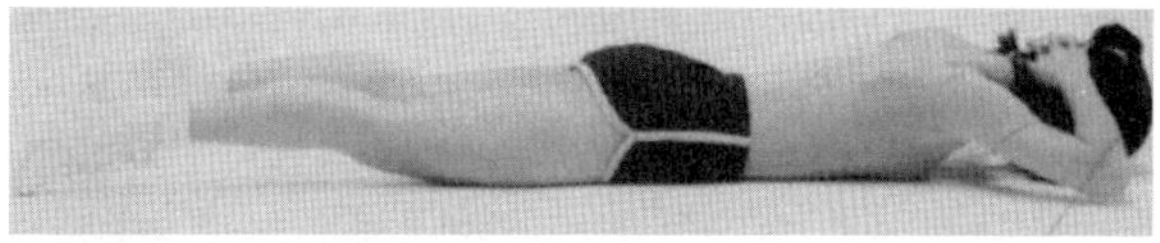

그림 20 배근 강화①
복와위

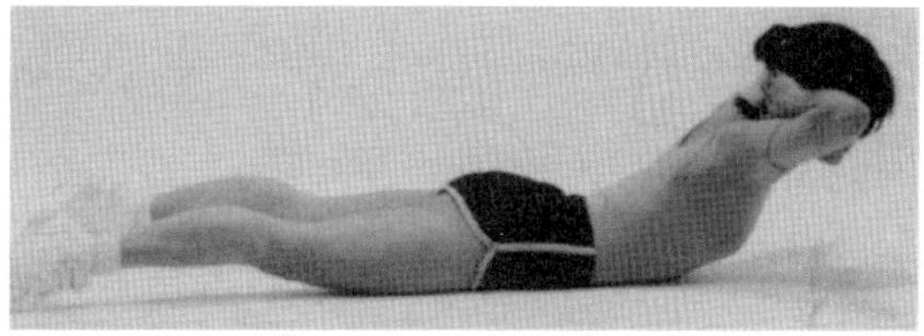

그림 21 배근 강화②
가슴을 마루로부터 약간 뜨게 하여 일으켜서 5초간 유지한다(back extension).

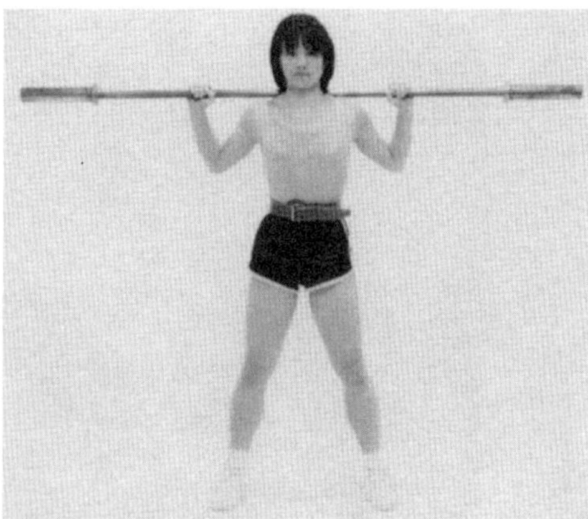

그림 22 good morning exercise①
웨이트를 등에 짊어진다.

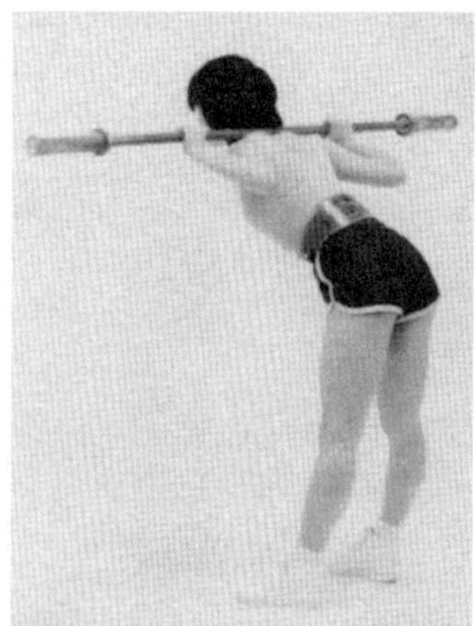

그림 23 good morning exercise ②
무릎을 가볍게 굽혀서 천천히 전굴하고 천천히 되돌린다.

- 자세에 충분히 주의한다(상체 전굴, good morning exercise).

3 요부의 견인 치료

무릎과 고관절을 굽혀서 허리의 전만을 약화시켜 허리를 침상에 압박하는 것처럼 하여 골반 벨트를 장골에 걸고 로프는 요추의 방향과 일치시켜서 견인한다(간헐 견인치료)(그림 24)(p.79 참조).

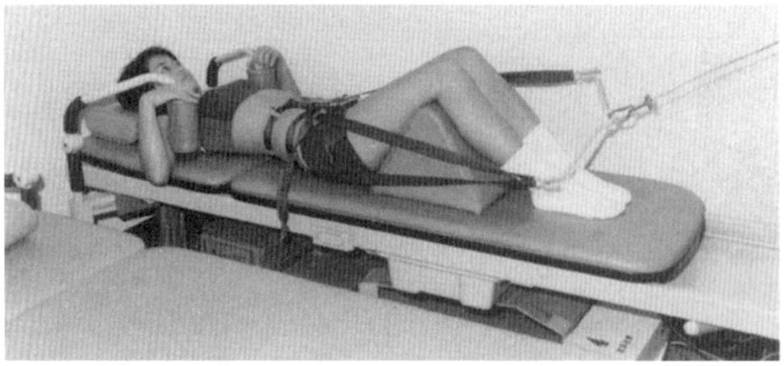

그림 24 견인치료

4 요부 전만의 교정

전만 과다(그림 25)를 교정하여 정상(그림 26)으로 되돌리기 위해서 시행한다.

벽에 등을 대고(그림 27 a) 두 무릎을 굽혀 가면 허리가 벽에 딱 붙는다(그림 27 b). 그 위치의 골반의 경사를 두 손으로 지지한 채로 두 무릎을 펴면 전만이 교정된다(그림 27 c).

스포츠 활동뿐만 아니라 일상생활에서도 이 골반의 위치를 유지할 수 있도록 연습한다.

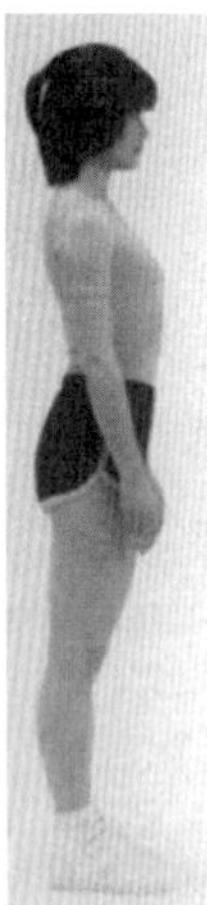

그림 25 전만과다

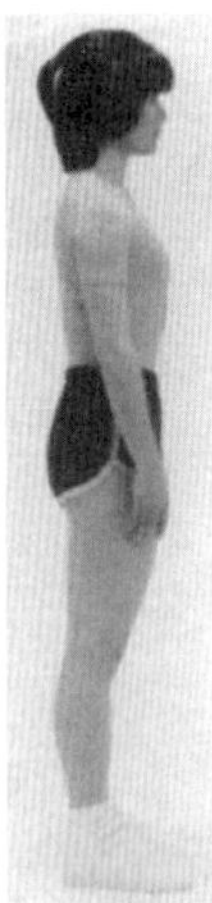

그림 26 정상

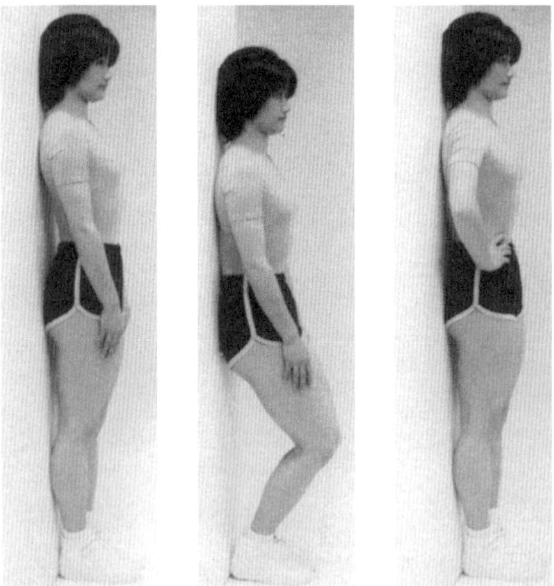

a. b. c.

그림 27 요부 전만의 교정
벽에 등을 댄다(그림 a)
두 무릎을 굽혀 가면 허리가 벽에 딱 붙는다 (그림 b).
그 골반의 경사를 두 손으로 누르고 무릎을 펴서 전만의 교정을 한다(그림 c).

D ▮ 요통 예방의 요통체조 및 일상생활의 주의사항

1 요통 예방의 요점

① 요통의 원인을 이해하여 일상생활에서 주의한다(그림 30 참조).
② 비만 방지: 요부의 부담을 가볍게 한다.
③ 생리적인 요추 전만을 유지한다(그림 27 참조).
④ 복근과 배근의 균형 유지를 강화한다.
⑤ 추간판 내압이 상승하는 자세를 취하지 않는다 : 다음과 같은 것에 주의한다.

- 앞으로 구부정한 자세로 물건을 잡지 않는다.
- 중심(center of gravity)의 가까이에서 무거운 물건을 이동한다.
- 오랜 시간 같은 자세로 앉지 않는다.

2 요통체조의 요점

수많은 요통체조(그림 28)가 발표되어 있는데 그 요점은 다음과 같다.

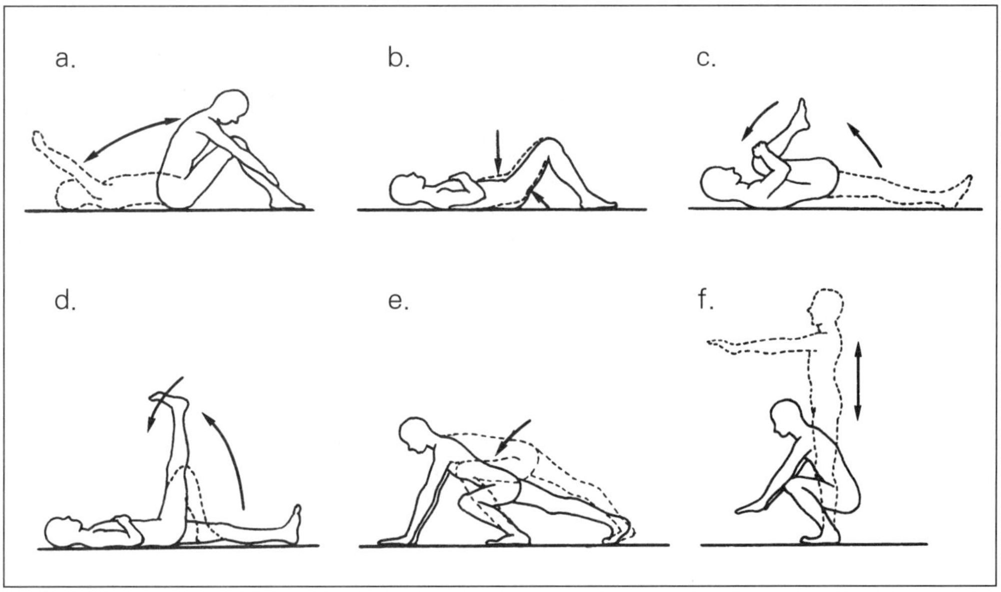

그림 28 Williams의 요통체조
a : 복근 근력 강화
b : 골반 후경, 요추전만 감소, 대둔근 강화
c : 요근군의 신장
d : 햄스트링의 신장
e : 체중을 이용하여 장요근, 장골대퇴인대, 대퇴근막장근의 신장
f : 요배근 신장과 슬신근 강화를 동시에 한다.

① 요추 전만의 증대를 교정
② 복근 배근의 근력을 강화
③ 구축된 부분(추간관절 또는 근)을 신장
④ 이완
⑤ 요부 • 하지운동의 협동성을 향상

3 요통체조의 주의사항

① 원칙적으로 자기만이 할 수 있는 능동운동을 한다.
② 신경증상(하지의 근력저하, 감각이상, 건 반사이상 등)이 있으면 무리를 하지 않는다.
③ 골이나 관절의 불안정성이 있으면 근력강화를 주체로 한다.
④ 배근, 복근의 위축, 긴장, 경결 등을 조사하여 위축부분은 강화하고 긴장부분은 신장한다.
⑤ 조금씩이라도 좋으니 지속적으로 매일 할 수 있도록 연구한다.
⑥ 가정에서도 할 수 있는 종목을 시행한다.
⑦ 끝난 후에 경쾌한 느낌이 남아야 하며 결코 "통증을 참고" 하지 않는다.

4 요통에 대한 브레이스

요통증에 대하여 여러 가지 체간 장구(brace)나 코르셋이 이용되는 일이 많은데 그 사용에 대해서는 신중을 기해야 하고 "최종적으로는 떼어 내는 것을 목표"로 하여야 한다. 만성적으로 사용하면 근력저하, 구축 등을 일으켜서 오히려 요통을 악화시킨다.

체간 장구는 아래의 목적을 위하여 사용한다.

① 체간의 운동제한
② 바른 자세의 유지
③ 요추부에 대한 부담의 감소

③의 「요추부에 대한 부담의 감소」를 위해서는 "복압"이 중요하며 현재의 간이 체간 장구의 대부분은 복부를 한바퀴 빙그르르 돌아서 억제하기 때문에 복강압이 상승하여 그 정수압적 작용으로서 요배근이나 요추(추간판이나 추간관절)에 대한 부담을 감소시킨다(그림 29 참조).

5 바른 자세를 위한 요점

요통증의 원인은 수많이 있으나 그 치료와 예방을 위해서는 「서 있다, 앉는다, 눕는다, 물건을 든다」라는 일상생활에서의 행동이 중요하며 이른바 "바른 자세"의 철저한 관리와 자각이 중요하다.

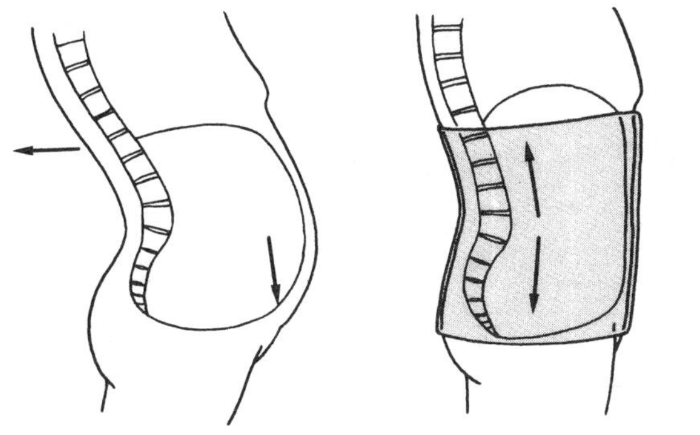

그림 29 복부의 밴드 효과
돌출한 복부를 교정하여 복강압의 상승에 따른 요배근, 추간판의 부담을 경감시킨다.
(岩倉博光 외 편 : 運動器疾患とリハビリテーション, 醫歯藥出版, 1984에서)

바른 자세란「근의 수축력의 균형이 잡혀 있고 중심이 바른 위치를 지나며 온갖 동작으로 편안하게 옮길 수 있는 준비상태에 있다」라 말할 수 있다. 요통증에서는 요추의 생리적 전만의 유지와 바른 골반의 경사, 중심의 바른 위치의 통과, 복근의 수축력에 의한 요추에 대한 부담의 경감 등이 중요하다(그림 30).

다음과 같은 점에 주의한다(그림 30).

① 서 있을 때의 자세 : 같은 자세를 오래 지속하지 않는다.

② 걸을 때의 자세 : 서 있을 때의 바른 자세는 옆에서 보아 귀로부터 수직선을 내리면 견봉과 대퇴골의 대전자와 무릎의 중앙을 지나서 족관절의 전면으로 빠지는 것이 좋다(중심선).

③ 바르게 앉는 방법 : 요통의 방지에는 "똑바른 딱딱한 의자"가 가장 좋으며 이러한 의자가 없을 때도 바르게 앉을 수 있도록 훈련할 필요가 있다. 상반신을 앞으로 구부린 자세로 앉는 버릇을 고치려면 목을 뒤에 남겨둔 채 턱을 당기고 등을 편다. 다음으로 복부의 근육을 긴장시켜서 허리를 편다.

④ 바르게 눕는 방법 : 딱딱한 매트리스가 필요하며 반드시 누워서(앙와위) 엉덩이가 너무 가라앉는 것은 좋지 않다. 베니어합판 위에 얇은 것을 깔고 누워도 좋다.

6 요통증의 일상생활에서의 주의사항

① 허리만을 굽히는 동작은 하지 않는다. 슬관절과 고관절도 동시에 굽히도록 한다.

② 허리보다 높게 무거운 것을 들어올리지 않도록 한다.

③ 무거운 것을 들 때는 몸의 정면에서 몸에 물건을 근접시켜 웅크리고 앉아 안아 올리도록 한다.

④ 편안하게 들어올릴 수 없는 물건을 장시간 들고 걷지 않는다.

⑤ 무거운 가구를 움직이지 않는다.

⑥ 급격히 움직이는 동작이나 급격한 근의 수축을 수반하는 동작을 하지 않는다.

⑦ 너무 부드러운 의자나 소파에 앉지 않는다. 장시간 의자에 앉아 있을 때는 다리를 꼬고 앉는다.

⑧ 요통이 있을 때에 스포츠나 체조를 하려면 신중하게 하고 전문의와 상의해서 한다.

⑨ 허리를 과도하게 전굴 또는 후굴을 시키거나 무리한 힘이 걸리는 종목은 피한다.

7 여성이 주의해야 할 요통의 요점

① 하이힐의 높이는 중간 정도의 것으로 하고 항상 같은 높이의 신발을 신으며 극단적으로 높이가 틀리는 신발은 신지 않는다.

② 엉거주춤한 자세로 가사를 하지 말고 아이의 기저귀 교환 등도 앉아서 한다.

③ 빨래를 널 때는 허리를 굽히지 않아도 되도록 빨래 바구니의 위치를 높이고 빨래 줄의 위치도 낮춰서 서로 가깝게 한다.

④ 복근을 수축시켜서 골반의 경사를 교정하여 허리의 휘어짐(전만)을 감소시킨다(그림 26).

⑤ 무거운 물건을 들어올리거나 문이나 창문을 여닫을 때는 남성에게 부탁한다.

⑥ 복근과 둔근을 강화시켜서 "자연의 코르셋"을 만들어 골반과 요추의 지지력을 증가시킨다. 이것은 미용상도 중요하다(그림 26).

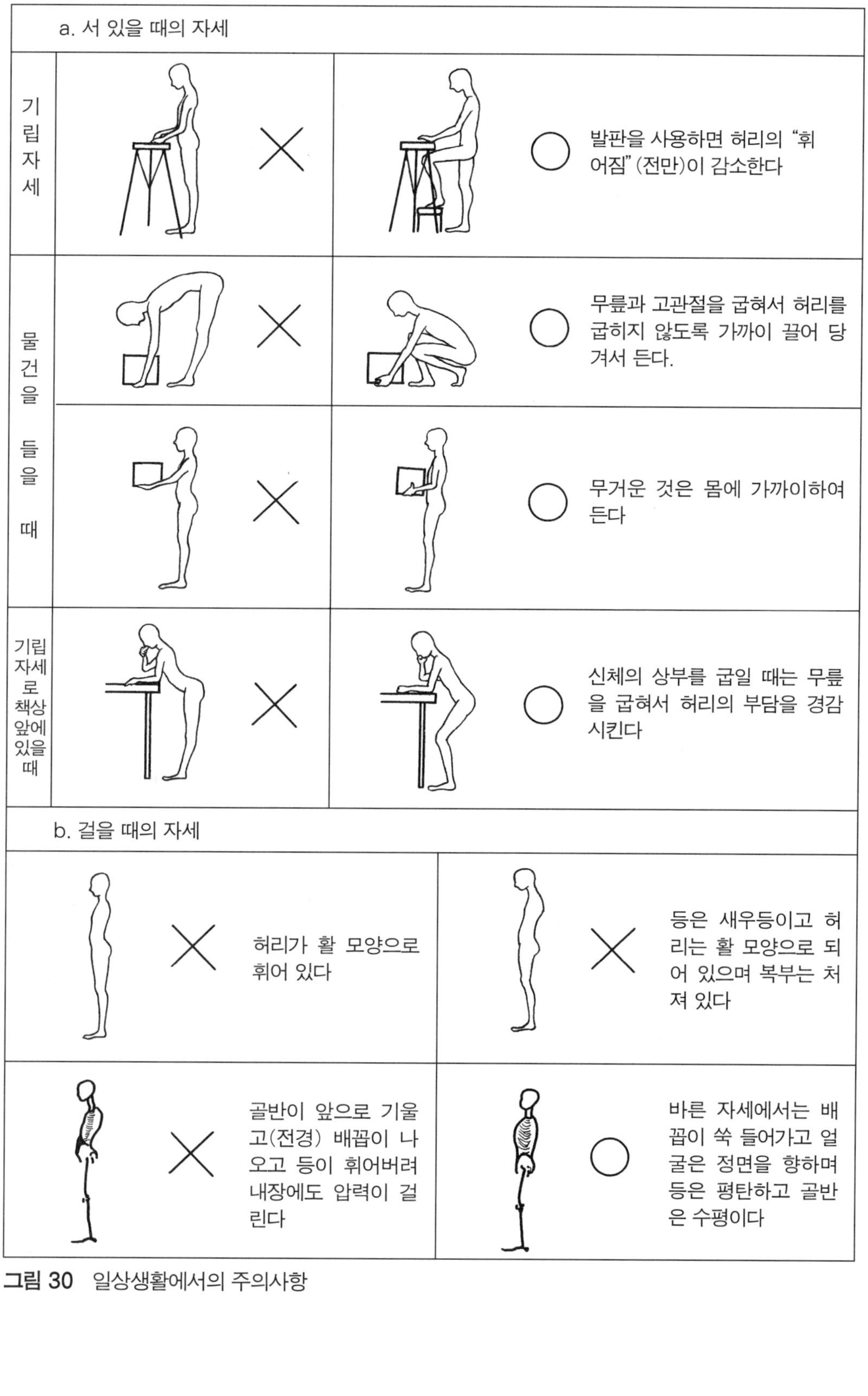

그림 30 일상생활에서의 주의사항

c. 앉을 때의 자세		
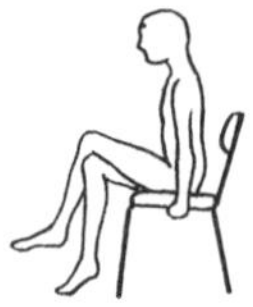	○	허리의 긴장을 제거하기 위해서 의자의 앞쪽으로 앉아서 복부의 근육에 힘을 주어 등을 평탄하게 한다. 다리를 꼬는 것도 좋다.
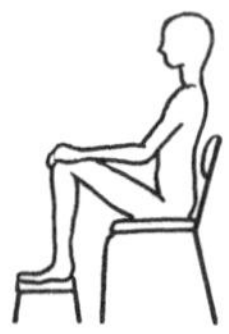	○	발판을 사용하여 무릎이 고관절보다 높게 하면 허리의 휘어짐 "전만"이 감소한다.
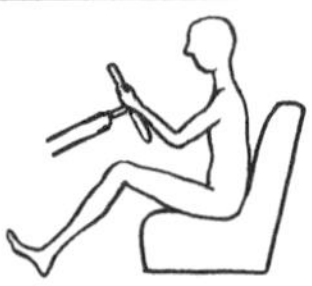	○	자동차를 운전할 때는 허리를 시트에 밀어붙인다.
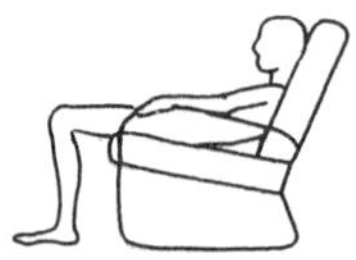	×	이러한 자세를 지속시키면 요통이 발생한다.
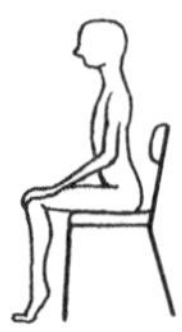	×	의자가 너무 높으면 허리의 휘어짐(전만)이 심해진다.
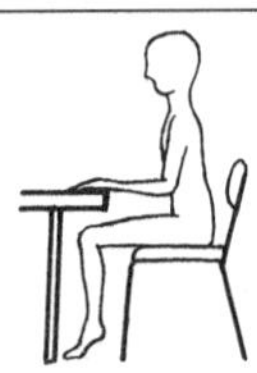	○	등을 똑바로 하여 고관절에서 굽혀 상체를 조금 앞으로 기울게 한다(전경).
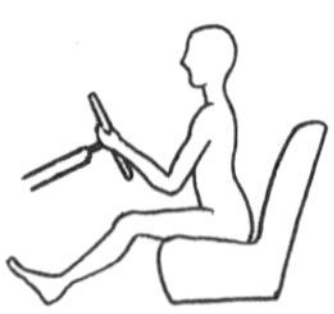	×	자동차의 운전 시에 시트와 페달의 거리가 너무 떨어지면 허리의 휘어짐이 심해진다.
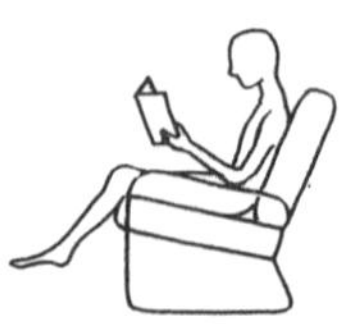	×	독서를 할 때에 앞으로 구부정한 자세가 되면 새우등이 되어 허리에 부담이 걸린다.

그림 30 계속

d. 누울 때의 자세		
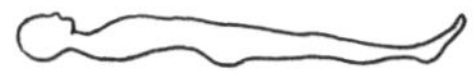	✕	평탄한 곳에 누우면 허리의 패인 곳(전만)이 심해진다.
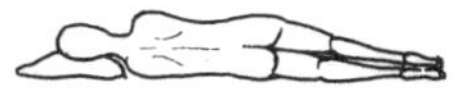	○	옆으로 누울 때는 무릎을 적당히 굽히면 등이 평단해진다. 목을 지지하기 위해 낮은 베개를 사용한다.
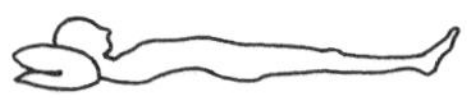	✕	베개가 높으면 등이 둥그렇게 되어 허리에 부담이 간다.
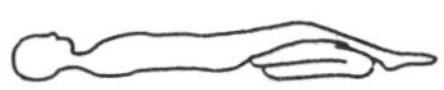	○	위를 향해서 누울 때는 무릎의 아래에 가겹게 베개를 넣으면 허리의 휘어짐(전만)이 약화된다.
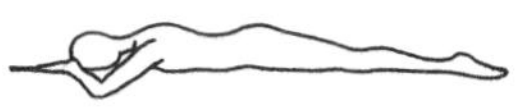	✕	엎드려 누우면 허리의 휘어짐이 심해져 좋지 않다. 이 자세에서 책을 읽는 것은 가장 나쁘다.
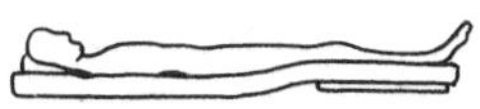	○	위를 향해서 누울 때는 하퇴 이하를 20cm 정도 높게 한다.
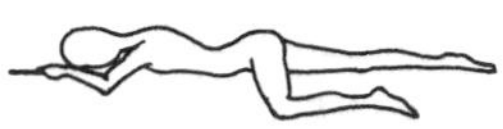	✕	비스듬히 누워서 무릎을 굽혀도 허리의 휘어짐은 약화되지 않는다.
e. 이완시킬 때의 자세		
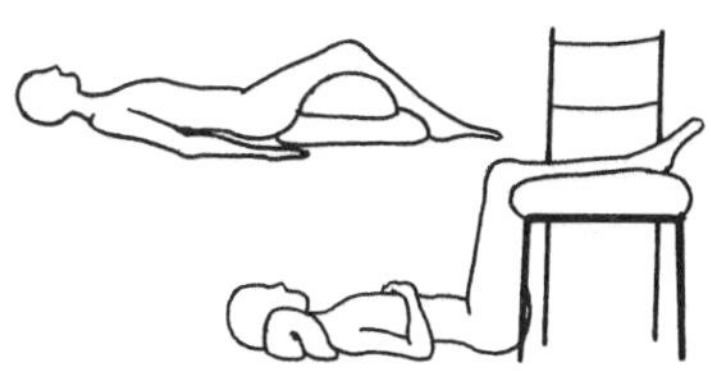	○	이와 같이 무릎과 고관절을 굽히면 허리의 휘어짐(전만)이 느슨해지므로 척주의 긴장이 풀려서 편안해진다.

그림 30 계속

3 견갑대

A ▮ 견관절의 바이오메카닉스

견관절은 좁은 의미로는 크고 둥근 상완골두와 좁고 얕은 견갑골 관절와로 구성되는 관절(견관절 = 견갑상완관절)이고 상기의 구조에 의해서 매우 넓은 관절 가동범위를 갖지만 같은 이유로 매우 불안정하여 그 안정화를 위해서 관절 주위근의 작용이 크며 인대의 구조는 슬관절과 달리 별로 발달되어 있지 않다. 근 중에서도 상완골두와 견갑골의 사이를 정적 동적으로 안정화시키기 위해 한바퀴 에워싸고 있는 건양 조직인 회전근개(rotator cuff)와 그것을 구성하는 근(회전근군)의 작용이 중요하며 상방의 극상근(supraspinatus), 하방의 극하근(infraspinafus), 하방의 소원근(teres minor), 전방의 견갑하근(subscapularis)으로 구성된다(그림 1, 2, 표 1).

그리고 이들의 근의 외측에 큰 근이 있어 견관절의 운동을 작동한다. 이 중에서도 삼각근의 작용은 중요하다.

견관절 주위근군은 기능적으로 내층근(inner muscle)과 외층근(outer muscle)[*1] 으로 나눌 수 있다.

또한 어깨의 운동에는 견갑골이나 쇄골의 운동도 참여하기 때문에 해부학적 관절인 견봉과 쇄골의 사이(견쇄관절), 쇄골과 흉골의 사이(흉쇄관절) 그리고 해부학적으로는 관절이 아니지만 가동적인 활주부인 상완골두와 견봉과의 사이("제2견관절"이라 임상적으로 부른다), 견갑골과 체간(늑골)의 사이, 상완이두근 장두와 상와골두의 사이 등도 관절이라 생각하여 "넓은 의미의 관절" 또는 견갑대라 부른다.

견관절의 운동은 크지만 동시에 견갑골도 협동하여 운동을 하고 예컨대 견갑상완관절의 외전: 견갑골의 외회전=2 : 1이라 하며 이것을 "견갑상완 리듬"이라 부르고 원활한 어깨의 운동에 중요하다.

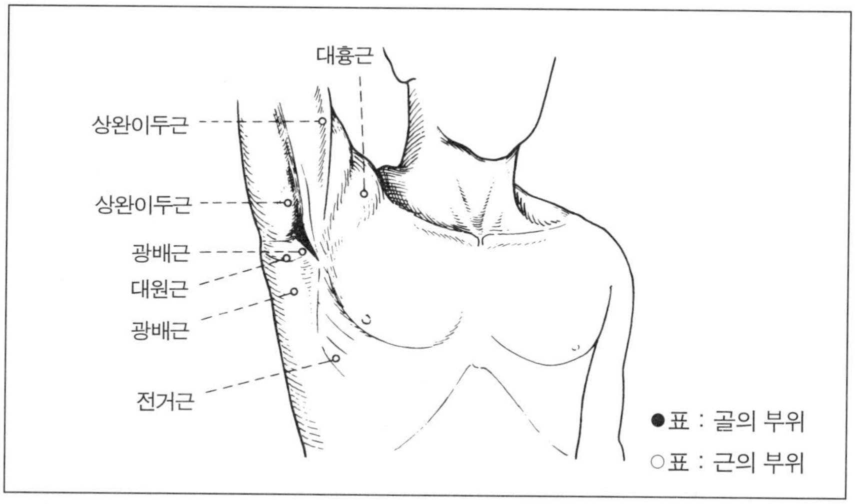

그림 1 견관절의 근(전면)

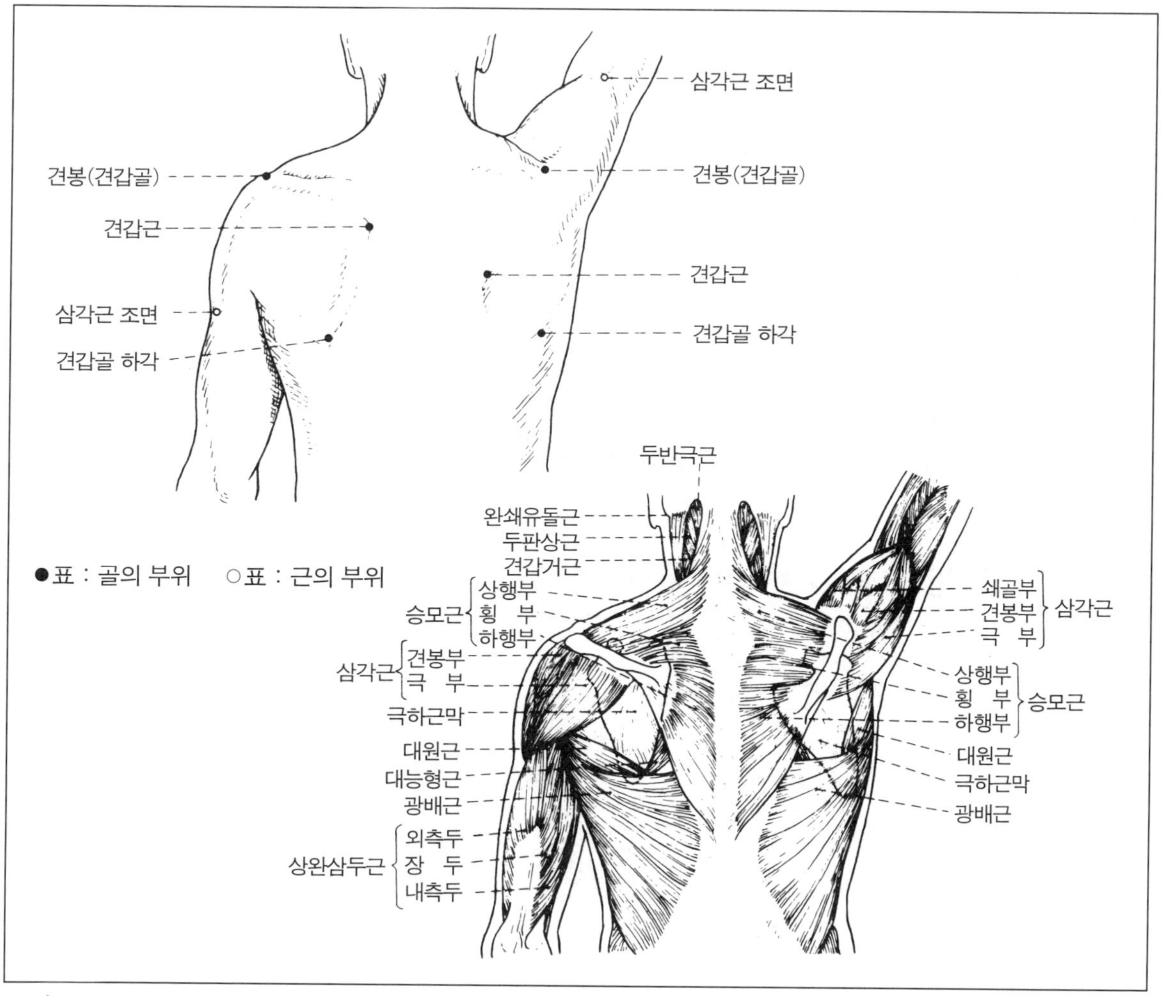

그림 2 배부 • 견갑대의 근

표 1 견갑골 및 견관절의 운동에 관여하는 근

▶견갑골

근명	신경	거상	끌어내림	굴곡	신전	상방회전	하방회전	전경
승모근	부신경과 경부 신경총 $C_{2\sim4}$	○상부	○하부		○	○상부 하부		
견갑거근	견갑배신경 $C_{2\sim5}$	○			△		○	
능형근	견갑배신경 $C_{4\sim6}$	○			○		○	
전거근	장흉신경 $C_{5\sim8}$		△	○		○		
소흉근	전흉신경 $C_{7,\ 8}$		○	○			○	○
기타			광배근, 대흉근, 쇄골하근, 중력	대흉근	광배근		광배근, 대흉근 하부, 중력	

▶견관절

근명	신경	굴곡	신전	외전	내전	외회전	내회전	수평굴곡	수평신전
극상근	견갑상신경 C_5			○					
극하근	견갑상신경 $C_{5\sim6}$					○			
소원근	액와신경 C_5					○			
삼각근	액와신경 $C_{5\sim6}$	○전부	○후부	○중부	△전부 후부	○후부	○전부	○전부	○후부
견갑하근	견갑하신경 $C_{5\sim6}$		△		○		○		
상완이두근	근피신경 $C_{5\sim7}$	○							
상완삼두근	요골신경 $C_{6\sim8}$		△장두		△장두				
오훼완근	근피신경 $C_{5\sim7}$	△			△				
대원근	견갑하신경 $C_{5\sim7}$		○		○		○		△
광배근	흉배신경 $C_{6\sim8}$		○		○		○		△
대흉근(쇄)	전흉신경 $C_5 \sim T_1$	○			△		△	○	
대흉근(흉)					○		△	○	

○ : 주동근　　△ : 보조근

(岩倉博光 외 편저: 運動器疾患とリハビリテーション, 醫齒藥出版, 1984에서)

B ▮ 견갑대의 스포츠 손상과 재활치료

1 견갑대의 스포츠 외상

1) 골절: 쇄골, 상완골, 견갑골 등에 많이 발생한다. 어느 것이든 넘어짐 등으로 발생한다. 쇄골 아래에는 상완신경총이 뻗어 있으며 이것을 손상하면 상지의 마비를 일으키고 치유가 어렵다.

2) 탈구, 염좌: 견관절 탈구*2 및 견쇄관절 탈구*3가 일어난다.

3) 회전근개 손상*4

등이 있다. 어느 것도 넘어져서 발생하는 일이 많다.

수술적 치료, 비수술적 치료의 어느 것이든 장기간(1개월 이상) 깁스 등으로 고정하는 경우가 많으며 또한 근, 건, 인대의 손상이 있으면 불안정증이 생기기 쉽고 특히 견관절 탈구에서는 3주일 이상 고정을 하지 않으면 불안정성이 남아서 반복성 탈구가 되기 쉽다.

재활치료 안정 • 고정기가 지나면 시행한다.

1) 온열 치료

2) 가동범위 개선훈련으로서의 스트레칭(수동적으로부터 보조 능동적으로) (그림 3~7 참조).

용 어 해 설

*1 내층근군과 외층근군 : 견갑대의 근을 바이오메카닉스적인 작용으로부터 내층근군(inner muscle)과 외층근군(outer muscle)으로 나눠서 근력훈련을 하는 것이 실천적이다. 내층근군은 회전근군(극상근, 극하근, 소원근, 견갑하근)을 가리키며 근은 얇고 작아서 근력은 약하지만 상완골두를 견갑골와에 가까이 끌어당겨 외층근군의 작용을 효과적으로 한다. 외층근군은 그 위의 대흉근 삼각근 광배근 등이며 근은 크고 근력도 강하며 상완골을 전방(굴곡) • 측방(외전) • 후방(신전) 등으로 당겨 올리는 작용이 있다. 생체에서는 이 양자가 협동하여 작용함으로써 어깨의 운동이 원활하게 된다. 스포츠 선수가 웨이트 등으로 훈련하면 외층근군에 부하가 잘 걸려서 발달하지만 내층근군에는 웨이트가 너무 무거워 효과적이지 않은 경우가 많고 훈련으로 손상을 유발하는 일도 있다.양자를 균형 있게 발달시키려면 내층근군에는 “고리 고무” 등의 매우 가벼운 부하로 내회전(견갑하근) • 외회전(그하근과 소원근) • 내전(견갑하근) • 외전(극상근)의 운동을 시킨다. 외층근군에는 보통의 고무 튜브나 덤벨을 사용해서 모든 방향으로의 운동을 시키지만 장애 후의 재활치료로서는 가벼운 중량으로부터 시작하여 무리를 하지 않는다. 장애에 대해서는 보조나 교정할 수 있는 작용의 근을 바이오메카닉스적으로 고려하여 강화한다. ① 습관성 견관절 탈구나 전방 불안정성 또는 투구시의 와인드업(windup)기에서의 어깨의 전방통에는 어깨의 전방을 보강하기 위해 내회전근군(견갑하근과 삼각근 전부)을, ② 하방 불안정성에는 상완골을 상방으로 당기기 위해 외전근군(극상근과 삼각근 중부)을, ③ 임핀지먼트 증후군이나 오십견 또는 투구시의 손목의 콕킹기로부터 가속기에서의 어깨 상방의 통증에는 상완골을 하방으로 끌어내리기 위해 내전근군(견갑하근, 광배근, 또는 대흉근)을, ④ 투구시의 폴로스루(follow through)기에서의 후방의 통증에는 어깨의 후방을 보강하기 위해 신전근군(삼각근 후부 또는 광배근)을 중점적으로 강화하면 된다.

*2 견관절 탈구 : 견관절 탈구는 외상성 탈구 중에서도 빈도가 높다. 주로 전방 탈구인 오훼하 탈구가 많고 특유의 자세를 취한다. 탈구 시에 연골이나 인대 또는 관절낭을 손상하면 탈구의 정복 후에 재 탈구하기 쉽다.

*3 견쇄관절 탈구 : 완전 탈구에서는 쇄골이 들려 올라온다(piano key sign). 경증에서는 테이핑이나 장구로 고정하지만 견쇄인대와 오훼쇄골인대도 파열되었을 때는 수술도 한다.

*4 회전근개 손상 : 회전근개를 구성하는 네 근의 건이 손상된 것. 견봉과 상완골 사이에 끼이기 때문에 극상근건의 손상이 많다. 상지를 거상한 자세로는 유지할 수 있으나 그대로 옆으로부터 서서히 내리면(내전) 어떤 각도에서 유지할 수 없게 되어 갑자기 떨어져버린다(drop arm sign). 젊은 환자에서는 자연 치유가 되기도 하지만 만성화되면 drop arm sign이 뚜렷해지고 수술도 필요하게 된다. 완전 파열에서는 상지를 거상할 수 없다.

3) 저항을 가해서 하는 근력 강화훈련(그림 8~18 참조)

먼저 1), 2)로 안전한 범위에서 ROM의 개선을 도모한다.

견관절 탈구에서는 외회전을 제한하여 시행한다(그림 19 참조).

ROM이 건전한 측의 1/2정도가 되면 저항을 가해서 하는 근력 강화훈련을 서서히 추가한다. 이 밖의 치료적 운동은 회복에 따라 추가한다.

건전한 측의 상지, 하지, 체간의 훈련은 깁스고정 중에도 안전한 범위에서 할 수 있다. 하지의 근력훈련이나 고정식 자전거에 의한 전신 지구력 강화훈련을 한다.

치료적 체조

가벼운 저항을 가하여 ROM의 개선을 지향한다.

1) Codman의 진자(흔들이)운동 : 상체를 90° 로 앞으로 굽혀 건전한 측의 손으로 책상 등을 떠받치고 환부 측의 상지를 아래로 펴서 전기다리미나 아령(0.5~1 Kg)을 잡아 팔이 진자(흔들이)가 되도록 전후 좌우 및 회전운동을 서서히 한다(그림 20 참조).

2) 봉 체조 : 봉을 두 손으로 잡고 건전한 측 상지의 힘으로 환부 측의 굴곡, 외전, 회전 등의 운동을 한다(그림 21 참조).

3) 활차훈련 : 찬장에 매단 활차에 로프를 걸쳐서 두 손으로 잡고 건전한 측의 힘으로 환부 측 상지의 운동을 한다(그림 22 참조).

4) 손가락의 벽 오르기 : 벽을 마주보고 서서 환부 측의 손가락으로 벽을 따라서 가면서 어깨의 굴곡이나 외전운동을 한다(그림 23 참조).

2 반복성 견관절 탈구, 습관성 견관절 탈구

견갑대의 스포츠 장애는 견갑대의 구조적 약점에 의해서 일어나는 일이 많다.

한 번 탈구하면 최저 3주일간은 어깨가 움직이지 않도록 고정해 두지 않으면 그 후 탈구하기 쉬워진다. **3**과 같은 재활치료를 시행하여 동적 안정성 향상을 지향한다.

3 불안정 견관절증

외상은 없으나 선천적으로 어깨가 느슨하여「빠질 것 같은 느낌」이 강하고 특히 투구동작의 와인드업을 할 때 또는 테니스나 배구의 서브에서 팔을 후 상방으로 올릴 때에 불안감이 강하다(전방 불안정증). 진찰 시에도 이러한 자세를 취하면 탈구할 것 같은 불안이 있다(apprehension test).

대수롭지 않은 물건을 팔로 들고 있는데도 어깨가 나른하고 빠질 것 같이 된다(하방 불안정증).

어느 것이든 견갑대 주위근군의 강화로 어깨의 동적 안정성을 도모한다.

재활치료

1) 온열 치료 : 동통이 있을 때

2) 근력 강화훈련(그림 8~19 참조)

불안정한 방향과 길항작용의 근을 강화한다. 전방 불안정증에서는 내회전근군(견갑하근, 대흉근, 광배근 등)(그림 14, 15 참조)을, 하방 불안정증에서는 외전근군(삼각근, 극상근)(그림 8, 12, 13 참조)을 강화한다. 스트레칭은 적극적으로 하지 않는다.

또한 웨이트를 갖고 시행하는 경우는 상지를 몸의 표면으로부터 후방으로 돌리면 불안정성이 나타나기 때문에 기립자세에서는 등을 벽에 밀어붙이거나(그림 19 참조) 앙와위에서는 마루에 등을 밀어붙여서 시행한다(그림 12, 13 참조). 내층근군과 외층근군에 부하를 나눠서 훈련한다(화전근개 기능훈련).

4 충돌 증후군 (impingement syndrome)

어깨를 외전(또는 굴곡)시켜 가면 어떤 각도에서 견봉의 아래에 통증이 뻗친다. 이 부분에서 회전근개(회전근개염*5 등), 활액낭(견봉하 활액낭염*6 등) 등이 뼈 사이에 강하게 끼이어서 통증이나 파열을 일으키는 것을 충돌 증후군 이라 부른다. 수영이나 구기에 많으며 "수영견"이라고도 불리고 "야구견"에서도 같은 증상이 관찰된다. 수술하여 파열부분을 수복하거나 골을 부분절제 하는 경우도 있다.

용어해설

*5 화전근개염 : 견봉과 상완골두의 사이에서 근개가 비벼진 것. 상지를 외전하면 90 전후에서 아파서 들어올릴 수 없다. MRI 단층촬영으로 건의 염증이나 파열을 확인할 수도 있으나 온열과 스트레칭이 효과가 있다. 이것이 진행되면 근개 파열이 되기도 한다.

*6 견봉하 활액낭염 : 근개와 상완골 사이의 활액낭이 염증을 일으킨 것. 상지를 거상하면 통증이 생긴다. 외상 후의 염증으로서, 그리고 연령적 변화(오십견의 일종)가 있을 때도 발생한다. 활액낭 내에 국소마취 주사를 하면 증상이 경감되어 팔을 거상할 수 있다는 점이 근개 파열과 감별할 수 있는 점이 된다(프로카인 테스트).

*7 충돌성 유통호견 : 충돌성 증후군, 수영견, 야구견 등은 증상이 공통점이 있으며 "유통호견(painful arch shoulder)"이라 총칭한다. 이것은 어깨를 외전하여 갈 때에 어떤 각도(의 사이)에서 아픈 것으로 이것을 지나면 통증이 가벼워지는 증상을 나타낸다. 이것은 견봉과 상완골의 사이에서 근개나 견봉하 활액낭 또는 상완이두근 장두가 끼이어버리는 것으로 일반적으로는 외전 60~120°에서 아프고 이 때 거듭 상완을 내회전시켜 통증이 심해질 때는 견관절 후방의 손상이, 반대로 외회전 하여 아파질 때는 전방의 손상이 많다.
스포츠의 지도로서 수영, 투구, 테니스의 서브 등에서 아프지 않은 각도를 사용하는 폼으로 하거나 수영에서 머리를 드는 방향을 바꾸거나 이에 필요한 견관절 주위의 근력 강화나 스트레칭을 한다.

충돌 증후군, 야구견 등은 공통된 징후를 갖고 있으며 "충돌성 유통호견(painful arch shoulder)" *7이라 총칭된다.

재활치료 수술의 유무에 관계없이 시행한다.

1) 온열 치료
2) 격통이 있을 때는 한랭 치료
3) 관절 가동범위 개선훈련으로서의 스트레칭(그림 3~7 참조)
4) 근력 강화훈련(삼각근 및 손상된 근과 같은 작용을 하는 근) (그림 8~10 참조)

어느 것이든 통증을 느끼지 않는 범위에서 능동운동을 한다.

5 야구견

제Ⅳ부 제1장「야구견의 재활치료」(p.240)를 참조할 것.

6 견관절 주위염(오십견)

스포츠 장애는 아니지만 중, 고령자에서 많이 관찰되며 이 치료를 위해서 가벼운 스포츠를 시작하는 사람도 많다.

오십견은 연령 증가에 따른 퇴행성 변화에 의한 동통성 견관절 제동증의 총칭이며 그 원인은 불명이지만 동통과 운동제한 때문에 가속도적으로 견관절의 운동장애가 생기고 영어로는 frozen shoulder라 부른다.

재활치료 통증 제거, 순환 개선, 가동범위 개선을 지향한다.

1) 온열 치료
2) 능동 및 보조 능동운동에 의한 신장법으로 가동범위 개선.
   (그림 3~7 참조)
3) 중간정도의 근력 강화훈련

물 치료도 효과적이며 온수 풀에서의 수영은 1)과 2)를 동시에 할 수 있어 좋다.

C ▮ 견갑대의 치료적 운동

1 견갑대의 치료적 운동

1) 어깨의 굴곡(전거) (그림3)
2) 어깨의 신전(후거) (그림4)
3) 어깨의 내전(그림 5)
4) 어깨의 외전(그림 6)
5) 어깨를 앞으로 당긴다(그림 7)

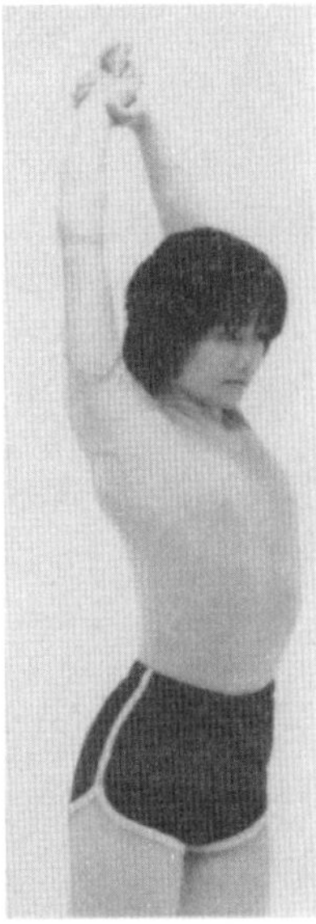

그림 3 어깨의 굴곡(전거)

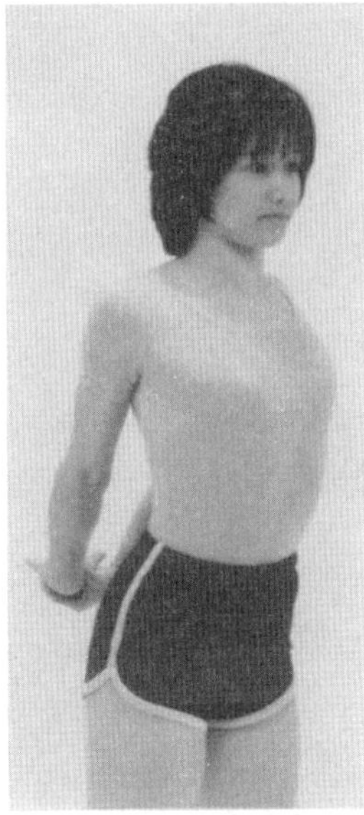

그림 4 어깨의 신전(후거)

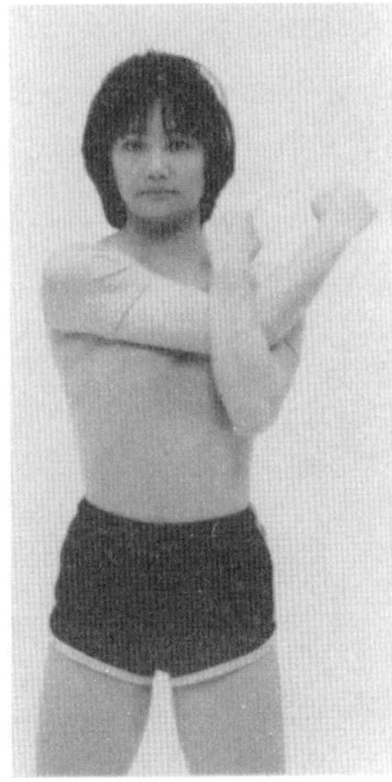

그림 5 어깨의 내전

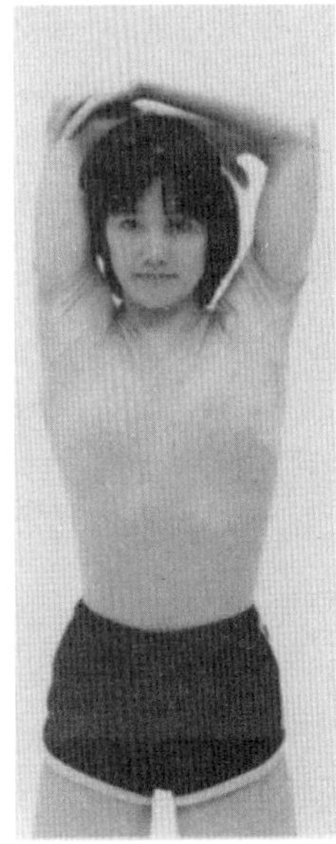

그림 6 어깨의 외전

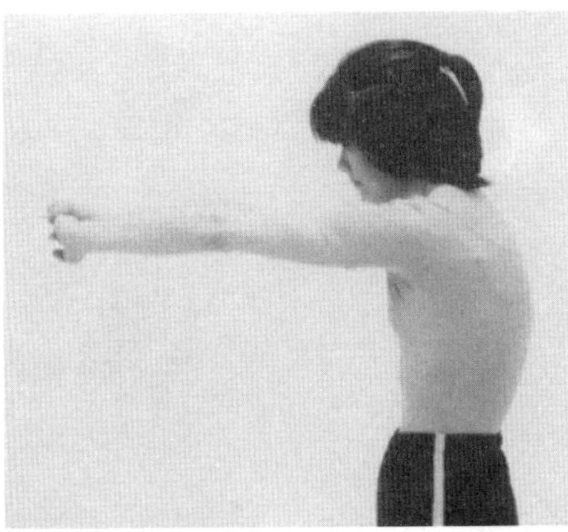

그림 7 어깨를 앞으로 당긴다

2 견갑대의 근력강화

1) 어깨의 외전(기립자세)(lateral raise standing : 그림 8)
2) 어깨의 굴곡(전거)(기립자세)(forward raise standing : 그림 9)
3) 어깨의 신전(후거)(기립자세)(그림 10)
4) 어깨의 굴곡(앙와위)(straight arm pull over : 그림 11)

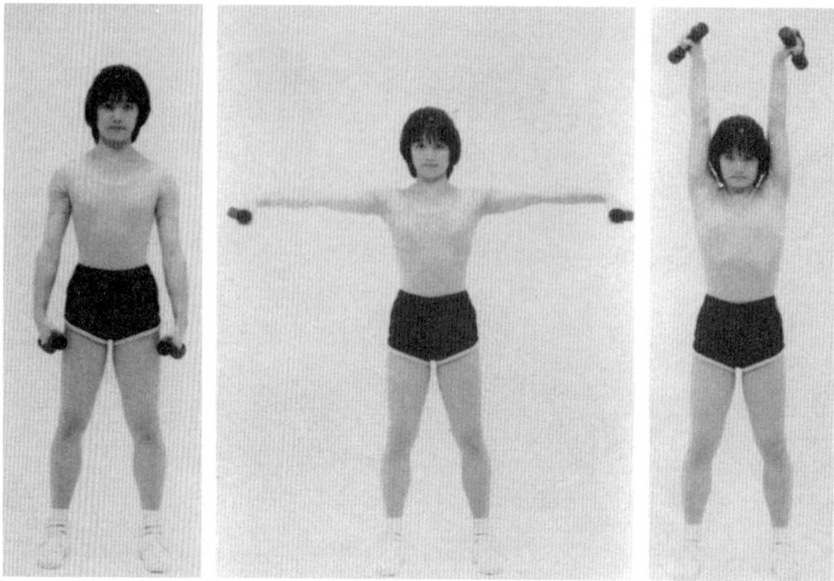

그림 8 어깨의 외전(기립자세)
팔꿈치를 굽히지 않도록 한다.

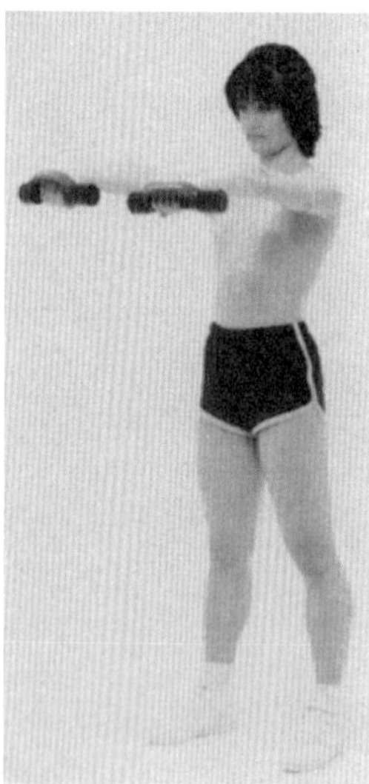

그림 9 어깨의 굴곡(전거)(기립자세)
팔꿈치를 굽히지 않고 어깨의 높이까지 올린다.

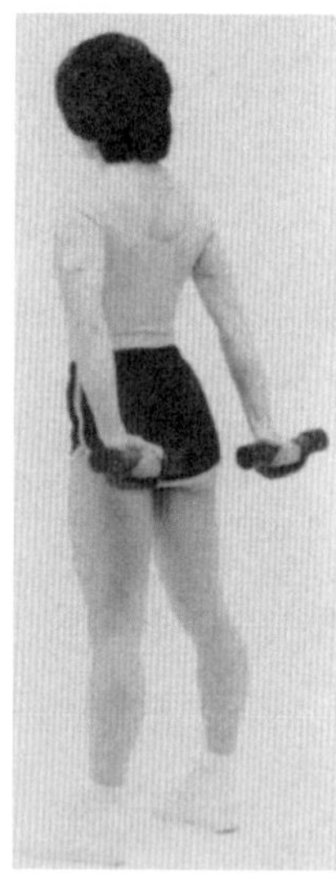

그림 10 어깨의 신전(후거) (기립자세)

5) 어깨의 내외전(앙와위)(lateral raise supine : 그림 12)

6) 어깨의 내외전(앙와위)(그림 13) : 견관절의 불안정성이 있을 때는 어깨의 후방에 타월을 넣는다.

7) 어깨의 내회전(앙와위에서 고무튜브를 당겨서)(그림 14)

8) 어깨의 내회전(기립자세에서 고무튜브를 당겨서)(그림 15)

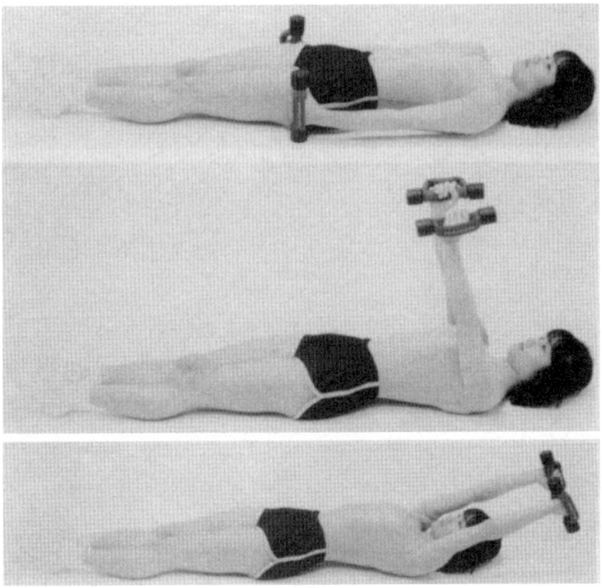

그림 11 어깨의 굴곡(앙와위)
팔꿈치를 펴고 허리가 뜨지 않도록 한다.

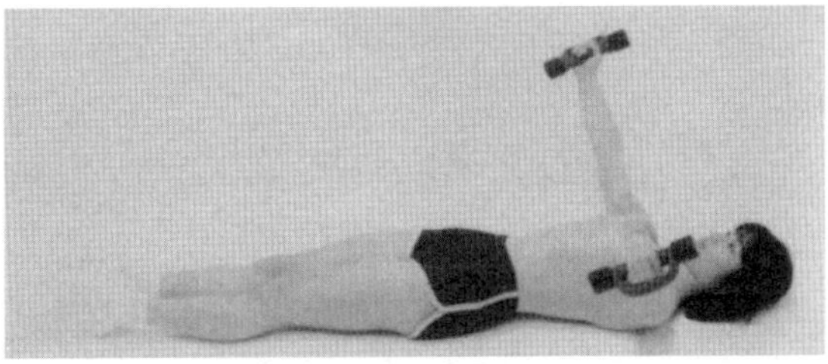

그림 12 어깨의 내외전(앙와위)(1)

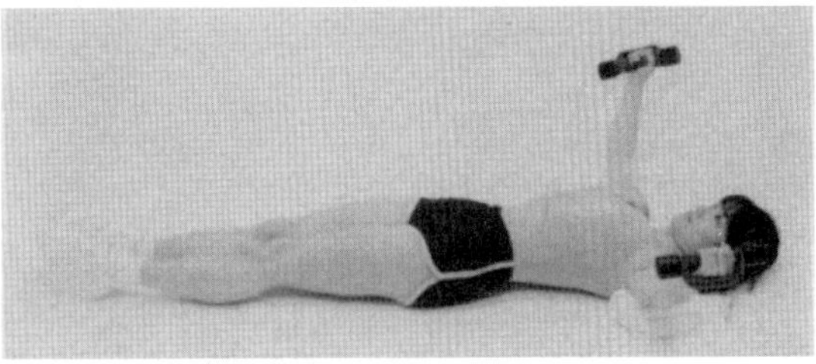

그림 13 어깨의 내외전(앙와위)(2)
어깨의 후방에 타월을 넣는다.

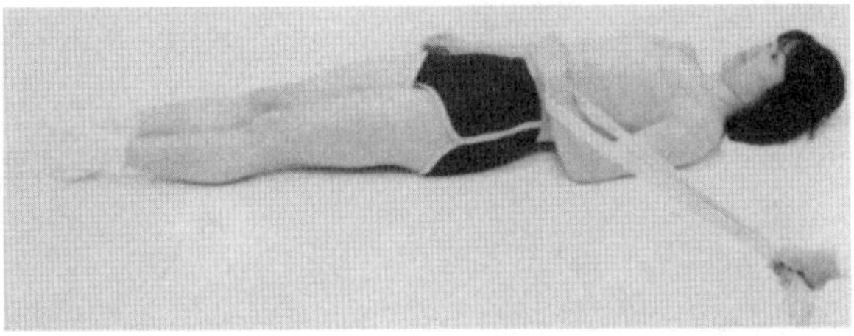

그림 14 어깨의 내회전(앙와위에서 고무튜브를 당긴다)

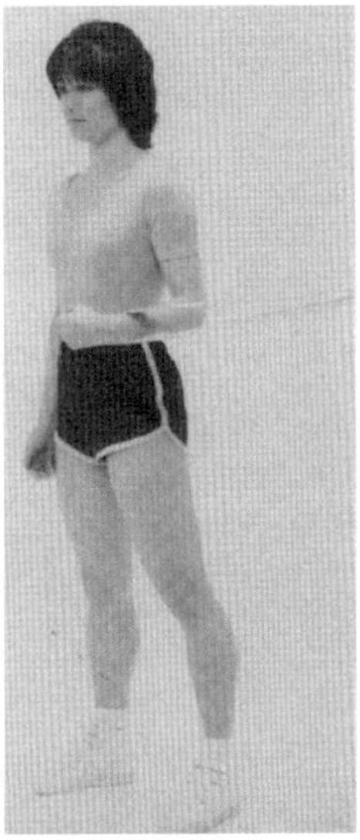

그림 15 어깨의 내회전
(기립자세에서 고무튜브를 당긴다)

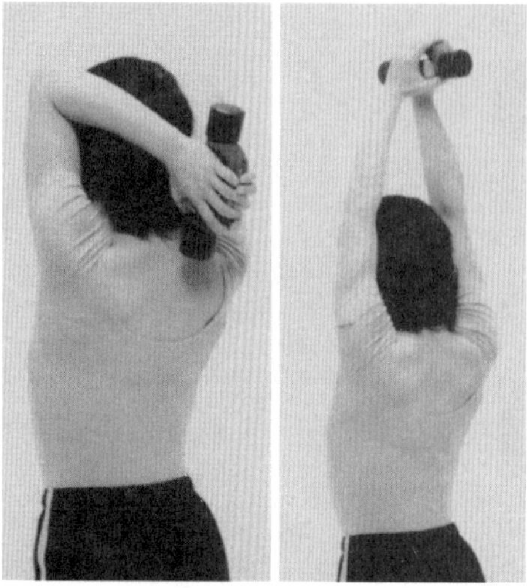

그림 16 어깨의 후방으로부터의 치켜올리기
팔꿈치의 위치를 고정한다.

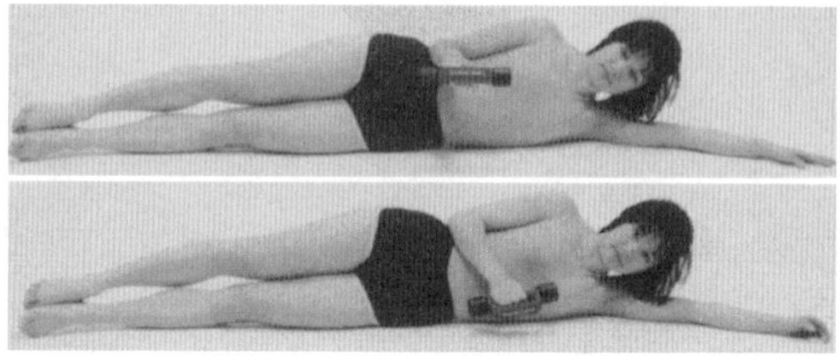

그림 17 어깨의 외회전(측와위)

9) 어깨의 후방으로부터 치켜올림(French press : 그림 16)

10) 어깨의 외회전(측와위)(그림 17)

11) 어깨의 내회전(측와위)(그림18) : 외회전을 0°로 제한하여 재 탈구를 방지한다.

12) 어깨의 외전(기립자세)(그림 19) : 외회전을 0°로 제한하여 재 탈구를 방지한다.

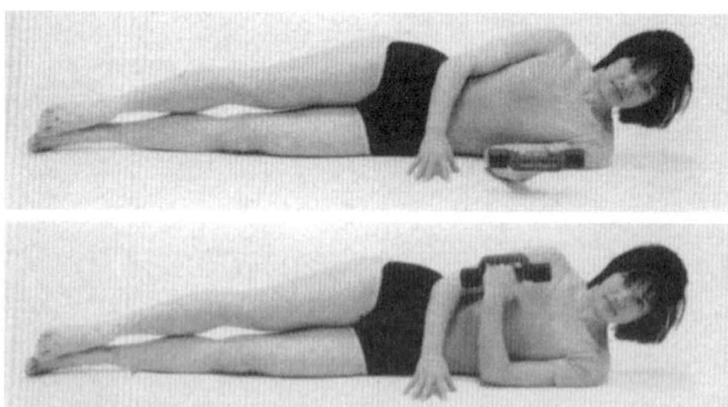

그림 18 어깨의 내회전(측와위)
외회전을 0°로 제한.

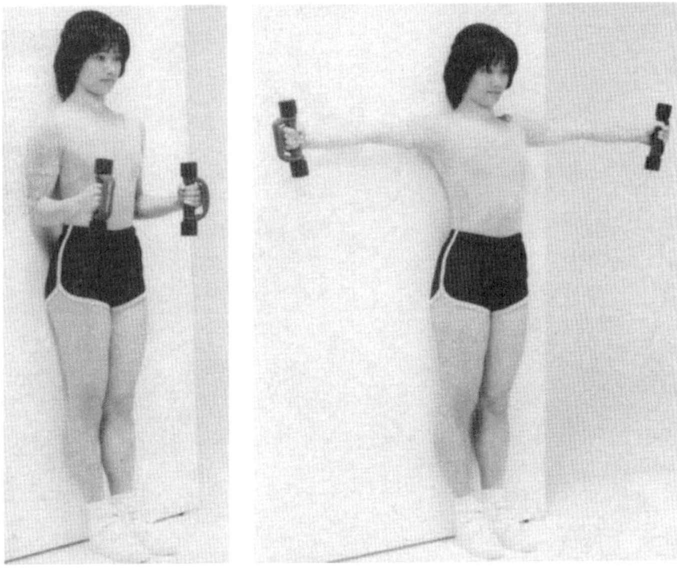

그림 19 어깨의 외전(기립자세)
벽을 등으로 하여 외회전을 0°로 제한.

3 견갑대의 치료적 체조

1) Codman 흔들이 체조(그림 20)
2) 봉 체조(그림 21)
3) 활차 훈련(그림 22)
4) 손가락의 벽 오르기(그림 23)

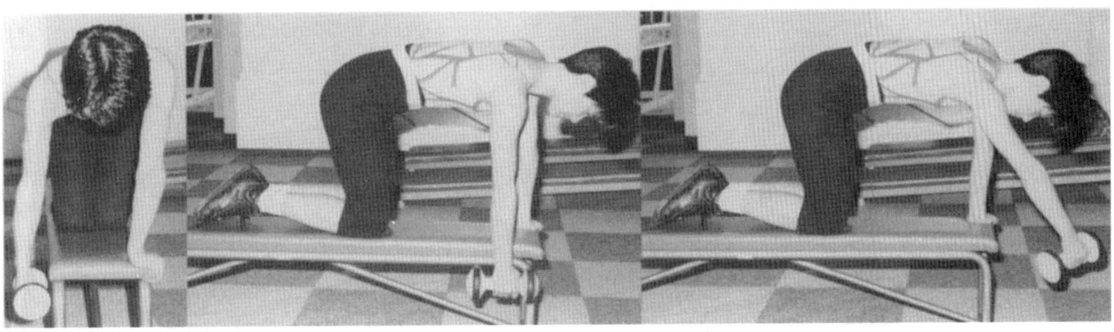

그림 20 Codman의 흔들이 체조

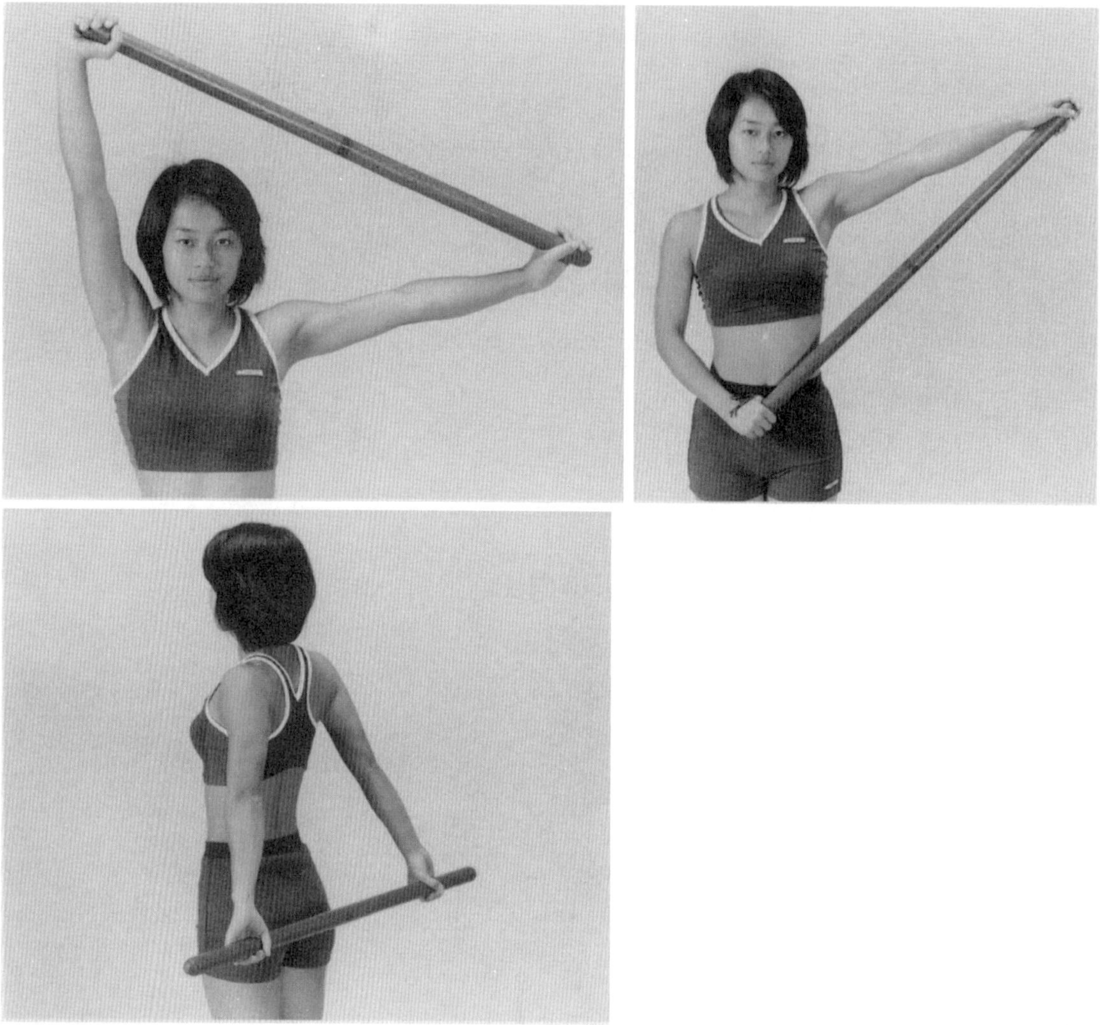

그림 21 봉 체조

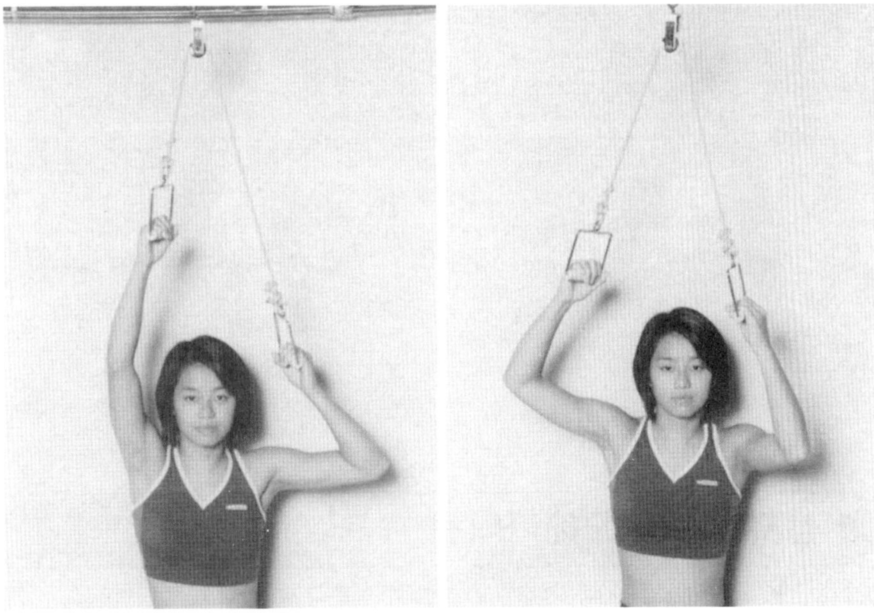

그림 22 활차 훈련

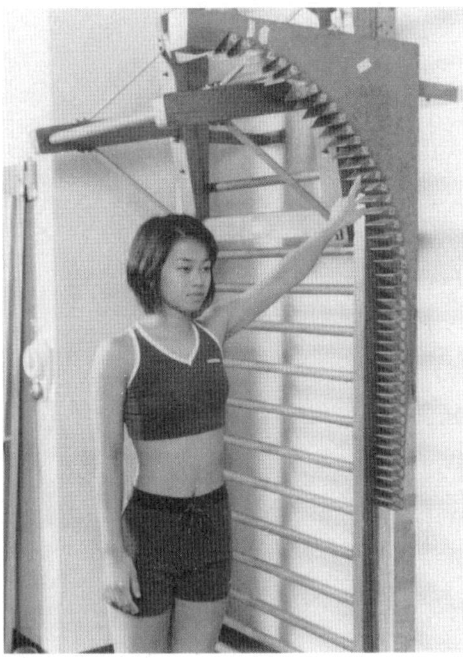

그림 23 손가락의 벽 오르기

4 상 지

A ▮ 상지의 바이오메카닉스

상완골과 전완의 2개의 뼈(무지측의 요골과 소지측의 척골)로 구성된다.

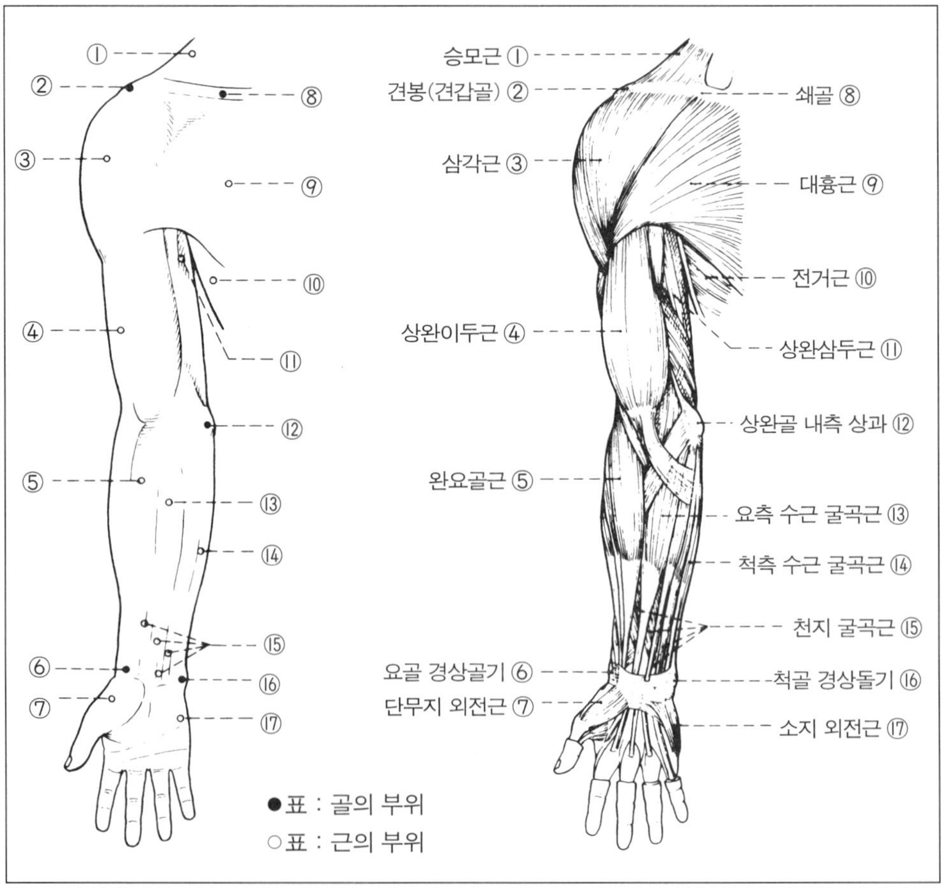

그림 1 상지의 근(장측)

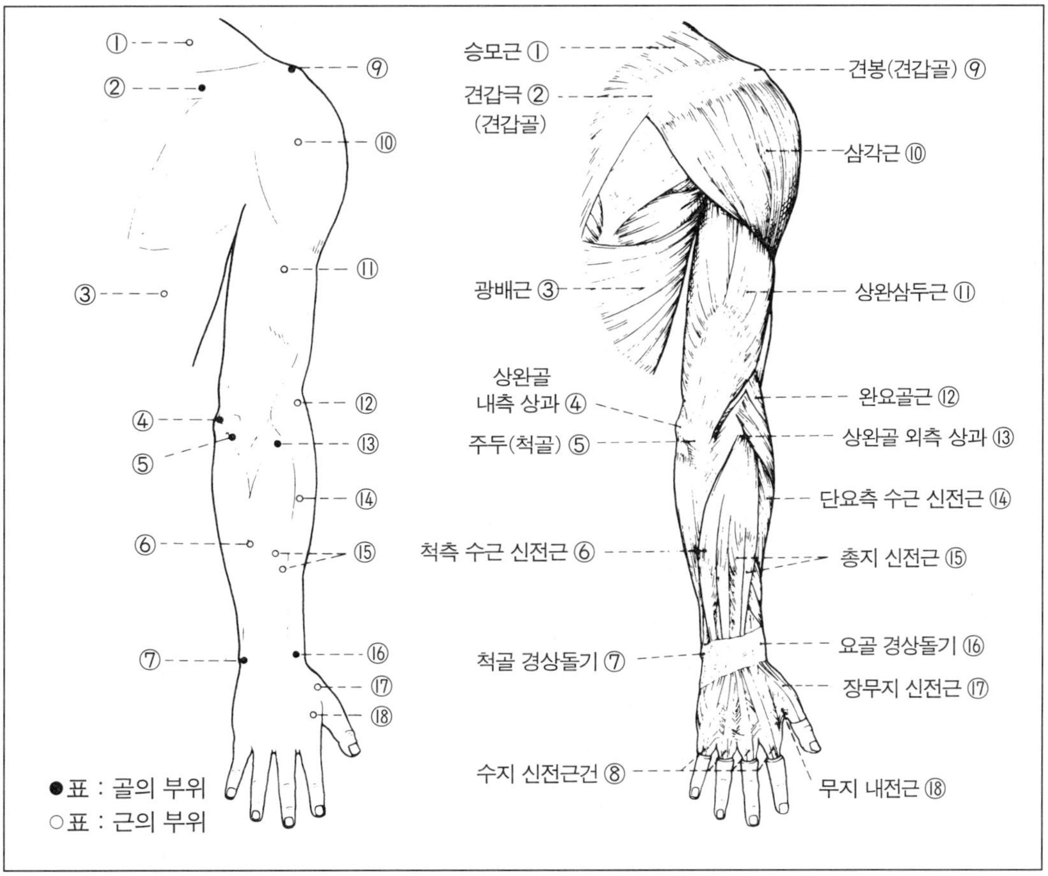

그림 2 상지의 근(배측)

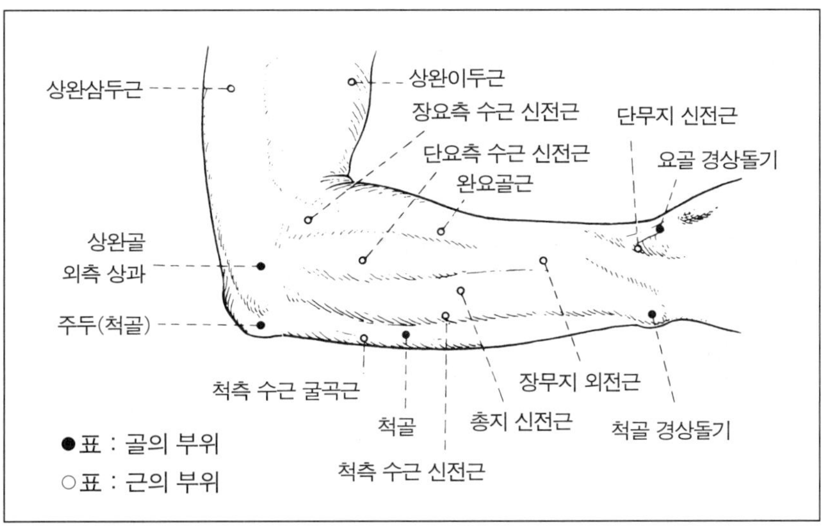

그림 3 팔꿈치의 근(외측)

상완골과 척골의 사이의 완척관절에서는 굴곡과 신전, 요골과 척골의 사이의 근위 요척관절에서 회내 • 회외의 회전운동을 한다. 이 2개의 관절을 총칭하여 주관절이라 부른다.

주관절의 인대는 외측(요측) 측부인대가 상완골과 요골을, 내측(척측) 측부인대가 상완골과 척골을, 또한 윤상인대가 근위의 요골과 척골을 연결한다(그림 1~3, 표 1).

작동근군은 팔꿈치의 굴곡은 상완이두근, 상완근, 완요골근이, 신전은 상완삼두근이, 회내는 원회내근과 방형회내근이, 회외는 상완이두근과 회외근이 주로 작용한다.

표 1 주관절과 전완의 운동에 관여하는 근

근 명	신 경	굴곡	신전	회내	회외
상완이두근	근피신경 $C_{5\sim7}$	○			△
상완근	근피신경 $C_{5\sim7}$	○			
완요골근	요골신경 $C_{6\sim8}$	○		(△)	(△)
원회내근	정중신경 $C_{6\sim7}$	△		△	
상완삼두근	요골신경 $C_{6\sim8}$		○		
주근	요골신경 $C_{6\sim8}$		△	△	
방형회내근	정중신경 $C_6 \sim T_1$			○	
회외근	요골신경 $C_5 \sim {}_7$				○
수근관절 굴곡근군*		△		(△)	
수근관절 신전근군*			△		
장무지 외전근*					△

* 수근관절의 근에 대해서는 94쪽을 참조.
○ : 주동근　　△ : 보조근
(岩倉博光 외 편저 : 運動器疾患とリハビリテーション, 醫齒藥出版, 1984에서)

B ▮ 상지의 스포츠 손상과 재활치료

1 상지의 스포츠 외상

주관절부의 골절 특히 상완골 하단의 골절(상완골 과부 골절[*1])은 소아에서 많이 발생하고 소아 골절 중에서 가장 빈도가 높다. 합병증도 많으며 신경손상은 10%에서 관찰되고 혈관손상은 적으나 볼크만 구축(Volkmann' s contracture)[*2]을 일으키는 일도 있다. 골절은 바르게 정복하지 않으면 성장 장애, 변형, 가동범위 제한을 유발한다.

탈구는 인대 지지가 약하기 때문에 견관절, 고관절 다음으로 많다.

재활치료 안정 • 고정기가 끝나면 시행한다.

관절 구축, 근력 저하, 동통에 대하여 시행한다.

1) 온열 치료
2) 능동적 관절 가동범위 개선훈련(그림 4, 5 참조)
3) 근력강화(그림 6~8 참조)

수동적 운동은 폭력적으로 시행하면 과잉 가골이나 골화성 근염*3을 일으켜 오히려 운동제한이 되기 때문에 신중하게 시행한다. 1), 2)가 개선되면 3)의 근력강화를 한다.

2 상지의 스포츠 장애

상완골 외측(해부학적 자세에서)에는 손이나 손가락의 신전근군, 내측(소지측)에는 굴곡근군이 부착하기 때문에 손이나 손가락의 과다 사용에 의하여 이들의 근육의 염증이나 근 부착부의 염증을 일으킨다. 경기종목마다 다음과 같은 명칭이 있다.

1) 테니스 엘보*4 : 주로 외과와 신전근군의 장애 수근관절 신전근군의 스트레칭(그림 5)

2) 골프 엘보*5 : 주로 내과와 굴곡근군의 장애 수근관절 굴곡근군의 스트레칭(그림 4)

용어해설

* 1 상완골 과부 골절 : 소아에 많고 손을 짚어 일어난다. 상완골의 말단의 골절이지만 내과에는 수근관절 굴곡근군이, 그리고 외과에는 수근관절 신전근군이 붙기 때문에 변형 전위가 크며 수술이 필요한 경우도 많고 게다가 변형이 남기 쉽다.
* 2 휠크만 구축(Volkmann,s contracture) : 주관절의 외상(상완골 과상 골절) 후에 일어나기 쉬운 저혈성 구축, 상완동맥의 파열, 손상, 혈전이나 근 또는 골편에 의한 압박 등에 의하여 전완, 손, 손가락의 혈행 장애를 일으키며 전완근군 특히 굴곡근군의 반흔화나 섬유화를 일으키고 난치성의 관절 구축을 일으킨다. 혈관뿐만 아니라 정중신경이나 척골신경에도 압박에 의한 마비가 일어난다. 증상은 외상 후의 전완이나 손가락의 강한 동통, 감각저하, 운동장애, 근력저하, 요골동맥의 박동 저하 등이다. 즉시 수술적 치료가 필요하다.
* 3 골화성 근염 : 골절, 인대손상 또는 근육의 끊어짐(avulsion) 등의 외상 후 내출혈한 부분이 뼈로 변하여 딱딱해지는 것. 주관절에 생기기 쉽고 난폭한 마사지로도 생길 수 있으므로 외상 후의 스트레칭은 난폭하게 하지 말고 통증이 없는 정도로 신중하게 시행한다.
* 4 테니스 엘보(tennis elbow) : 손목을 배굴하여 라켓을 잡기 때문에 배굴하는 근군(수근관절 신전근군)이 피로하여 이 근군이나 근 부착부의 상완골 외과가 아프게 되는 것.
* 5 골프 엘보(golfer' s elbow) : 손목을 장굴하여 클럽이나 라켓을 흔드는 동작에 의하여 손목을 장굴하는 근군(수근관절 굴곡근군)과 이 부착부의 상완골 내과가 아프게 되는 것.

3) 투척 엘보*6 : 후방의 장애

4) 야구 엘보*7 : 주로 요골측의 연골의 장애

어느 것이든 "과다사용 증후군"이므로 연습시간 및 투구 횟수의 제한, 바른 폼의 습득, 변화구의 금지 등 이외에 근력과 유연성의 훈련을 하여 예방한다.

재활치료

동통과 근력저하가 복합되어 있기 때문에 다음과 같은 것을 시행한다.

1) 온열 치료 : 만성기

2) 한랭 치료 : 연습 직후 등의 급성기

3) 근력 강화훈련과 스트레칭 : 아프지 않은 범위에서 손목의 배굴, 장굴을 시행한다(그림 4, 5, 9~11 참조).

4) 팔꿈치의 굴곡과 신전 회전 및 견관절 등 상지 전체의 강화

5) 장애가 있는 근을 테이프나 벨트로 한바퀴 돌려 강하게 압박한다(p.79 참조).

3 테니스 엘보

주관절의 스포츠 장애의 대표로서 "외측 테니스 엘보"를 해설한다. 외측 테니스 엘보는 손을 주로 사용하는 구기에서 팔꿈치의 외측이 아파지는 것으로 주된 원인은 상완골 외과에는 수근관절이나 손가락의 신전근군이 부착하여 있고 이들 근육을 과다 사용하여 염증을 일으키는 것이다.

재활치료

1) 운동 전에 팔꿈치로부터 전완을 따스하게 하고 수근관절을 장굴시켜서 신전근군의 스트레칭을 한다.

2) 팔꿈치의 외과로부터 수배(손등)로 탄력성 테이프로 테이핑한다.

3) 스포츠 직후는 환부를 30분간 잘 냉각시킨다.

4) 가정에서는 수근관절 신전근군의 스트레칭(그림 5, 제5장 그림 4)과 신전근군의 강화를 0.5 kg의 추로 시행한다(제5장 그림 8).

또한 팔꿈치의 내측이 아픈 경우에는 반대로 수근관절 굴곡근군의 스트레칭(그림 4, 6)과 굴곡근군의 강화를 한다(제5장 그림 7).

용어해설

* 6 투척 엘보(thrower' s elbow) : 투구나 투척의 동작으로 팔꿈치를 강하게 신장시킬 때에 후방에서 척골의 주두와 상완골 주두와가 강하게 충돌하여 연골이나 활막을 손상시키는 것.
* 7 야구 엘보(pitcher' s elbow) : 투구의 가속기에서는 팔꿈치가 강하게 외번한다. 성장기에서는 외측의 요골두와 상완골 외과 연골면이 충돌하여 외과관절 연골이 손상되어 연골 골절이나 연골 괴사를 일으키고 박리된 연골편이 이동하면 "관절 쥐"라 부른다. 성인에서는 팔꿈치의 외번 시에 내측의 인대나 내측의 척골신경을 서서히 신장시켜버려 손가락의 마비감이나 악력 저하를 일으키는 경우가 많다.

C ▮ 상지의 치료적 운동

1 상지의 스트레칭

1) 수근관절 굴곡근의 스트레칭(그림 4)
2) 수근관절 신전근의 스트레칭(그림 5)
모두 스트레칭의 효과가 있다.

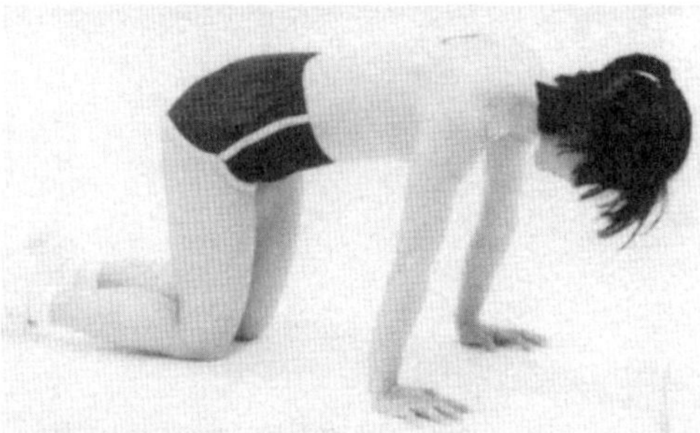

그림 4 수근관절 굴곡근의 스트레칭

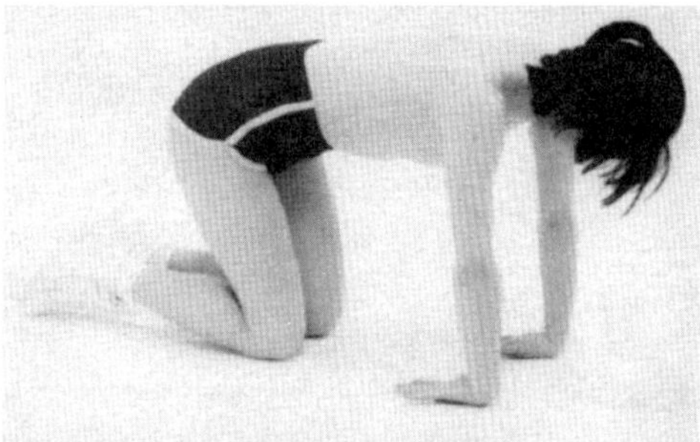

그림 5 수근관절 신전근의 스트레칭

2 상지의 근력강화

1) 등척성 팔꿈치의 신전근의 강화 : 신장시키려고 힘을 넣는다(그림 6).
2) 등척성 팔꿈치의 굴곡근의 강화 : 굽히려고 힘을 넣는다(그림 7).

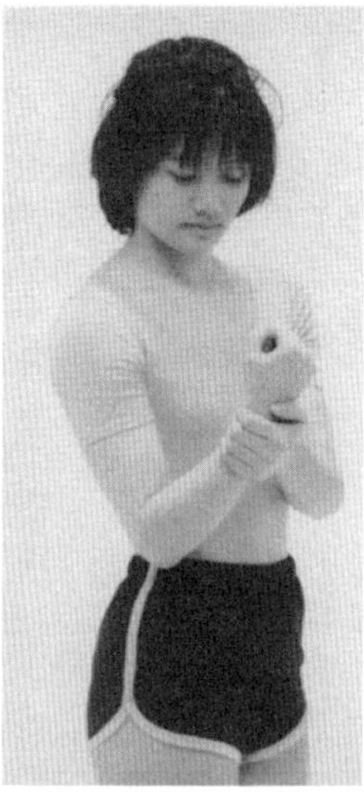

그림 6 등척성 팔꿈치의 신전근 강화

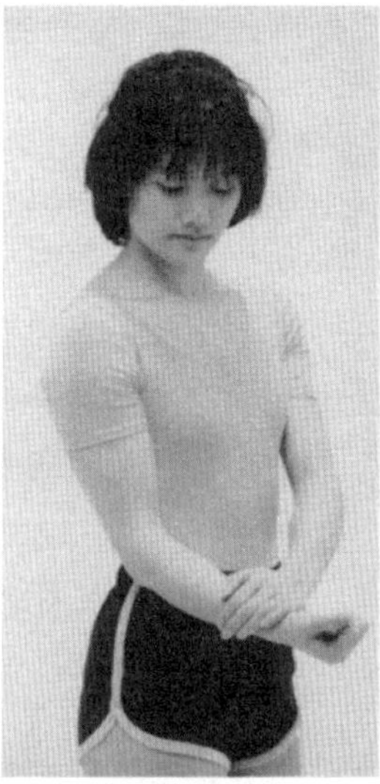

그림 7 등척성 팔꿈치의 굴곡근 강화

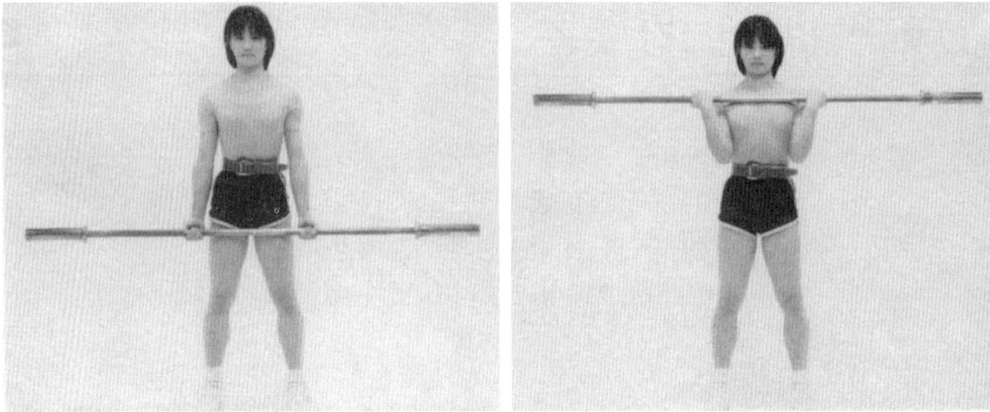

그림 8 등장성 팔꿈치의 굴곡과 신전(바벨 사용)
수배(손등)를 아래로 하여 잡고 몸의 반동을 사용하지 않는다.

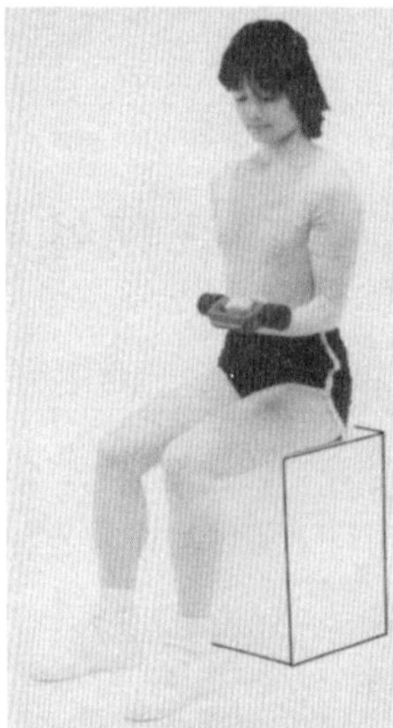

그림 9 등장성 팔꿈치의 굴곡과 신전(덤벨 사용)
팔꿈치의 위치를 고정한다.

3) 등장성 팔꿈치의 굴곡과 신전 : 바벨을 사용(two hands curl : 그림 8).
4) 등장성 팔꿈치의 굴곡과 신전 : 덤벨을 사용(dumbbell curl : 그림 9).
5) 엎드려 팔굽혀펴기의 변화
   ① 보통의 것(두 손을 어깨 폭으로) (그림10)
   ② 어깨 폭을 좁게(그림 11-a)
   ③ 어깨 폭을 넓게(그림 11-b)
   ④ 여성 등 상지의 힘이 약할 때는 "무릎 꿇고 엎드려 팔굽혀펴기"를 한다 (그림 12).
   ⑤ 후방에서의 푸시 업(push up) (그림 13)

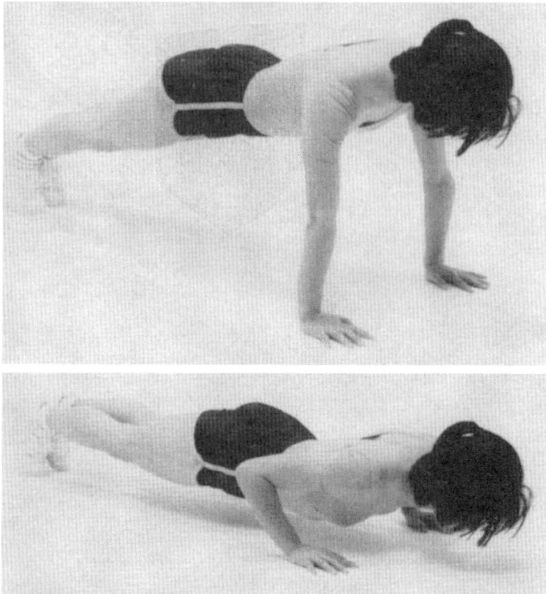

그림 10 엎드려 팔굽혀펴기(보통 두손은 어깨 폭)

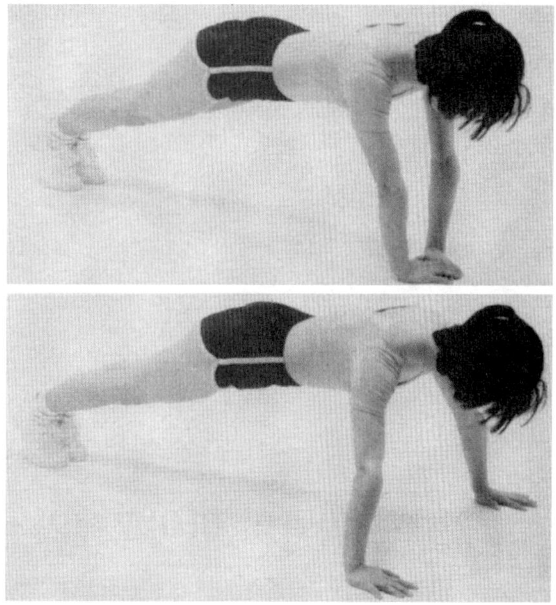

a.

b.

그림 11 엎드려 팔굽혀펴기의 변화

a:어깨 폭을 좁게

b:어깨 폭을 넓게

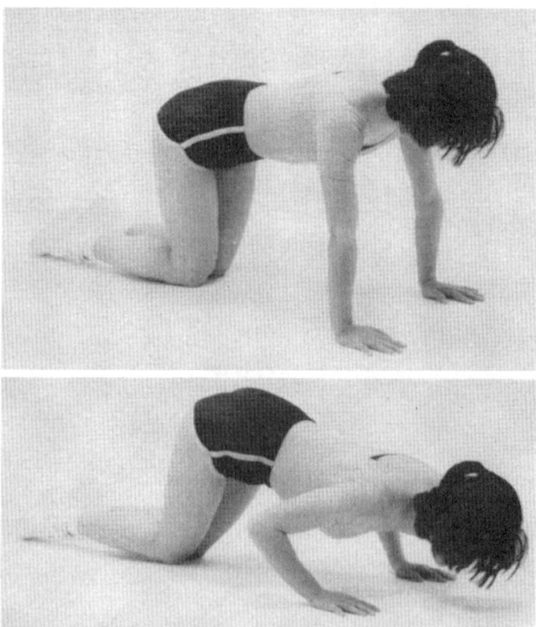

그림 12 무릎 꿇고 엎드려 팔굽혀펴기

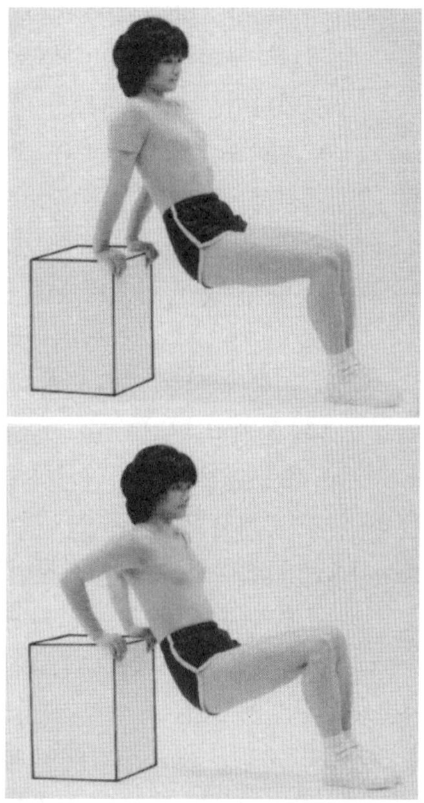

그림 13 후방에서의 푸시 업

5 손 · 손가락

A ▮ 손 · 손가락의 바이오메카닉스

수근관절은 전완골(무지측의 요골과 소지측의 척골)과 수근골(근위의 주상골, 월상골, 삼각골, 두상골과 원위의 대능형골, 소능형골, 유두골, 유구골의 8개)의 사이의 관절이며 요골수근관절과 수근간관절로 나뉘고 운동은 신전(배굴)과 굴곡(장굴), 내측굴(요굴)과 외측굴(척굴)의 2조의 운동이 2축성으로 일어나며 그 종합으로서 회전운동이 일어난다.

제2 ~ 제5지의 뼈는 근위로부터 수배(손등)부의 중수골, 손가락의 부분은 기절골, 중절골, 말절골로 구성된다. 손가락의 관절은 근위로부터 수근중수관절(CM-J), 중수지절관절(MP-J), 근위 지절간관절(PIP-J), 원위 지절간관절(DIP-J)로 구성되며 운동은 굴곡과 신전이 주체이고 MP관절에서는 측굴운동도 일어나고 손을 펴고(외전) 닫는(내전) 것을 볼 수 있다(그림 1, 2).

무지의 뼈는 수배부의 중수골, 손가락의 부분은 기절골과 말절골로 구성된다. 무지의 관절은 수근중수관절, 중수지절관절, 지절간관절로 구성된다.

수근관절과 손가락의 신전에는 전완 수배측의 신전근군이, 굴곡에는 전완 수장(손바닥)측의 굴곡근군이 작동한다. 또 손안의 근(수내근)인 충양근과 골간근은 손가락의 굴곡 신전의 양쪽으로 작용한다(표 2).

수지(손가락)의 구조와 운동은 매우 복잡하고 고도의 기능을 갖고 있기 때문에 "표출된 뇌"라고도 불린다. 스포츠 외상에서는 수지의 고도의 외상은 당수나 철봉 등을 제외하면 적지만 가벼운 손상일지라도 하나의 관절의 약간의 관절 가동범위 제한이라도 남기면 손가락 전체로서의 완전한 기능을 수행할 수 없기 때문에 충분히 주의해서 다룬다. 특히 손상 직후에 올바른 치료를 받았는

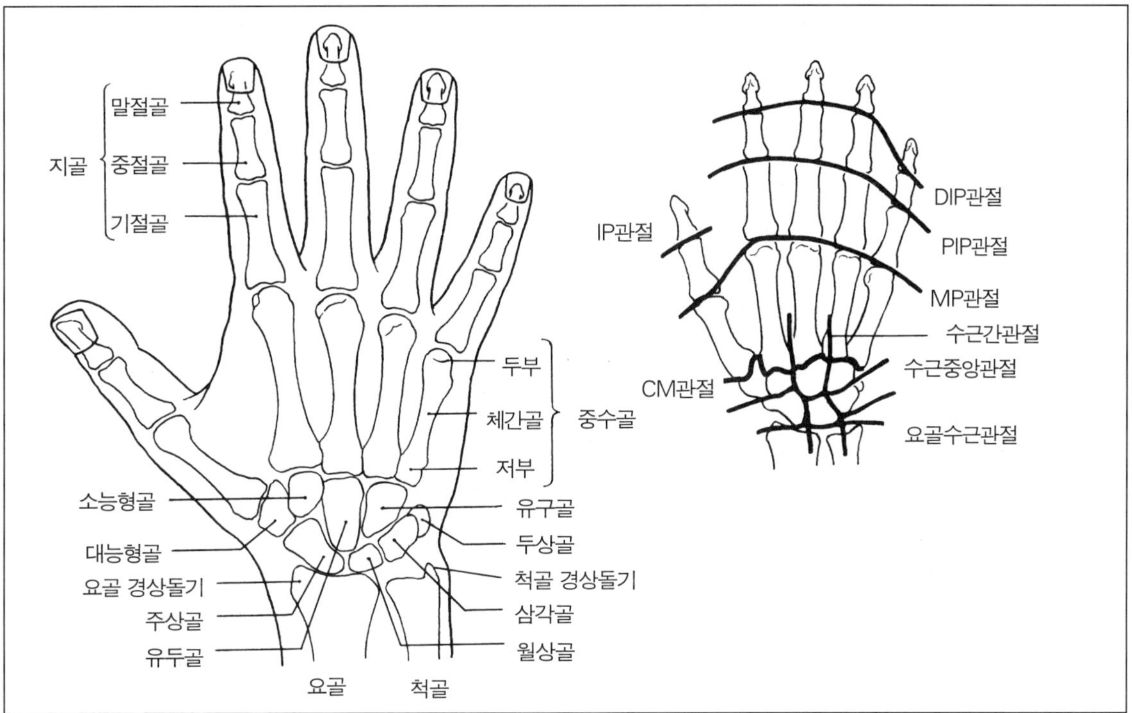

그림 1 손・수지의 골과 관절(배측)

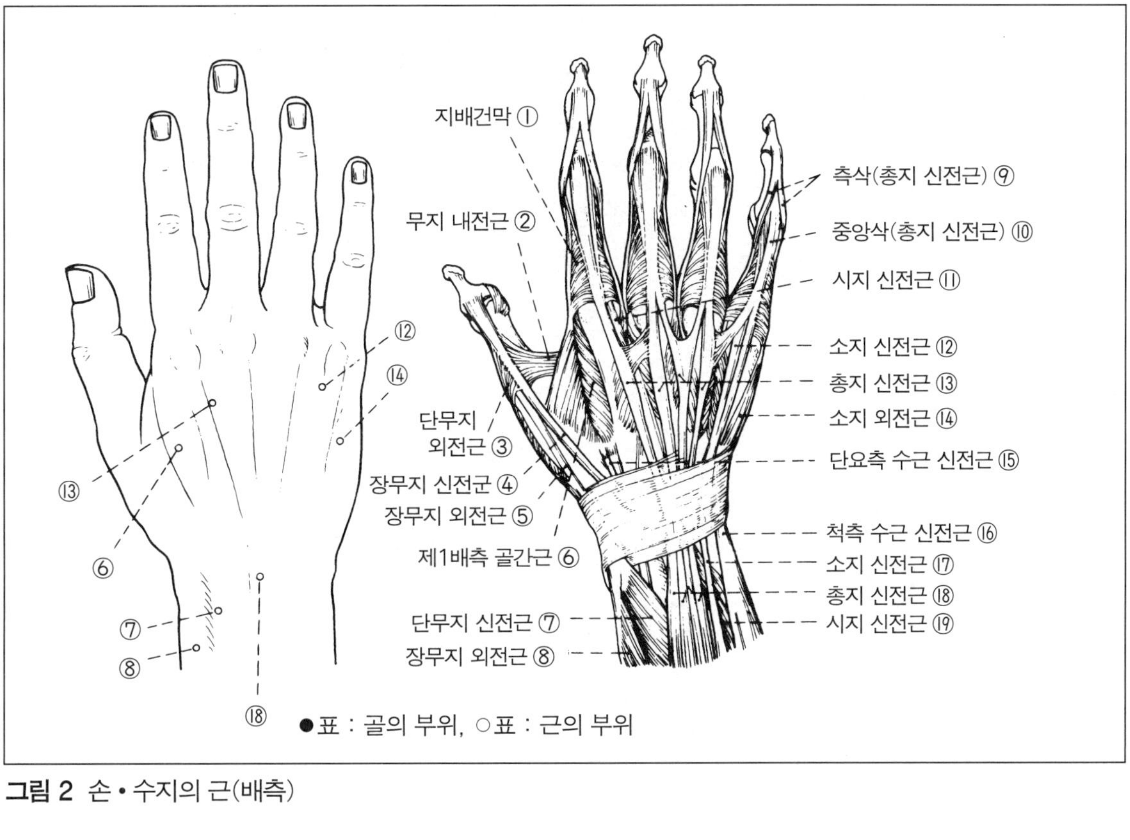

그림 2 손・수지의 근(배측)

표 1 손 • 손가락의 관절

1. 수근관절
   - 요골 수근관절
   - 수근간관절
     - 수근중앙관절
     - 두상골관절
2. 수근중수관절
   - 수근중수관절(CM joint)
   - 무지의 수근중수관절(1-CM joint)
   - 중수근관절
3. 지관절
   - 중수지절관절(MP joint)
   - 지절간관절(IP joint)
     - 근위 지절간관절(PIP joint)
     - 원위 지절간관절(DIP joint)

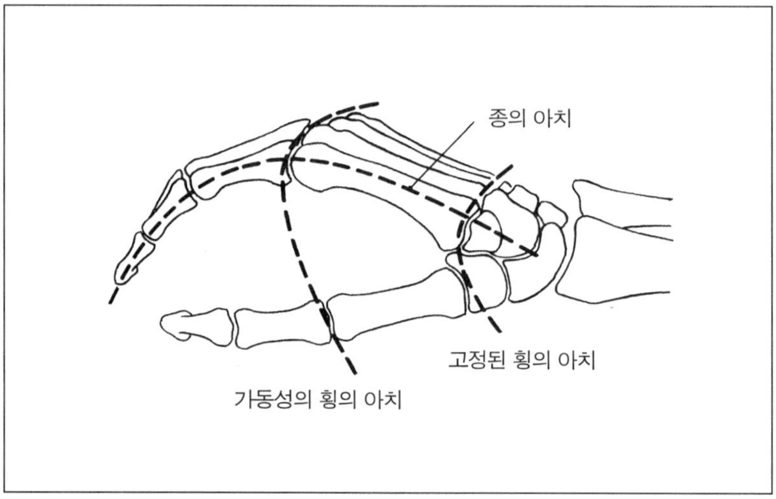

그림 3 손의 아치(궁)

가의 여부가 그 후의 기능을 거의 결정하기 때문에 작은 손상이라도 즉시 전문의와 상의해야 한다.

또한 족부와 마찬가지로 손의 아치(arch) 구조는 수배를 볼록(凸)으로 한 횡 아치와 종 아치가 있고 물건을 쥘 때에 정적 동적으로 중요하기 때문에 테이핑, 서포터 등을 사용할 때는 이 아치 구조를 저해하지 않도록 가능하면 보조하도록 고려하여 시행한다(그림 3).

표 2 손 • 손가락의 운동에 관여하는 근

▶수근관절의 운동에 관여하는 근

근 명	신 경	배굴 (신전)	장굴 (굴곡)	요굴	척굴
장요측 수근 신전근	요골신경 $C_{5\sim8}$	○		○	
단요측 수근 신전근	요골신경 $C_{5\sim8}$	○		○	
척측 수근 신전근	요골신경 $C_{6\sim8}$	○			○
장장근	정중신경 $C_7 \sim T_1$		○		
요측 수근 굴곡근	정중신경 $C_{6\sim7}$		○	△	
척측 수근 굴곡근	척골신경 $C_7 \sim T_1$		○		○
천지 굴곡근	정중신경 $C_7 \sim T_1$		△		
심지 굴곡근	정중 척골신경 $C_7 \sim T_1$		△		

▶손가락의 운동에 관여하는 근

근 명	신 경	굴곡			신전			외전	내전
		MP	PIP	DIP	MP	PIP	DIP	MP	MP
천지 굴곡근	정중신경 $C_7 \sim T_1$		○						
심지 굴곡근	정중, 척골신경 $C_7 \sim T_1$			○					
총지 신전근	요골신경 $C_{6\sim8}$				○	△	△		
시지 신전근	요골신경 $C_{6\sim8}$				○	△	△		
소지 신전근	요골신경 $C_{6\sim8}$				○	△	△		
충 양 근	척골신경+정중신경 $C_8 \sim T_1$	○				○	○		
골 간 근	척골신경 $C_8 \sim T_1$	○				○	○	○(배측)	○(장측)

▶무지의 운동에 관여하는 근

근 명	신 경	굴곡			신전			신전 외전	굴곡 내전	회내 (대립)	회외
		CM	MP	IP	CM	MP	IP	CM	CM	CM	CM
장무지 굴곡근	정중신경 $C_{6\sim8}$		○	○							
단무지 굴곡근	척골신경 $C_{6\sim7}$ 정중신경 $C_8 \sim T_1$		△						○	○ (척측)	(요측)
장무지 신전근	요골신경 $C_{6\sim8}$				○		○		○		○
단무지 신전근	요골신경 $C_{6\sim8}$					○		○			
장무지 외전근	요골신경 $C_{6\sim8}$							○			
단무지 외전근	정중신경 $C_{6\sim8}$		△					○		○	
무지 내전근	척골신경 $C_8 \sim T_1$		○							○	
무지 대립근	정중신경 $C_{6\sim7}$									○	
제1 골간근	척골신경 $C_8 \sim T_1$									○	

○ : 주동근 △ : 보조근

B ▌손 • 손가락의 스포츠 손상과 재활치료

1 수근관절 주변부 골절

넘어져서 손을 짚어 전완골 말단부 골절*1을 일으키는 일이 많으며 정형적 골절을 콜레스(Colles)골절이라 부르고 전체 골절의 10~20%를 차지한다. 수술 또는 비수술적 치료를 하지만 어느 것이나 장기간의 깁스고정을 필요로 하기 때문에 고정 후의 관절 구축(수근관절뿐만 아니라 주관절이나 손가락도)과 근력저하가 뚜렷해진다.

재활치료 안정 • 고정기가 끝난 후에 시행한다.

1) 온열 치료
2) 능동 또는 보조 능동에 의한 신장운동(그림 4, 5 참조)
3) 동통이 없는 범위에서의 등척성, 등장성 근력 개선운동

2 손 · 손가락의 골절, 탈구, 염좌

수지의 외상은 매우 많다. 대표적인 질환으로서는 망치 손가락(mallet finger)*2가 있다. 손의 기능은 매우 복잡하기 때문에 기능장애를 남기지 않도록 바른 초기치료 및 바른 재활치료가 필요하다. 일반적으로 수지는 피하조직이 얇기 때문에 손상 직후에 종창이 일어나기 쉽고 또한 이 종창이 치유를 더디게 하여 구축의 원인으로도 된다. 따라서 종창이 생기지 않도록 하는 주의가 항상 필요하며 손상 시에는 얼음 냉각에 의해서, 만성기에는 온열에 의해서 치료를 한다.

재활치료 안정 · 고정기가 끝난 다음에 시행한다. 구축, 종창(부종), 동통의 조절이 주체이다.

1) 온열 치료: 파라핀 욕, 온수 욕 등이 주체이며 온수 속에서 손가락을 천천

용어해설

*1 전완골 말단부 골절 : 전완골에 대하여 손이 배측으로 전위하여 옆으로부터 보면 "포크(fork)" 모양의 것을 "콜레스(Colles)골절"이라 부른다.

*2 말레트지 : "추지(mallet finger)"라 부르고 야구에서의 "손가락을 세게 부딪쳐 삐는" 외상에 의해서 일어나는 일이 많기 때문에 "야구지(baseball finger)"라고도 불린다. 손가락의 말절골의 DIP관절 배측에서 여기에 부착하는 지신전근건의 파열이나 박리골절을 일으켜서 지DIP관절이 신전할 수 없게 되는 것. 방치하면 영원히 신전할 수 없게 된다. 과신전 위치에서 깁스나 스프린트로 고정하든지 수술하여 강철선으로 고정한다.

히 움직이면 좋다.

2) 능동적 및 보조 능동적 관절 가동범위 개선(그림 6, 7 참조)

3) 손가락의 근력 개선과 정교성 개선을 위해 점토를 사용한 운동 등(그림 11~17 참조).

3 협착성 건초염

수지는 복잡한 운동을 하기 때문에 많은 근이나 건이 있으며 건을 싸고 있는 건초가 과다 사용에 의해서 염증을 일으키기 쉽다. 대표적인 것이 무지 신전근건이며 퀄반건초염(de Quelvain병)*3이라 부르고 요골 경상돌기부에 일어나며 또한 MCP관절 굴곡측에는 지굴곡근건의 건초염인 스프링지*4가 생기기 쉽다. 증상이 심한 경우는 수술을 한다.

재활치료

동통과 운동제한에 대하여 시행한다.

1) 온열 치료 : 파라핀 욕이나 핫 팩

2) 천천히 능동 또는 수동적 관절 가동범위 개선운동(그림 11~23 참조)

C ▮ 손•손가락의 치료적 운동

1 손 · 손가락의 운동

1) 수근관절의 신전(배굴) (그림 4)

2) 수근관절의 굴곡(장굴) (그림 5)

3) 손가락의 신전(그림 6)

4) 손가락의 굴곡(그림 7)

용어해설

*3 퀄반 건초염(de Quelvain병) : 수근관절의 외측의 요골 경상돌기부에서 장무지 외전근건과 단무지 신전근건이 신전근 지지대의 안을 지날 때에 기계적으로 자극되어 염증을 일으킨 것. 손가락을 꽉 쥐고 수근관절을 척굴하면 아프다(Finkelstein test).

*4 스프링지 : 지굴곡근건이 수장(손바닥)에서 건초내를 지나는데 이 부분에서 기계적으로 자극되어 염증을 일으킨 것. 특히 지MP관절의 수장측에 일어나기 쉽다. 손가락의 굴곡과 신전에서 걸려서 탄발현상(snapping)을 일으킨다. 어느 것이든 재활치료나 스테로이드 주사를 하는데 난치성의 것은 수술을 하여 건초를 절개 절제한다.

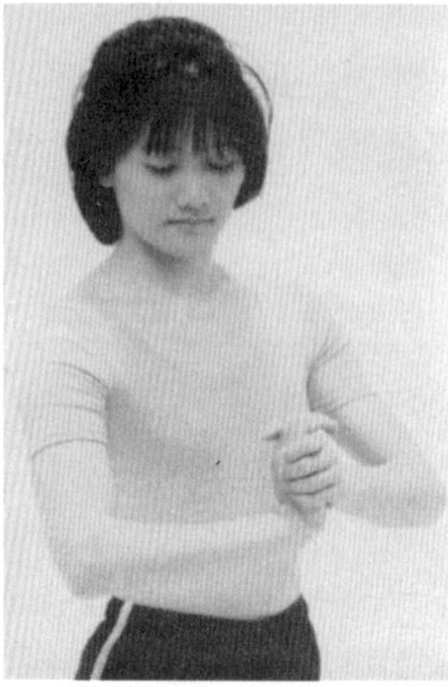

그림 4 수근관절의 신전(배굴)

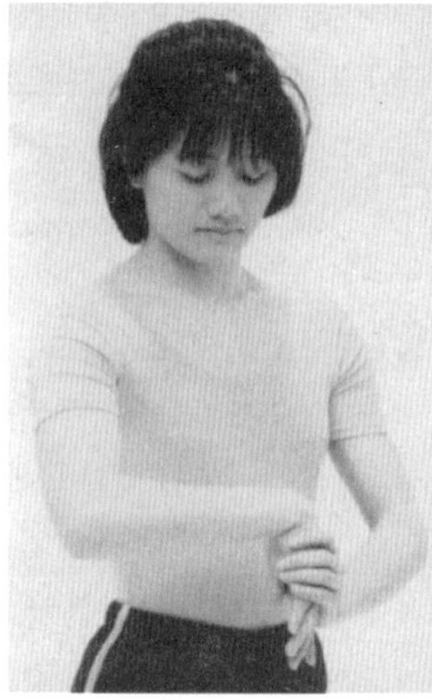

그림 5 수근관절의 굴곡(장굴)

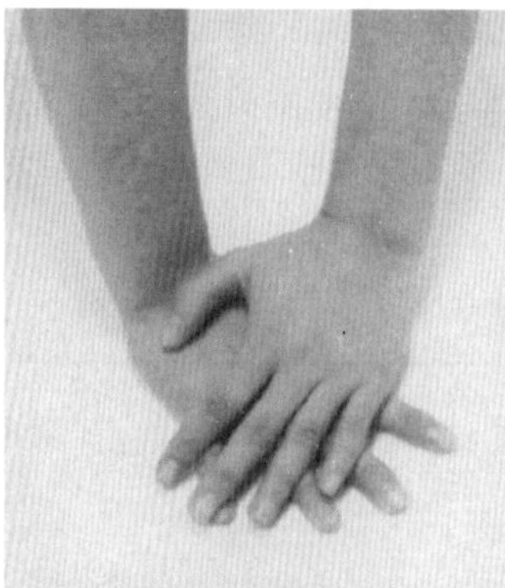

그림 6 손가락의 신전

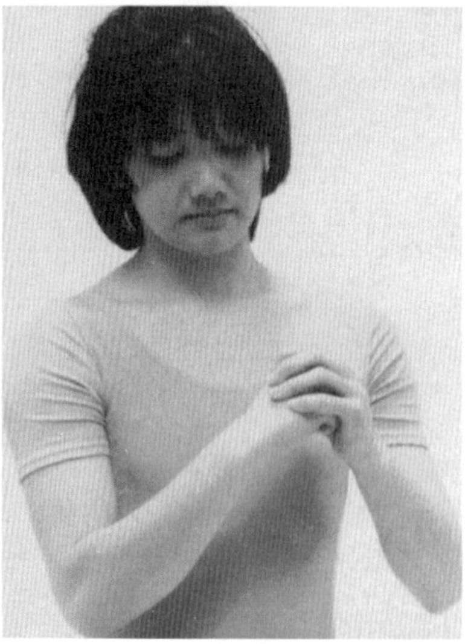

그림 7 손가락의 굴곡

2 손 · 손가락의 근력강화

1) 수근관절의 굴곡근 강화(리스트 컬 :그림 8)
2) 수근관절의 신전근 강화(리버스 컬 : 그림 9)
3) 손가락의 굴곡근력(악력) 강화(그림 10)

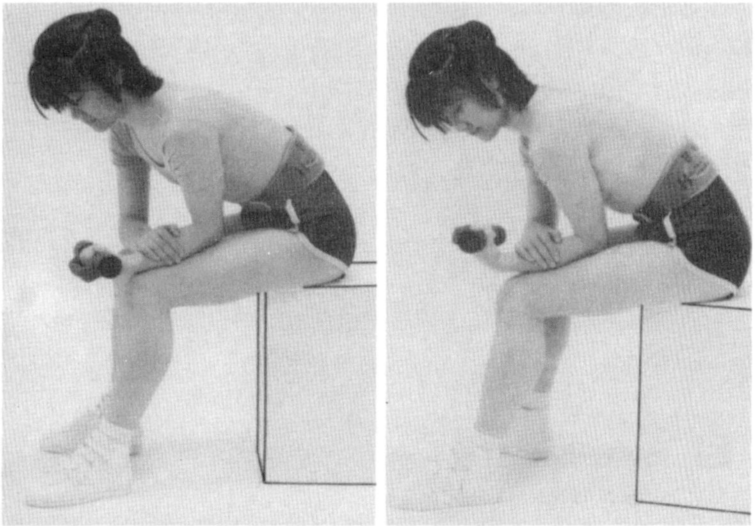

그림 8 수근관절의 굴곡근 강화
덤벨을 아래로부터 쥐고 수근관절의 굴곡운동을 한다.

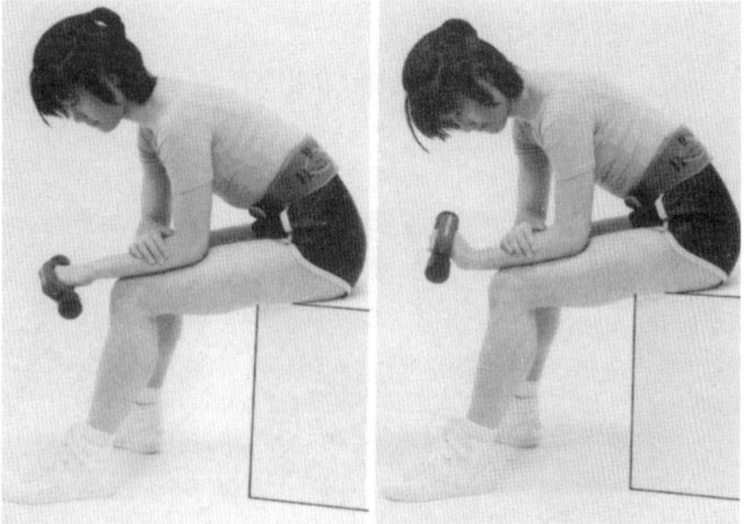

그림 9 수근관절의 신전근 강화
전완부를 고정하고 손목은 무릎 앞으로 내민다. 덤벨을 위로부터 쥐고 수근관절의 신전운동을 한다.

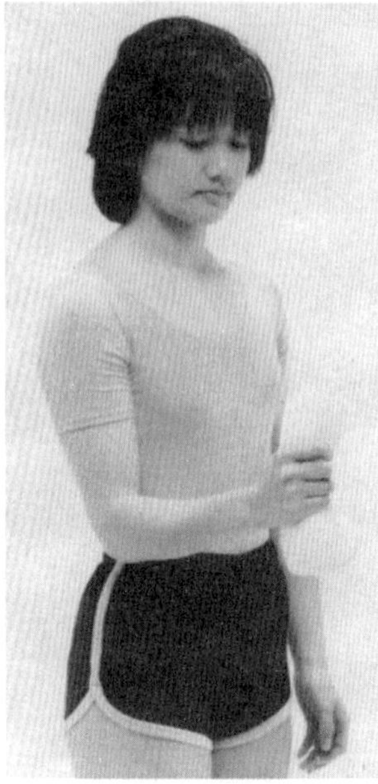

그림 10 타월을 쥐고 하는 손가락의 굴곡근력(악력) 강화

3 손 · 손가락의 운동

●점토를 사용한 운동

1) 손가락으로 집는 동작(그림 11)
2) 옆으로 집는 동작(그림 12)
3) 손가락의 외전 동작(그림 13)
4) 손가락의 내전 동작(그림 14)
5) 손가락의 굴곡 동작(그림 15)
6) 손가락의 신전 동작(그림 16)
7) 쥐는 동작(그림 17)

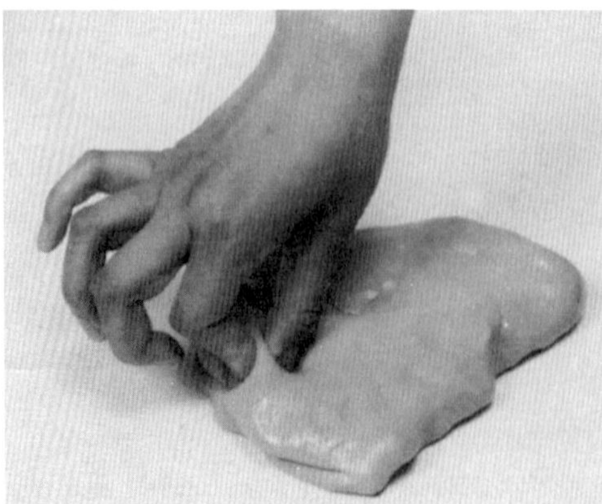

그림 11 손가락으로 집는 동작

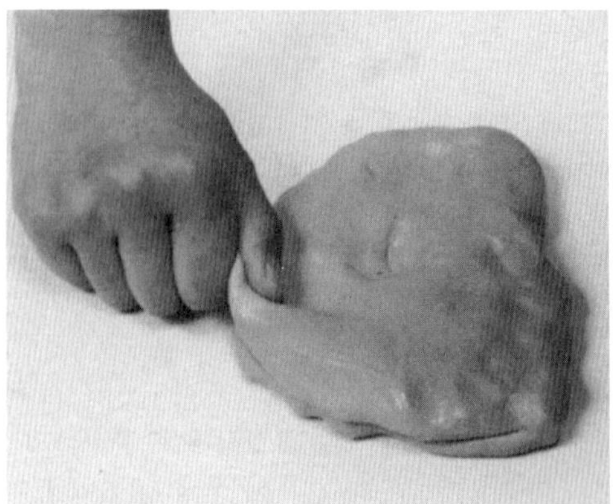

그림 12 옆으로 집는 동작

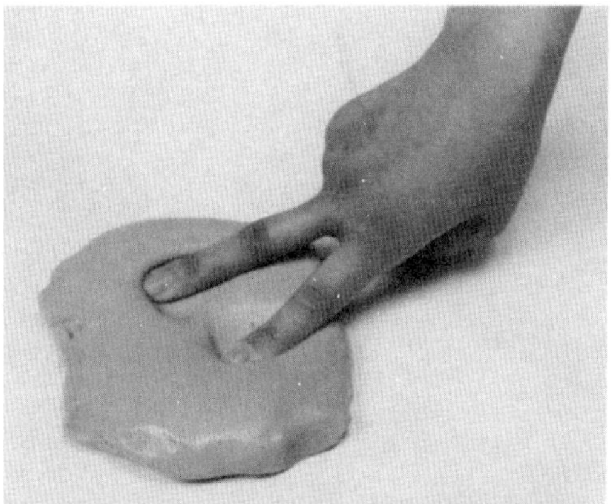
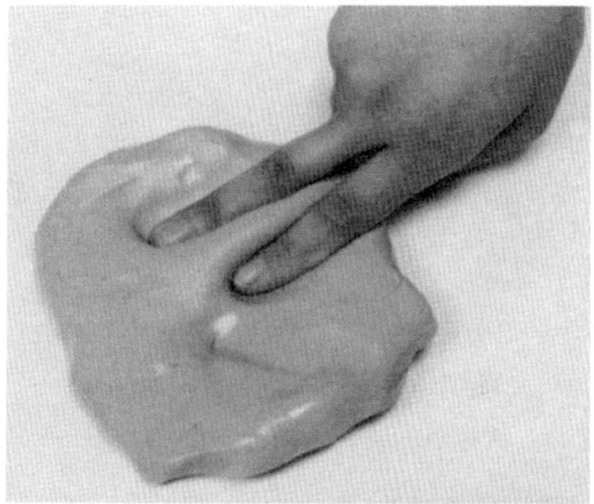
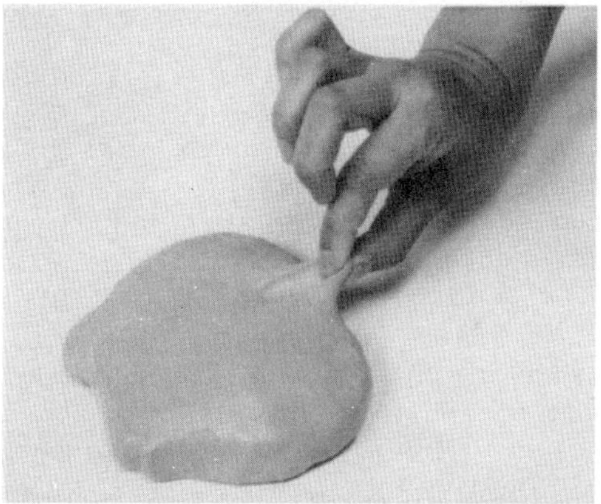
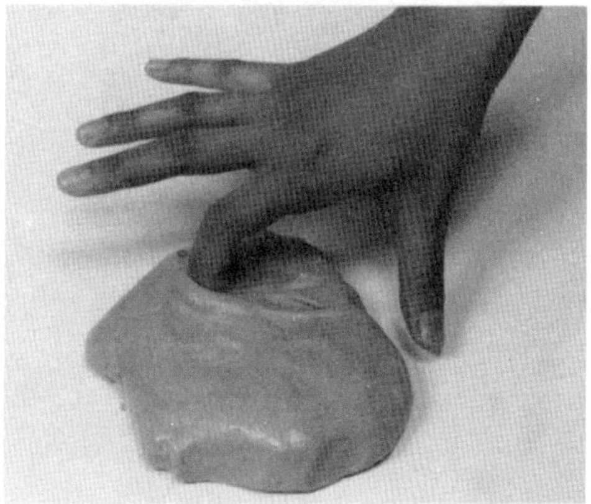
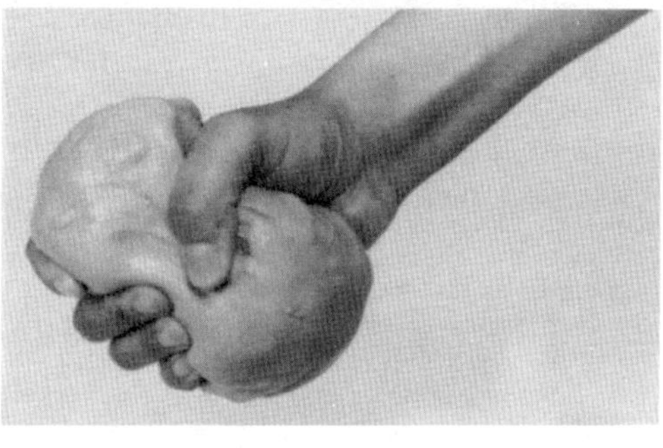

그림 13	그림 14
그림 15	그림 16
그림 17	

그림 13 손가락으로 외전 동작
그림 14 손가락으로 내전 동작
그림 15 손가락의 굴곡 동작
그림 16 손가락의 신전 동작
그림 17 쥐는 동작

●공 등을 사용한 운동

8) 부드러운 공을 쥐는 동작(그림 18)
9) 테니스 공을 쥐는 동작(중간정도의 경도)(그림 19)
10) 둥근 스프링을 잡는 동작(그림 20)
11) 코일 스프링을 잡는 동작(그림 21)
12) 스펀지나 타월을 쥐는 동작(그림 22)
13) 고리고무를 사용한 손가락의 외전 동작(그림 23)

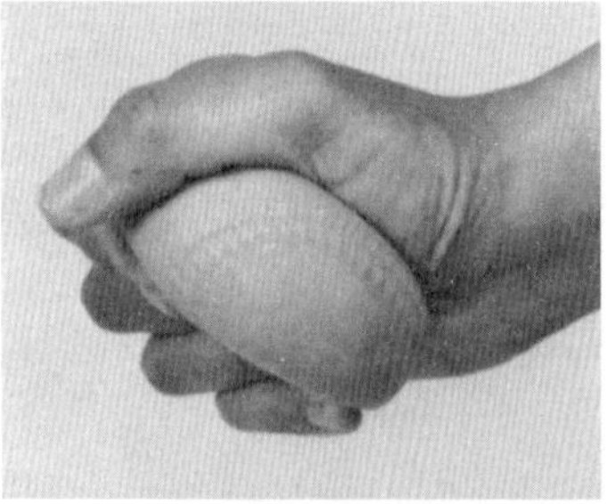

그림 18 부드러운 공을 쥐는 동작

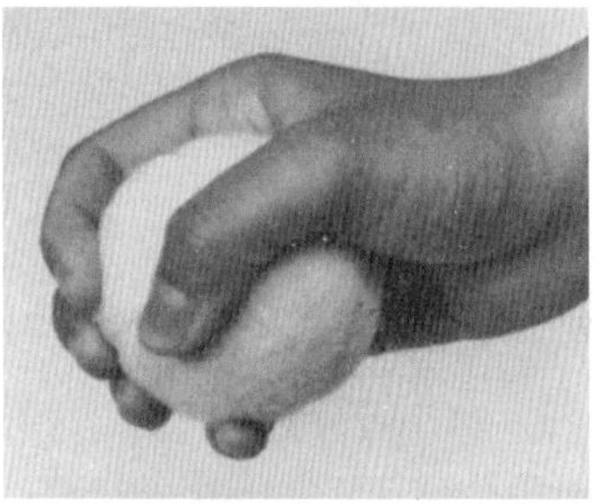

그림 19 테니스 공을 쥐는 동작 (중간정도의 경도)

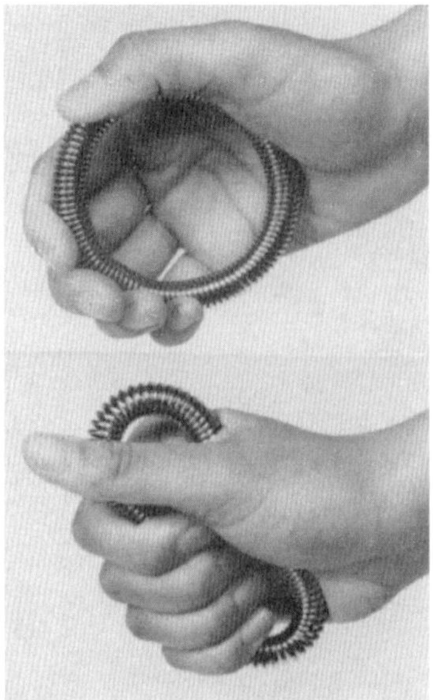

그림 20 둥근 스프링을 잡는 동작

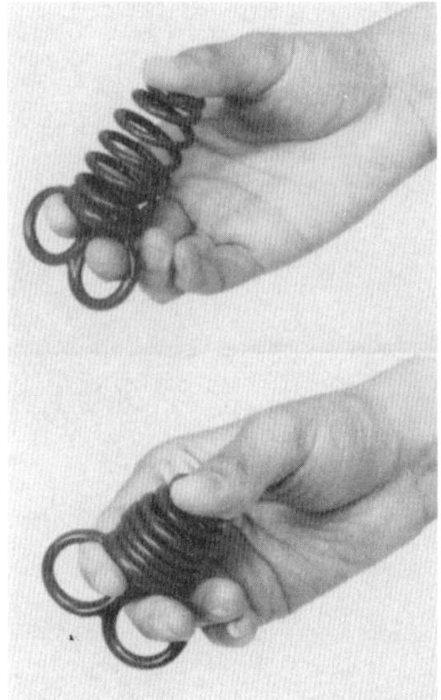

그림 21 코일 스프링을 잡는 동작

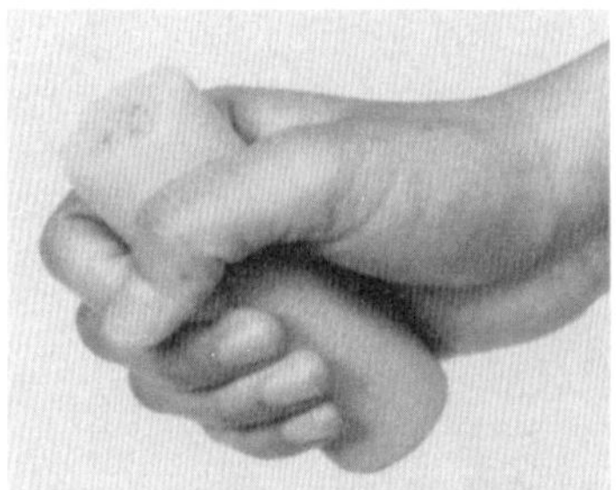

그림 22 스펀지나 타월을 쥐는 동작

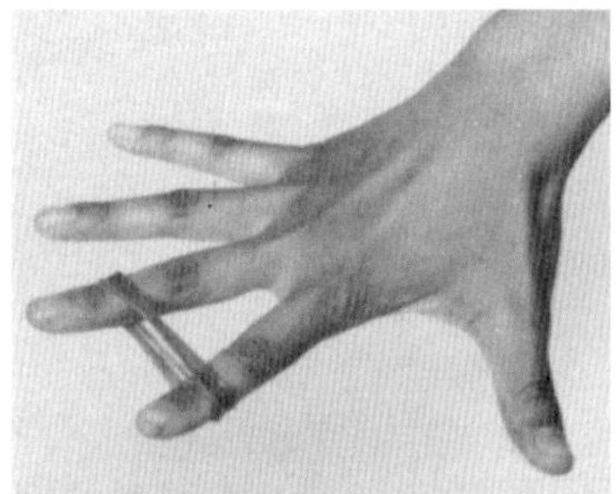

그림 23 고리고무를 사용한 손가락의 외전 동작

6 골반대부

A ▮ 골반대부의 바이오메카닉스

골반은 장골, 치골, 좌골로 구성되는 좌우 1쌍의 관골과 후방의 천추로 구성되는 깔때기 모양의 기관이며 외측에 관골구라는 오목(凹)부분을 만들어 여기에 둥근 대퇴골두를 넣어 고관절을 형성한다.

고관절은 인체에서 가장 큰 관절이며 구관절이기 때문에 운동축은 3차원이 되고 넓은 가동범위를 갖는다. 인대는 전방의 장골대퇴인대(Y인대), 내 하방의 치골대퇴인대, 후방의 좌골대퇴인대가 있으나 후방은 약하고 대둔근 등으로 보강된다(그림 1, 2).

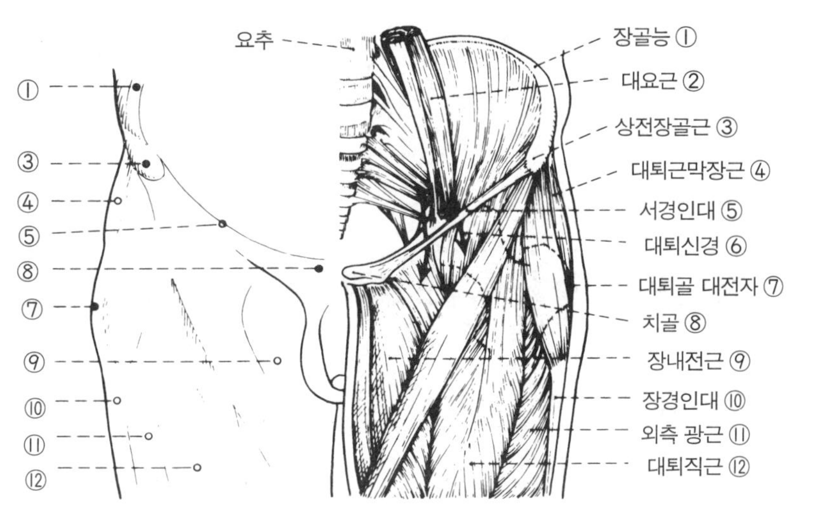

그림 1 고관절 · 둔부의 근(전면)

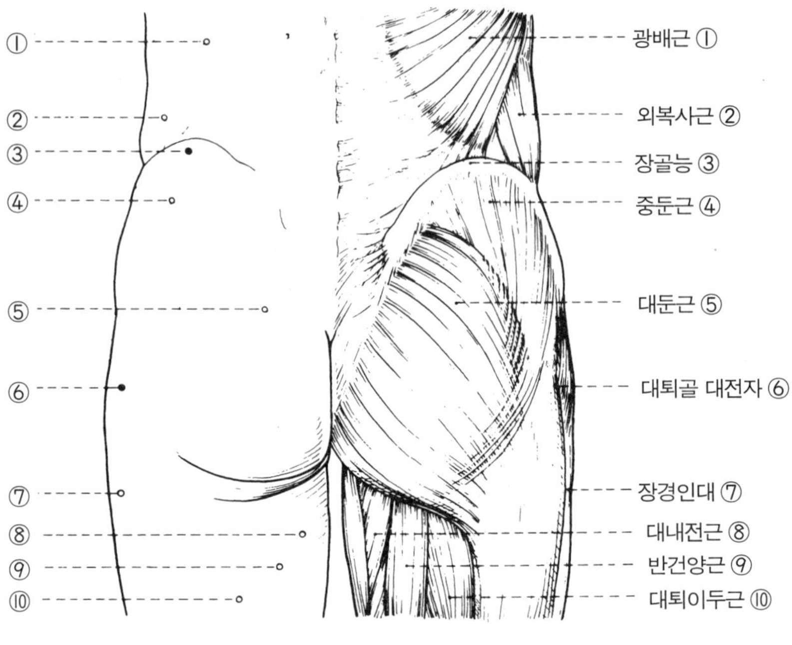

그림 2 고관절 · 둔부의 근(후면)

골반대는 하지와 체간의 요소이며 자세의 유지와 운동을 위해 근육이 발달하여 전방에는 고관절 굴곡근군인 대퇴사두근(대퇴신경 지배), 심층부의 장요근(2~4요수신경 지배), 내측의 내전근군(폐쇄신경 지배), 후방의 심층부의 외전근군인 중둔근, 소둔근(상둔신경 지배), 후방의 고관절 신전근군이나 대퇴이두근, 반막양근, 반건양근(햄스트링스라 부르고 경골신경 지배)이 지지한다.

고관절의 운동은 신전 굴곡, 내전 외전, 내회전 외회전과 그 복합운동이다.

B ▮ 골반대부의 스포츠 손상과 재활치료

1 골반대부의 스포츠 외상

낙상(떨어짐) 등으로 골반 골절*1, 고관절 탈구*2, 대퇴골 골절*3 등이 일어난다. 어느 것이든 장기간의 전문적 치료를 필요로 하고 체중을 지지한다는 점으로부터 스포츠 복귀에는 충분한 안정성을 고려하여 신중을 기해야 한다.

표 1 고관절의 운동에 관여하는 근

근 명	신 경	굴곡	신전	외전	내전	내회전	외회전
장요근	요신경총 L_2~L_4	○					
봉공근	대퇴신경 L_2~$_3$	△		△			△
대퇴직근	대퇴신경 $L_{2\sim4}$	○		△			
치골근	폐쇄신경, 대퇴신경 $L_{2\sim3}$	○			○		△
대퇴근막장근	상둔신경 $L_{4\sim5}$	○		○			
대둔근	하둔신경 L_4~S_1		○	△	△		○
대퇴이두근	(장)경골신경, (단)비골신경 L_4~S_2		○				△
반건양근	경골신경 L_4~S_2		○			△	
반막양근	경골신경 L_4~S_2		○			△	
중둔근	상둔신경 L_4~S_1	△	△	○		△	△
소둔근	상둔신경 L_4~S_1	△	△	△		○	△
박근	폐쇄시경 L_2~$_4$	△			○	△	
장내전근	폐쇄신경 $L_{2\sim4}$	△			○		△
단내전근	폐쇄신경 $L_{2\sim4}$	△			○		△
대내전근	폐쇄신경, 좌골신경 $L_{2\sim4}$	△	△		○	△	△
심층 외회전 6근	폐쇄신경, 천골신경 L_3~S_2						○

○ 표 : 주동근 △ 표 : 보조근

재활치료 안정 · 고정기가 끝난 다음에 시행한다. 구축, 근력저하, 동통에 대하여 시행한다.

1) 온열 치료

용 어 해 설

* 1 골반 골절 : 전락 등으로 일어난다. 장, 방광, 뇨관 등 골반내의 장기를 손상하면 위험하다. 또한 기립하여 하중을 걸면 골반이 어긋나므로 장기간의 안정이나 창외 고정 등의 수술이 필요한 경우도 있다.
* 2 고관절 탈구 : 무릎을 강하게 짚음으로써 대퇴골두가 후방으로 탈구한다. 골반측의 고관절 주변의 골절을 수반하는 일이 많다. 후방의 좌골신경을 압박하면 하지의 마비가 일어난다. 골두 회전동맥이 손상되면 차츰 골두 괴사가 일어난다. 아무튼 장기간의 안정과 하중의 제한이 필요해진다. 또한 슬 후방십자인대 손상을 수반하는 일이 많으므로 슬관절도 주의 깊게 진찰한다.
* 3 대퇴골 골절 : 하지를 강하게 겹질려서 손상되는 일이 많다. 성인에서는 수술치료를 하는 경우가 많다. 골반 골절이나 대퇴골 골절에서는 골절부로부터의 내출혈이 1,000*ml*를 초과하는 일이 있으므로 부상 시에 출혈성 쇼크에 주의한다.

2) 가동범위 개선운동(능동 또는 보조 능동) (「7. 슬관절」의 그림 11~18 참조)

3) 근력 강화훈련

안전성 측면에서 생각하면 수영이나 고정식 자전거가 좋다. 또한 기립자세의 안정성 유지를 위해 외전근군의 강화가 중요하다.

2 골반대부 근육의 끊어짐

골반대는 하지와 체간의 근의 부착부이므로 근이나 근 부착부의 장애가 많다.

근육의 끊어짐(strain)은 대퇴 후면(햄스트링), 전면(대퇴사두근),

내측면(내전근군)에 많다. 증상에 따라 3단계로 나뉜다. 제1도에서는 1~2일간 RICE 치료를 하고 내출혈이 멎으면 재활치료를 시행한다.

근육 끊어짐의 손상 분류

① 경증(1도)(strain grade I) : 근육 자체나 근 주위막에는 거의 변화가 없고 미세한 근 섬유속이 신장된 정도의 것. 증상은 국소의 압통 뿐일 때가 많다.

② 중등증(2도)(strain grade II) : 근 주위막의 파열, 극히 일부의 근 섬유의 파열이 있다. 만성기에는 반흔 및 유착이 비교적 경증인 것. 증상은 압통 뿐만 아니라 약간의 함몰 또는 약간의 운동통도 있다.

③ 중증(3도)(strain grade III) : 근 주위막의 파열은 물론 근육 자체에도 부분파열이 있다. 만성기에는 반흔 및 유착이 심한 것. 증상은 압통, 국소 함몰, 운동통도 뚜렷해진다.

재활치료

1) 온열 치료

2) 능동 또는 보조 능동 신장법(「7. 슬관절」의 그림 11~16 참조)

먼저 1)을 시행하고 수일 지나서 동통이 경감되면 2)를 아프지 않은 범위에서 시행한다.

가벼운 조깅 등은 다시 수일 후에 가능해지지만 최대의 근 수축을 하는 점프나 무거운 웨이트 트레이닝은 1~2주일 삼간다.

제2 · 3도에서는 완전한 고정이 필요하고 고정 제거 후에 상기의 재활치료를 천천히 진행시킨다.

3 골반대부의 열리 골절(avulsion fracture)

근의 부착부의 골이 근의 강한 견인력으로 잡아 찢기는 것으로 성장기에 많고 근육의 끊어짐과 착각하는 경우가 많다. 골반의 전방부분에 많다(상전장골극 열리 골절*4, 하전장골극 열리 골절*5, 좌골 열리 골절*6 등).

전위가 큰 경우는 수술이 필요하다.

골 유합이 완성되면 재활치료를 시행한다.

재활치료

1) 온열 치료

2) 원인근의 능동적 또는 보조 능동적 신장법(손상근) (「7. 슬관절」의 그림 11~13, 17 참조)

3) 길항근의 근력강화

이상은 예방으로서도 중요하다.

4 고관절의 만성 동통성 질환

선천성 고관절 탈구의 후유증으로서 생기는 것으로 젊은 여성에 많고 골반의 발달이 나쁘기 때문에 구개 형성부전증*7을 유발하고 고관절의 동통을 호소한다. X선 촬영으로 확인한다.

스포츠에 특유의 질환은 아니지만 젊은 여성을 지도할 때에 알아두어야 할 질환이다.

재활치료

1) 외전근 근력강화(「7. 슬관절」의 그림 25 참조)

2) 체중의 부하를 피한다.

이를 위해 수영, 고정식 자전거 등이 좋다. 또한 스포츠 종목도 체중부하가 적은 것을 선정하면 좋다.

C ▮ 골반대부의 치료적 운동

「7. 슬관절」의 항에 나타낸다(p.216).

용어해설

*4 상전장골극 열리 골절 : 골반 전방에서 벨트의 위치에서 여기에 부착하는 봉공근의 장력으로 골절한다.

*5 하전장골극 열리 골절 : 상전장골극의 3 cm 하방에서 여기에 부착하는 대퇴직근의 장력으로 골절한다.

*6 좌골 열리 골절 : 좌골에 부착하는 내전근군의 장력으로 골절한다.

*7 구개 형성부전증 : 선천성 고관절 탈구나 아탈구의 후유증으로서 골반의 형태가 나빠 고관절부에서 골반 관골구가 대퇴골두를 충분히 피복하고 있지 못하기 때문에 장시간의 보행이나 스포츠에서 고관절의 통증이나 가동범위의 제한이 일어나는 것.

7 슬관절

A ▮ 슬관절의 바이오메카닉스

슬관절은 대별해서 2개의 관절로 구성되며 대퇴 경골관절에서 체중을 지지하여 운동을 하고 슬개 대퇴관절은 대퇴사두근의 힘을 전달하는 "지레의 지지점"의 역할을 한다.

슬관절은 둥근 대퇴골 과부를 평탄한 경골 관절면(임상적으로는 경골 고원이라 부른다)으로 받기 때문에 구조적으로 골성 지지가 약하여 안정화를 위한 인대와 반월(판) 기능과 근력 지지가 중요하다.

무릎의 인대는 관절내의 전방에 전방십자인대(ACL), 후방에 후방십자인대(PCL), 관절외의 내측방에 내측 측부인대(MCL), 외측방에 외측 측부인대(LCL)가 있으며 슬관절의 순으로 전방 · 후방 · 외번 · 내번방향으로의 안정성을 확보하고 있다(표 1).

근육은 전방에 신전근인 대퇴사두근, 후방에는 굴곡근인 햄스트링(대퇴이두근, 반막양근, 반건양근)가 대퇴로부터 경골과 비골로, 또한 무릎 굴곡근인 비복근이 하퇴(종골)로부터 대퇴골로 뻗어 있다.

대퇴골과 경골의 사이에 내측과 외측의 2개의 반월상(연골)이 끼어 있어 안정화와 운동에 도움이 되고 있으나 심한 운동이나 비트는 동작 등으로 손상되기 쉽다. 내측 반월상 연골(medial meniscus: MM)은 약간 크고 C형을 하고 있으며 외측 반월상 연골(lateral meniscus: LM)은 O형이고 작다. 단면은 설형(쐐기 모양)이고 둥근 대퇴골 과부와 평탄한 경골 관절면의 사이의 틈새를 메우도록 작용한다.

하지 전체(그림 1~4), 슬부(무릎)의 근(그림 5~7, 표 2) 및 인대(그림 8)의 그림을 나타냈다.

슬관절의 운동은 굴곡 신전과 굴곡시의 약간의 회전이며 인대가 손상되면 부자연스런 운동이 일어나고 이것을 관절 불안정성이라 부른다.

슬관절은 걷는다, 달린다, 뛴다 등 모든 스포츠 동작의 동적 정적 지지점이며 스포츠에서 혹사되기 쉬워 급성의 외상과 만성의 장애와 함께 스포츠 손상이 가장 많은 부분이다. 그러나 그 구조적 약점 때문에 손상의 예방과 치료로서 슬(무릎) 주위근군의 강화가 가장 중요하여 슬관절의 재활치료의 주체는 이 근력강화라 해도 된다.

표 1 슬관절의 인대

1. 관절 내
   - 전방십자인대(ACL : anterior cruciate ligament)
   - 후방십자인대(PCL : posterior cruciate ligament)
2. 관절 외
   - 내측 측부인대(MCL : medial collateral ligament)
   - 외측 측부인대(LCL : lateral collateral ligament)
   - 사슬와인대, 궁상 슬와인대 — 무릎의 후면의 보강
   - 내측 슬와지지대, 외측 슬와지지대 — 무릎의 전면의 보강

표 2 슬관절의 운동에 관여하는 근

근 명	신 경	굴곡	신전	내회전	외회전
반건양근	경골신경 L_4~S_2	○		○	
반막양근	경골신경 L_4~S_2	○		○	
대퇴이두근	(장)경골신경, (단)비골신경 L_4~S_2	○			○
대퇴사두근	대퇴신경 $L_{2\sim4}$		○		
대퇴근막장근	상둔신경 $L_{4\sim5}$		○		△
봉 공 근	대퇴신경 $L_{2\sim3}$	△		△	
박 근	폐쇄신경 $L_{2\sim4}$	△		△	
비 복 근	경골신경 L_4~S_2	△			
슬 와 근	경골신경 L_4~S_2	△			
족 저 근	경골신경 L_4~S_2	△			

○ 표 : 주동근 △ 표 : 보조근

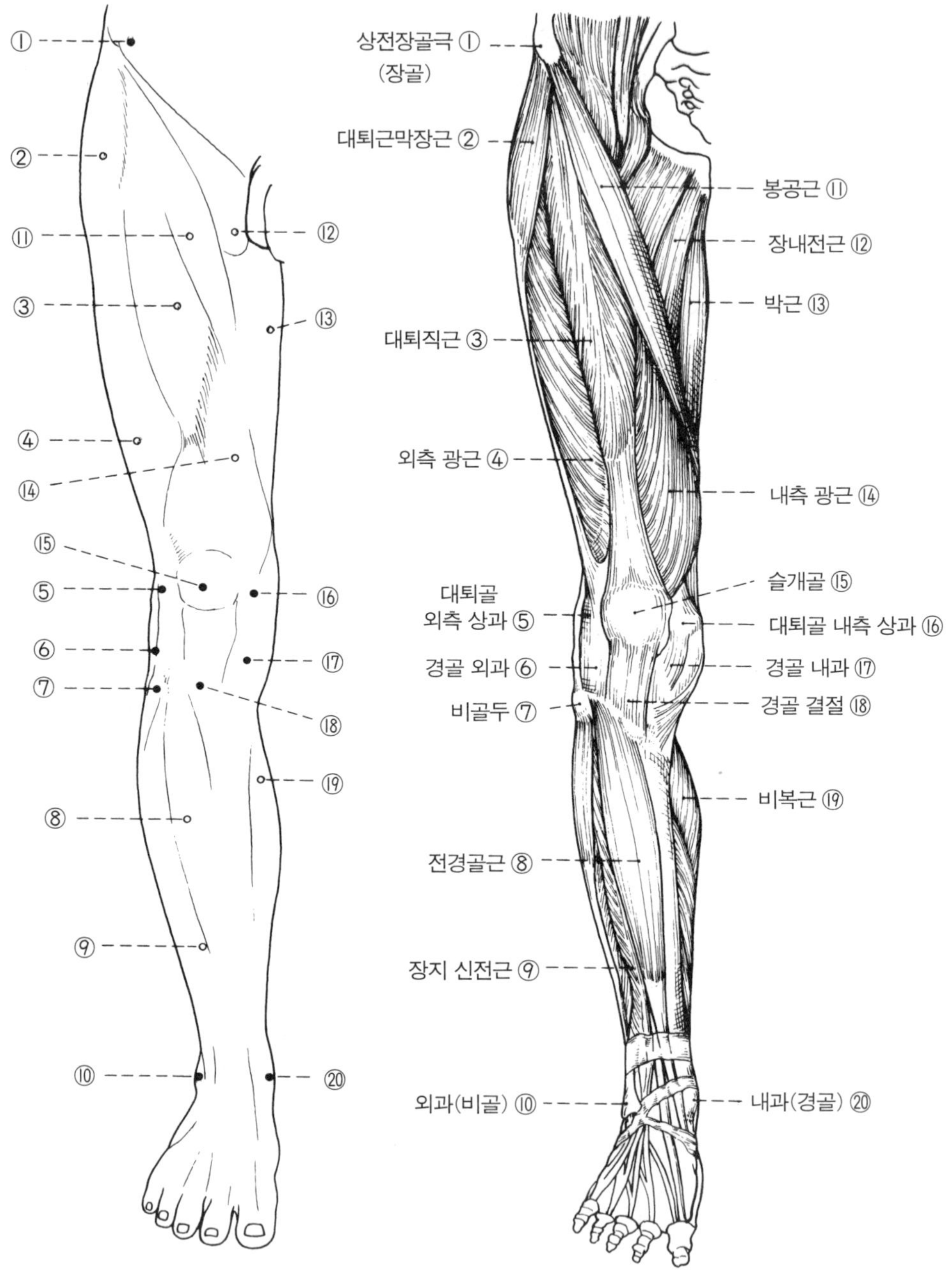
상전장골극 ①
(장골)
대퇴근막장근 ②
봉공근 ⑪
장내전근 ⑫
박근 ⑬
대퇴직근 ③
외측 광근 ④
내측 광근 ⑭
슬개골 ⑮
대퇴골
외측 상과 ⑤
대퇴골 내측 상과 ⑯
경골 외과 ⑥
경골 내과 ⑰
비골두 ⑦
경골 결절 ⑱
비복근 ⑲
전경골근 ⑧
장지 신전근 ⑨
외과(비골) ⑩
내과(경골) ⑳
● 표 : 골의 부위, ○ 표 : 근의 부위

그림 1 하지의 근(전면)

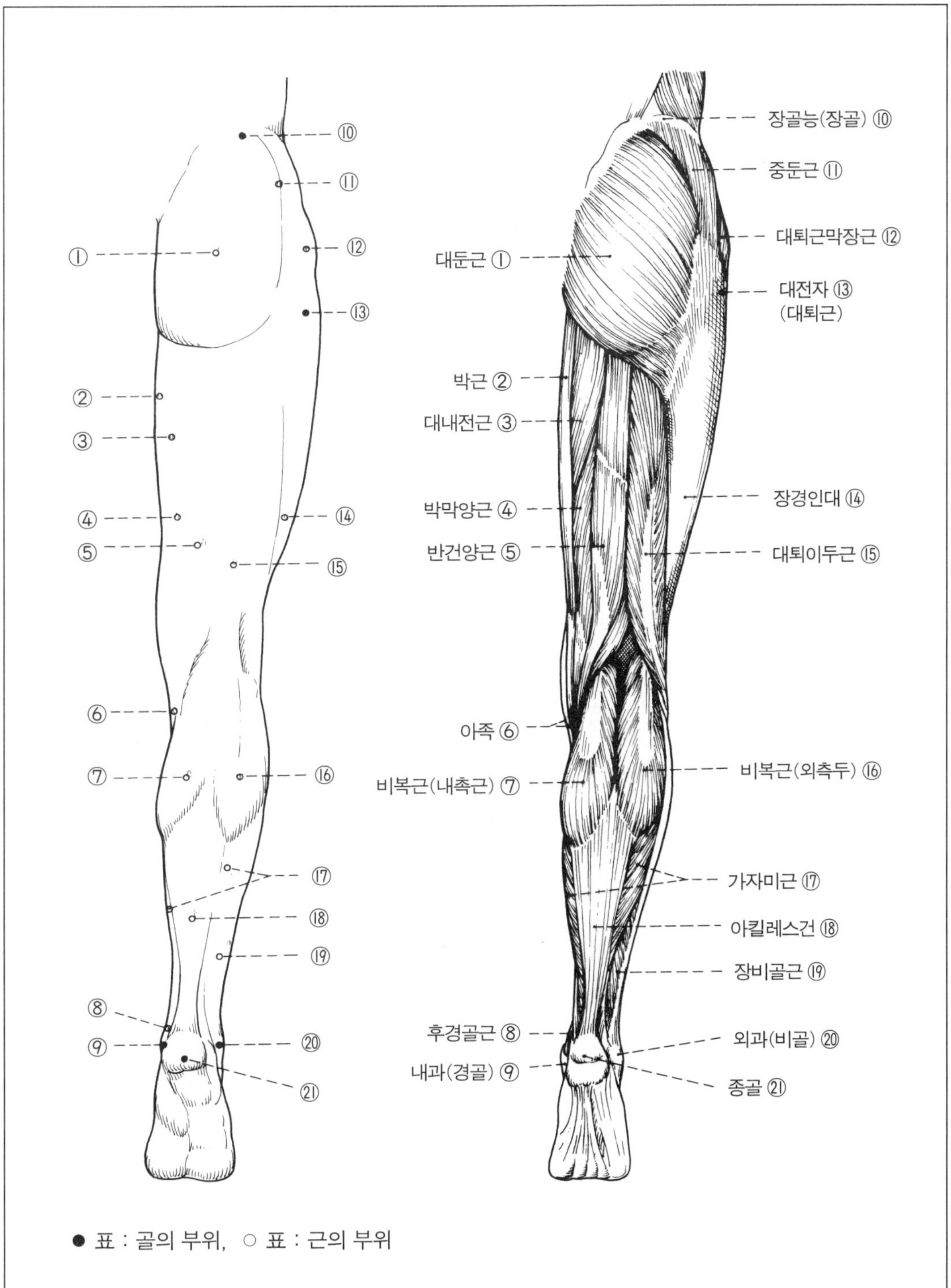
장골능(장골) ⑩
중둔근 ⑪
대퇴근막장근 ⑫
대전자 ⑬
(대퇴근)
대둔근 ①
박근 ②
대내전근 ③
장경인대 ⑭
박막양근 ④
반건양근 ⑤
대퇴이두근 ⑮
아족 ⑥
비복근(외측두) ⑯
비복근(내측근) ⑦
가자미근 ⑰
아킬레스건 ⑱
장비골근 ⑲
후경골근 ⑧
외과(비골) ⑳
내과(경골) ⑨
종골 ㉑
● 표 : 골의 부위, ○ 표 : 근의 부위

그림 2 하지의 근(후면)

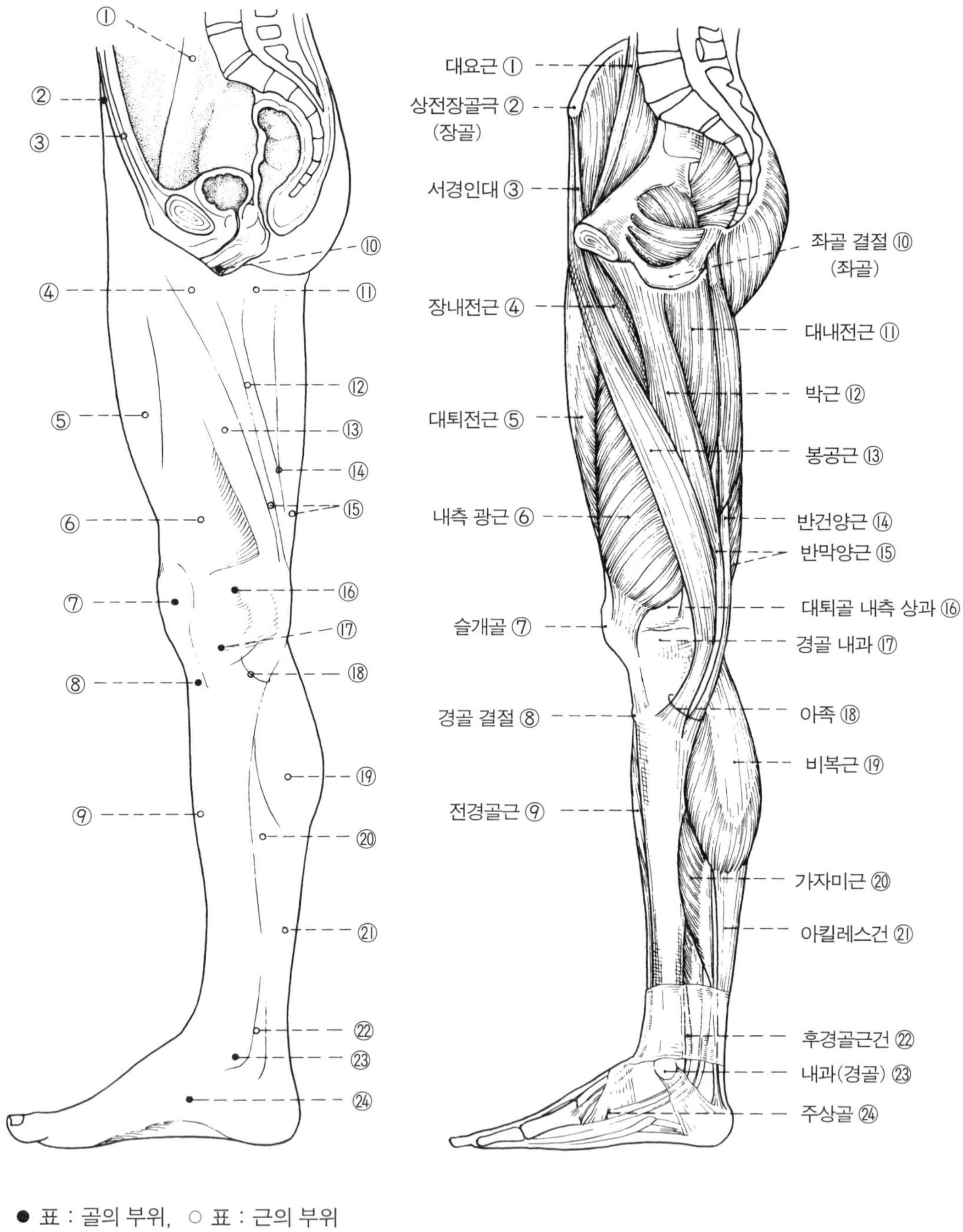
대요근 ①
상전장골극 ②
(장골)
서경인대 ③
장내전근 ④
대퇴전근 ⑤
내측 광근 ⑥
슬개골 ⑦
경골 결절 ⑧
전경골근 ⑨
좌골 결절 ⑩
(좌골)
대내전근 ⑪
박근 ⑫
봉공근 ⑬
반건양근 ⑭
반막양근 ⑮
대퇴골 내측 상과 ⑯
경골 내과 ⑰
아족 ⑱
비복근 ⑲
가자미근 ⑳
아킬레스건 ㉑
후경골근건 ㉒
내과(경골) ㉓
주상골 ㉔
● 표 : 골의 부위, ○ 표 : 근의 부위

그림 3 하지의 근(내측면)

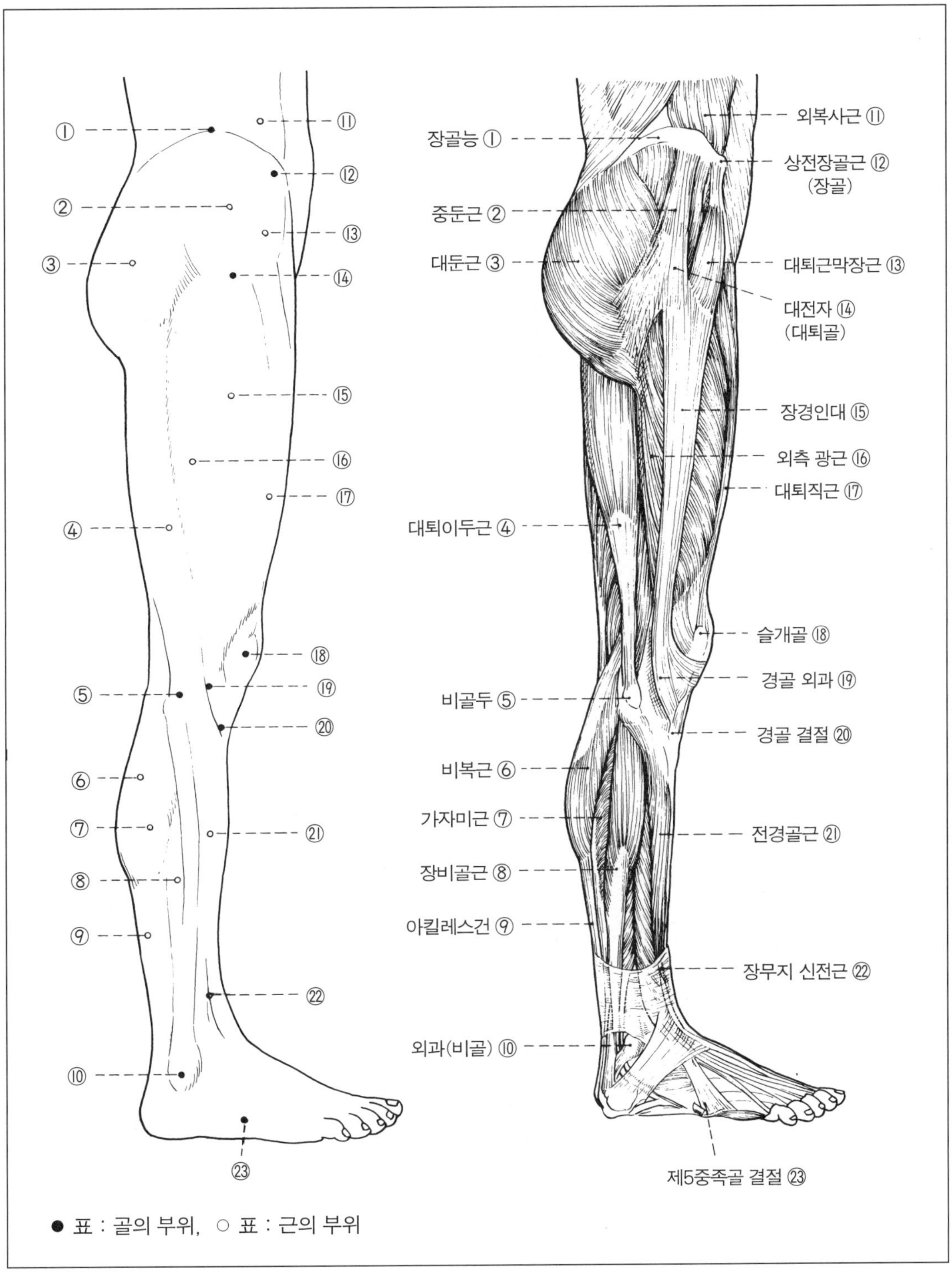
①
②
③
④
⑤
⑥
⑦
⑧
⑨
⑩
⑪
⑫
⑬
⑭
⑮
⑯
⑰
⑱
⑲
⑳
㉑
㉒
㉓
장골능 ①
중둔근 ②
대둔근 ③
대퇴이두근 ④
비골두 ⑤
비복근 ⑥
가자미근 ⑦
장비골근 ⑧
아킬레스건 ⑨
외과(비골) ⑩
외복사근 ⑪
상전장골근 ⑫
(장골)
대퇴근막장근 ⑬
대전자 ⑭
(대퇴골)
장경인대 ⑮
외측 광근 ⑯
대퇴직근 ⑰
슬개골 ⑱
경골 외과 ⑲
경골 결절 ⑳
전경골근 ㉑
장무지 신전근 ㉒
제5중족골 결절 ㉓
● 표 : 골의 부위, ○ 표 : 근의 부위

그림 4 하지의 근(외측면)

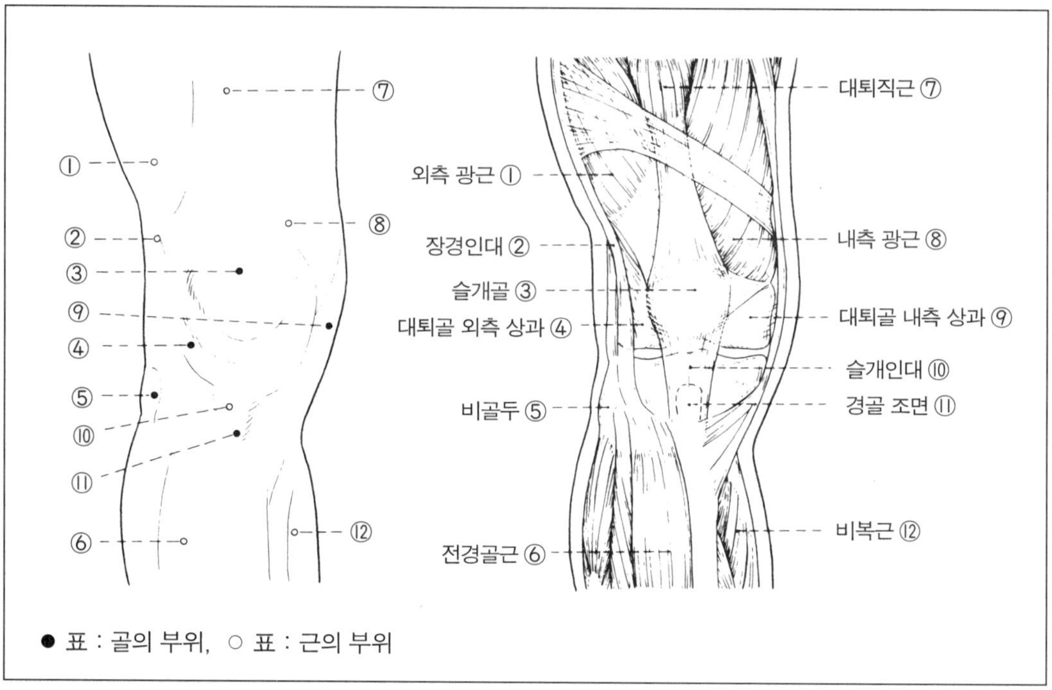

그림 5 슬관절의 근(전면)

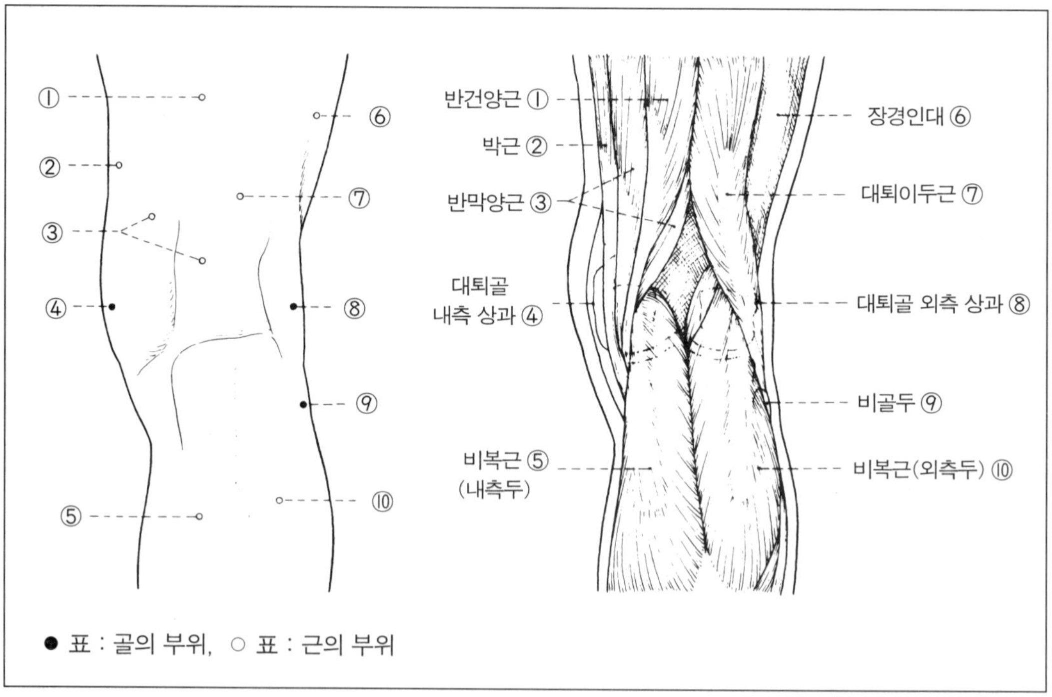

그림 6 슬관절의 근(후면)

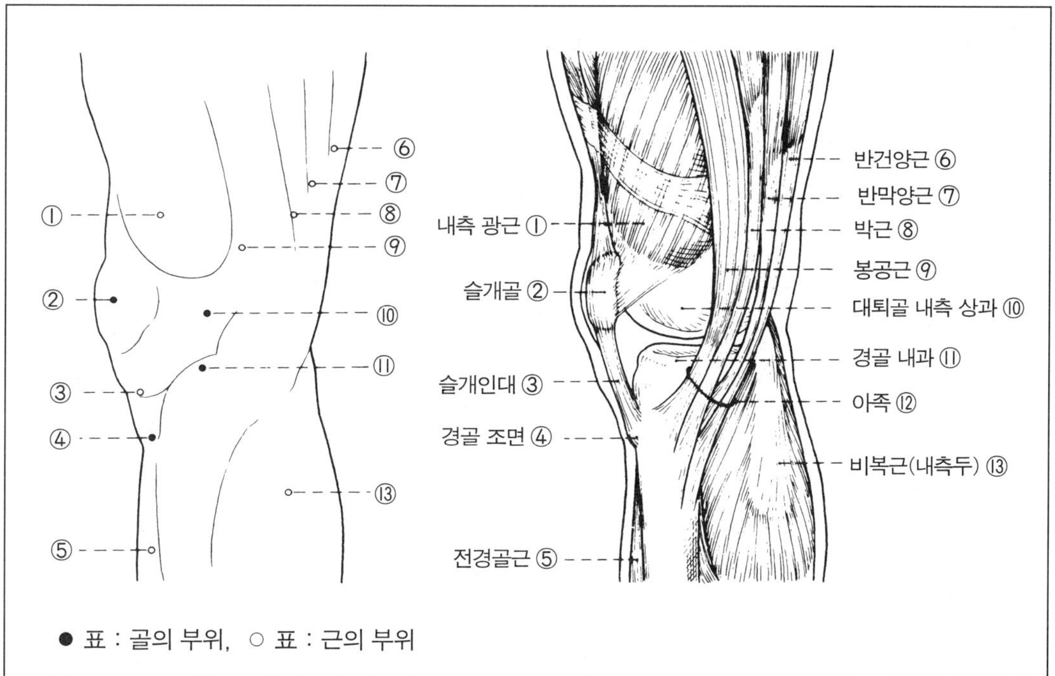

그림 7 슬관절의 근(내측면)

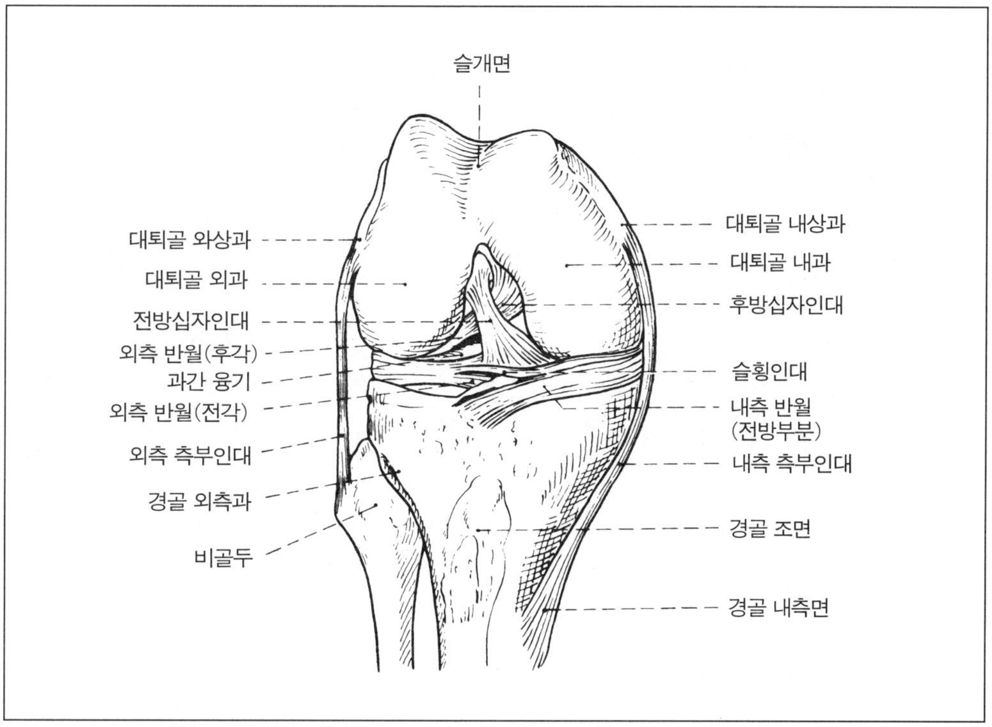

그림 8 슬관절의 인대(전방으로부터 · 슬 굴곡위치)

B ▮ 슬관절의 스포츠 손상과 재활치료

1 반월(판) 손상

무릎의 스포츠 손상에서 가장 많은 손상으로 이는 비틀려 넘어지거나 착지의 실패로 일어나며 신선한 사례로서는 격통, 혈증(관절 내에 피가 괴어 말랑말랑하다)을 유발하여 무릎을 굽힐 수 없게 된다.

또한 무릎의 깊은 굴곡(토끼뜀 등)을 반복하고 있는 동안에 차츰 발생하는 경우도 있고 만성의 사례로서는 무릎의 통증(어떤 각도에서), 대퇴 근력의 저하나 위축, 가동범위 제한, 굴곡시의 걸리는 느낌 그리고 관절액의 굄 등이 관찰된다.

치료는 수술하여 적출하거나 신선한 사례에서는 봉합한다.

재활치료 만성기에 시행한다. 동통, 근력저하, 운동제한에 대하여 시행한다.

1) 온열 치료 : 신선한 사례에서는 한랭 치료.
2) 능동 및 보조 능동 신장법(그림 11~13, 17 참조)
3) 근력강화 : 신전근, 굴곡근 모두를 강화(그림 21, 22, 29, 30 참조)

특히 슬관절의 동적 안정성을 위한 근력강화는 가장 중요하다. 또한 최대 굴곡을 하여 체중을 걸면 반월 손상을 일으키는 일이 있으므로 풀 스쿼트(full squat)는 하지 않는다.

2 슬관절 인대손상

제Ⅳ부 제2장「슬관절 인대손상의 재활치료」(p.249)를 참조.

3 기타의 스포츠 외상

골절, 탈구 등 어느 것이든 장기간의 깁스고정을 필요로 하기 때문에 재활치료는 구축, 동통, 근력저하에 대하여 시행한다.

재활치료 안정 · 고정기간이 끝나면 시행한다.

1) 온열 치료
2) 관절 가동범위 개선훈련(그림 11~19 참조)
3) 근력 강화훈련(그림 21~28 참조)

4 슬 신전장치의 장애, 슬개골 주위통

슬부(무릎)의 전면에 있으며 대퇴사두근 - 슬개골 - 슬개인대 - 경골 조면의 선을 슬 신전장치라 부르고 '달린다, 점프한다' 등 스포츠의 모든 장면에서의 하지의 최대의 동력원이다. 또한 동시에 스포츠에서 과다 사용하여 여러 가지

장애를 일으키기 쉽다.

1) 대퇴사두근 → 통증, 근육의 끊어짐

2) 슬개골 → 슬개골 연골 연화증*1 (슬개골 중앙통), 신딩 라센병*2 (슬개골 말초통), 슬개 대퇴관절증*3 (슬개골 주변통), 타나 장애*4 (슬개골 내측통), 슬개골 아탈구 증후군*5

3) 슬개인대 → 점퍼슬(슬개인대염)*6

4) 경골 조면 → 오스굿병*7

어느 것이든 안정과 RICE 치료를 한다.

슬개골 아탈구 증후군은 젊은 여성에서 많이 관찰되며 기립자세 정면에서 두 슬개골이 서로 노려보고 있는 것처럼 보인다("사팔눈(사시) 슬개골"이라 불린다). 슬개골의 불안정감과 통증 그리고 외측으로의 아탈구나 탈구를 일으키기 쉽다. 재활치료로서 내측 광근의 강화와 슬개골을 내측으로 압배하는 서포터나 테이핑이 효과가 있다.

재활치료 동통과 폐용성 근 위축 및 가동범위 저하의 악순환에 대하여 시행한다.

1) 온열 치료 : 만성기에는 따스하게 한다. 운동 직후는 국소에 대한 아이스 마사지를 한다.

2) 대퇴사두근의 지속적 신장법 : 이것이 유일한 원인치료법이다(그림 17~19 참조).

용어해설

* 1 슬개골 연골 연화증 : 지나친 스포츠나 깁스고정 등으로 슬개골의 뒷면의 연골이 염증을 일으켜서 연화된 것. 슬개골의 중앙을 누르면 아프다. 슬개골의 위치이상(슬개골 고위, 슬개골 저위, 슬개골 아탈구 증후군 등)이 그 근본원인이 되는 경우가 많다.
* 2 신딩 라센(Synding-Larsen)병 : 성장기에 슬개골의 말단에 붙는 슬개건의 장력으로 골단증을 일으킨 것.
* 3 슬개대퇴관절증 : 슬개골의 위치이상 등을 그 근본원인으로 하여 슬개골 연골이나 슬개 지지대가 염증을 일으켜 슬개골 주변이 아픈 것.
* 4 타나 장애 : 태아기에 남은 관절낭의 일부인 "관절 주름"이 슬개골과 대퇴골의 사이에 끼이는 것. 내측에 많다. 국소 마취제의 주사가 효과적이며 난치성의 것은 관절경 수술로 적출한다.
* 5 슬개골 아탈구 증후군 : 젊은 여성에 많은데 슬개골이 선천적으로 내전하여 외측으로 아탈구 하여 있는 것으로 슬개골의 불안정감과 통증을 호소한다. 상기의 질환의 근본원인인 경우가 많다.
* 6 점퍼슬(슬개인대염) : 스포츠 특히 점프가 많은 종목에서 슬개인대가 염증이나 미세파열을 일으킨 것. 성인에 많은데 난치성이 되기 쉬우므로 조기에 발견하여 재활치료와 운동량의 제한을 한다.
* 7 오스굿(Osgood)병 : 성장기에 경골의 상단의 성장 연골에 부착하는 슬개건의 장력으로 골단증을 일으켜 성장 연골의 열리를 일으킨 것. 1개월의 스포츠 제한으로 완쾌되지만 성장기 동안은 재발한다는 것을 인식시켜 성장기에는 스트레칭을 충분히 시킨다.

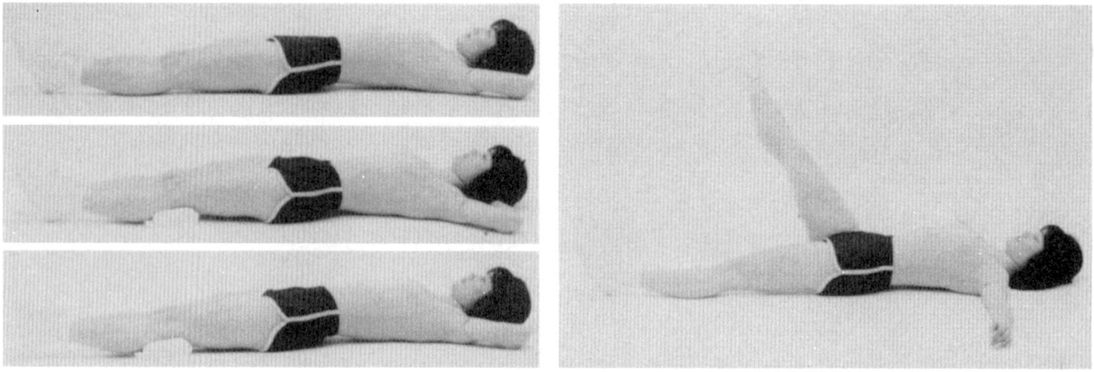

그림 9 슬관절 주위근군 강화운동

a : quadriceps setting exercise : 무릎을 신장하여 힘을 넣어 5초간 유지한다. 하루에 몇 번이라도실시시킨다.
b → c : terminal knee extension exercise : 강하게 굴곡하면 통증을 호소하는 경우에 시행한다.
d : quadriceps setting raising exercise : 하지를 신장하여 들어올려서 5초간 유지한다. 1일 3회 이상.

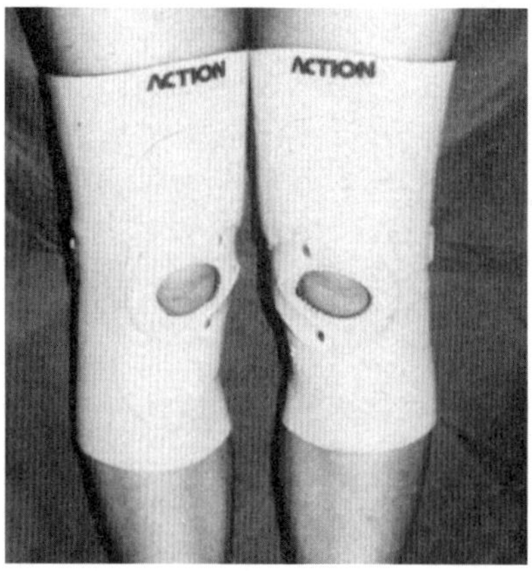

그림 10 슬개골 아탈구용 교정 서포터

3) 슬의 근력강화 : 아파서 사용하지 않고 있으면 약해지므로 아프지 않은 범위에서 한다(그림 9). 종말슬 신전법(terminal knee extension exercise; TEE)으로 내측 광근의 강화를 하여 슬개골의 안정화를 도모한다(그림 32 참조). 슬개골 아탈구 증후군에 효과가 있다.

4) 서포터 : 슬개골의 안정화를 도모하기 위하여 슬개골부를 노출시킨 것을 사용한다(그림 10). 슬개골 아탈구 증후군에는 내측으로 압박하는 벨트를 사용한다.

5) 테이핑 : 슬개골의 안정화를 위하여 상하 또는 좌우로부터 Y자형으로 끼워 넣는다.

5 슬관절 주위의 건염

1) 아족염*8

2) 장경인대염*9

3) 슬와근건염*10

어느 것이든 과다 사용에 기인하는 것이므로 운동 직후는 RICE 처치를 한다.

재활치료 동통과 원인근의 단축에 대하여 시행한다.

1) 온열치료 : 동통이 심할 때는 한랭치료를 한다.

2) 원인근의 신장법: 아족염에서는 무릎을 외번과 신전을 하도록 하고 장경인대염에서는 무릎을 내번시켜 고관절을 내전한다(그림 27 참조). 또한 스트레칭을 한다.

3) O형 다리, X형 다리의 교정 : 신발 안의 깔개를 설형(쐐기 모양)으로 하여 교정한다(「슈즈」의 항, p.103 참조).

6 변형성 슬관절증

스포츠 특유의 질환은 아니지만 중 고령자의 스포츠 참여에서는 고려할 필요가 있는 질환이다. 변형성 관절증은 나이가 듦에 따른 관절의 퇴행성 변화의 총칭이고 전신의 관절에 일어나지만 체중 부하가 많은 족관절, 슬관절, 고관절, 척추 등에 많다.

재활치료

1) 통증에 대하여 온열치료

2) 종창에 대하여 온열치료, 하지 신전거상훈련

3) 변형에 대하여 신장운동, 장구 사용

4) 불안정성에 대하여 장구, 지팡이 사용

5) 가동범위 제한에 대하여 신장운동

6) 근력저하에 대하여 가벼운 근력 강화운동(자신의 하지의 무게를 이용하여)스포츠로서는 체중 부하가 적은 수영, 자전거, 각종 체조 등이 권장된다.

용어해설

* 8 아족염 : 경골 내측면의 슬굴곡근군(봉공근, 반건양근, 박근)의 부착부가 오리의 발처럼 펴져 있어 이 부분의 과다 사용으로 일어난 염증. 달리기나 평영에 의해서 일어난다. X형 다리가 심한 사람에 많다.
* 9 장경인대염 : 무릎의 외측에 대퇴근막장근으로부터 연속되는 폭 5 cm의 긴 장경인대가 있고 달리기로 비벼져 염증을 일으킨다. O형 다리가 심한 사람에 많다.
* 10 슬와근건염 : 무릎의 외측 후방에서 슬와근건과 외측 반월이 스치기 때문에 일어나는 것. 국소 마취제의 주사와 무릎 뒷면의 온열치료 및 스트레칭이 효과가 있다.

C ▮ 하지(골반대부, 슬관절부)의 치료적 운동

골반대부(고관절을 중심으로)와 슬관절부의 근은 공통인 것이 많기 때문에 종합하여 해설한다.

1 하지의 스트레칭

1) 대퇴 후면(햄스트링)과 둔근의 스트레칭(그림 11) : 몸이 굳은 사람은 타월로 당긴다(그림 12). 등을 둥글게 하지 말아야 한다(그림 13).

2) 서경부(내전근군)의 스트레칭(그림 14) : 다리를 벌려서 스트레칭을 한다(그림 15). 거듭 체간의 측방의 스트레칭을 추가한다(그림 16).

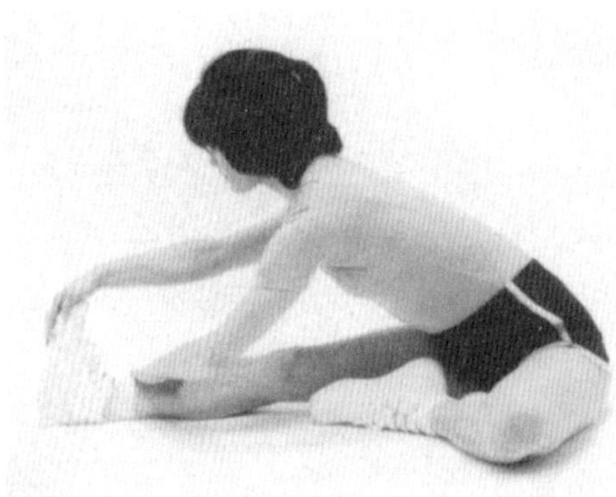

그림 11 대퇴 후면(햄스트링)과 둔근의 스트래칭

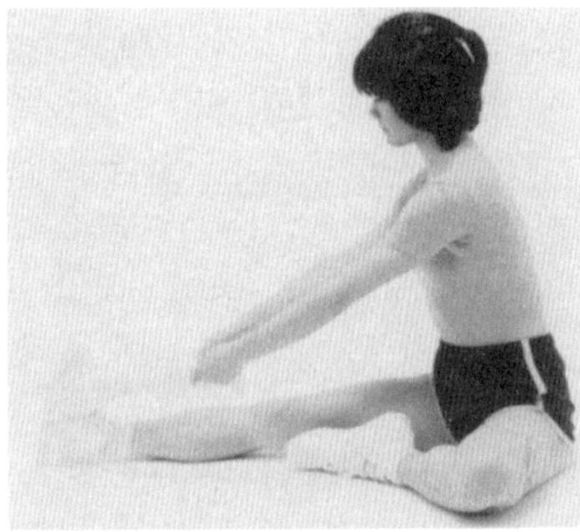

그림 12 대퇴 후면과 둔근의 스트레칭
몸이 굳은 사람은 타월로 당긴다

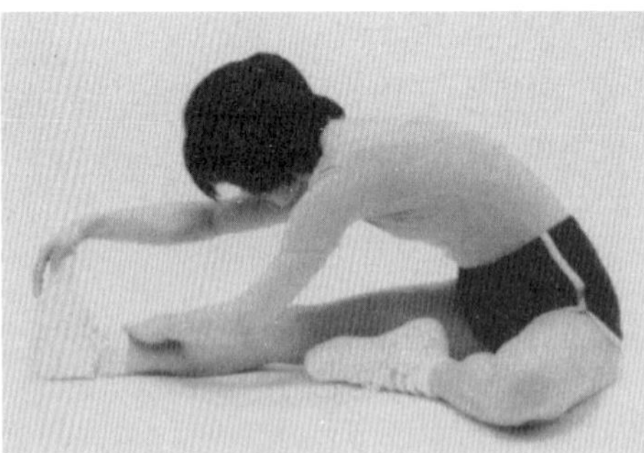

그림 13 등을 둥글게 한 나쁜 자세

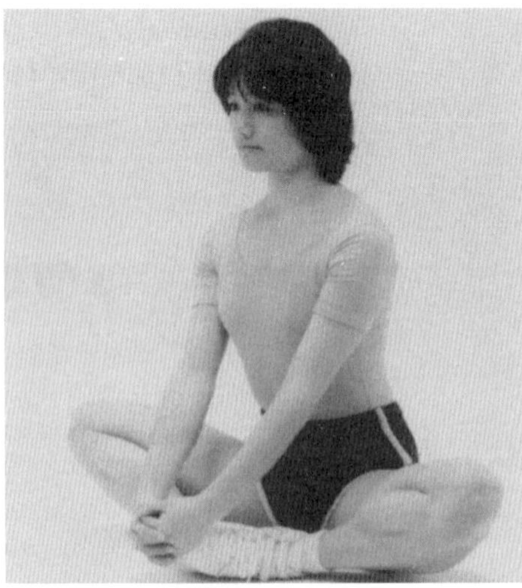

그림 14 서경부(내전근군)의 스트레칭

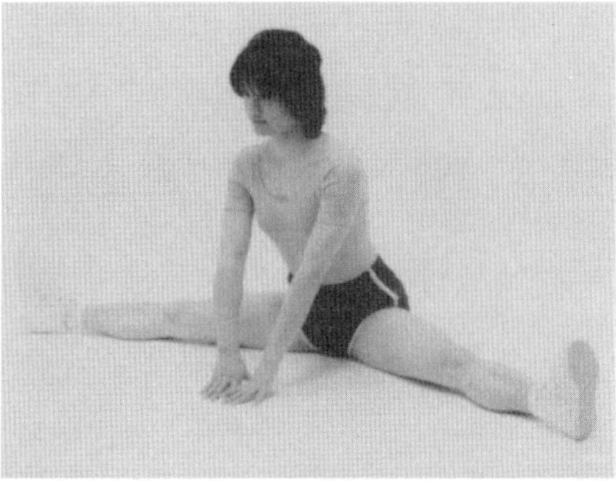

그림 15 다리를 벌려서 하는 내전근군의 스트레칭

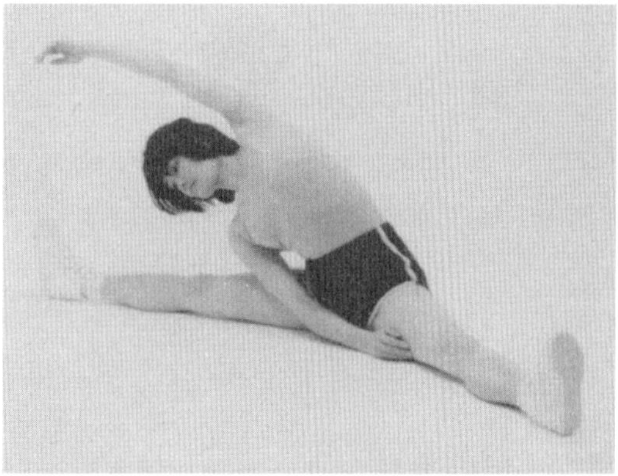

그림 16 체간의 측방 스트레칭을 추가한다

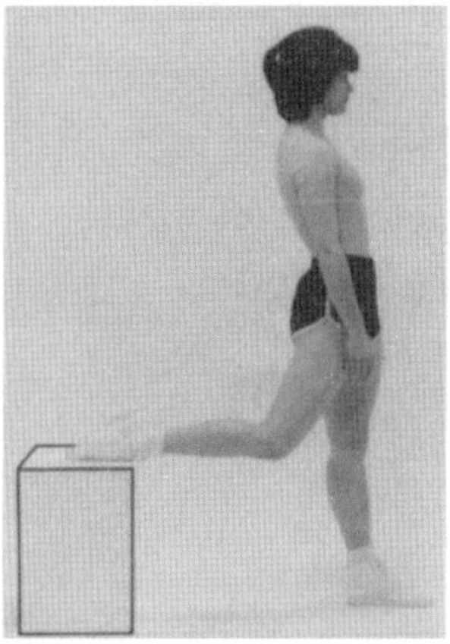

그림 17 기립자세에서 무릎 을 굽혀서 하는 대퇴사두근의 스트레칭

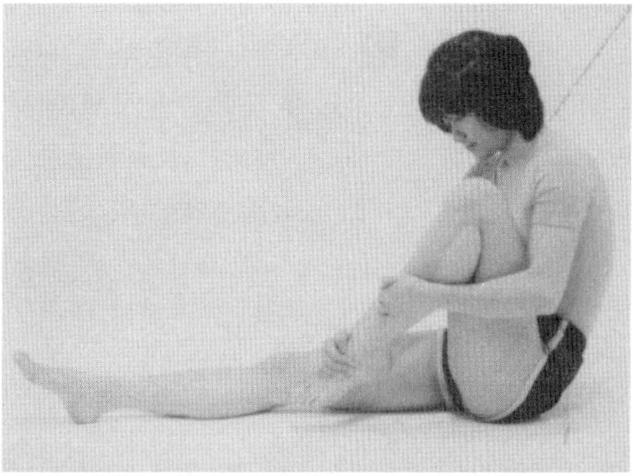

그림 18 앉은 자세에서 자신의 손으로 무릎을 굽혀서 하는 대퇴사두근의 스트레칭

3) 기립자세에서 무릎을 굽혀서 하는 대퇴사두근의 스트레칭(그림 17).

4) 앉은 자세에서 자기의 손으로 무릎을 굽혀서 하는 대퇴사두근의 스트레칭(그림 18).

5) 기립자세에서의 대퇴사두근의 스트레칭(그림 19).

6) 기립자세에서의 대퇴와 무릎의 외측(장경인대)의 스트레칭(그림 20).

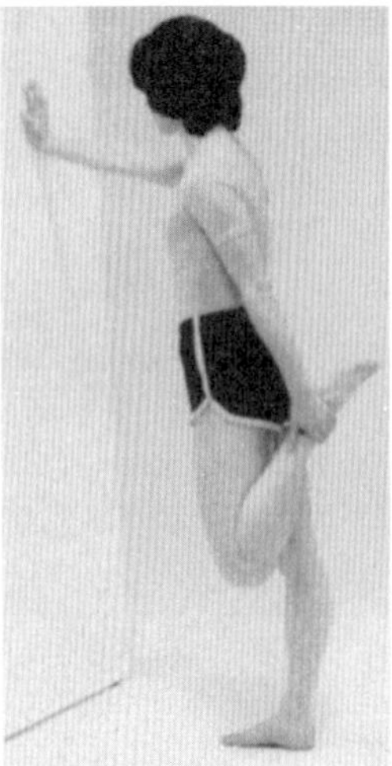

그림 19 기립자세에서 대퇴사두근의 스트레칭

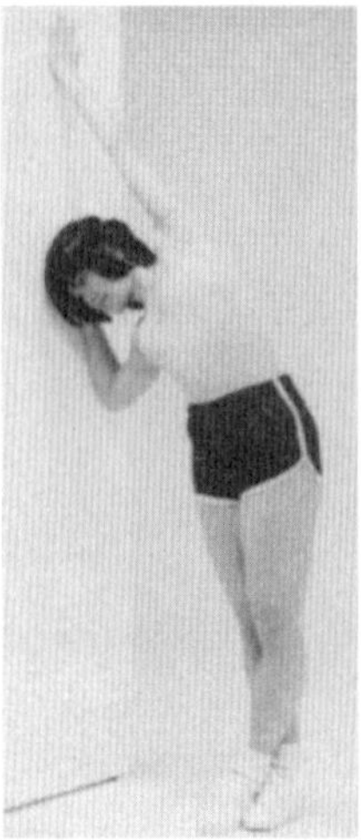

그림 20 기립자세에서의 대퇴와 무릎의 외측(장경인대)의 스트레칭

2 하지의 근력강화

● 와위(누운자세)에서 하는 근력강화

1) 고관절의 굴곡(대퇴사두근 등) (그림 21)
2) 고관절의 신전(둔근 등) (그림 22, 23)
3) 고관절의 외전(그림 24)
4) 고관절의 내전(그림 25)

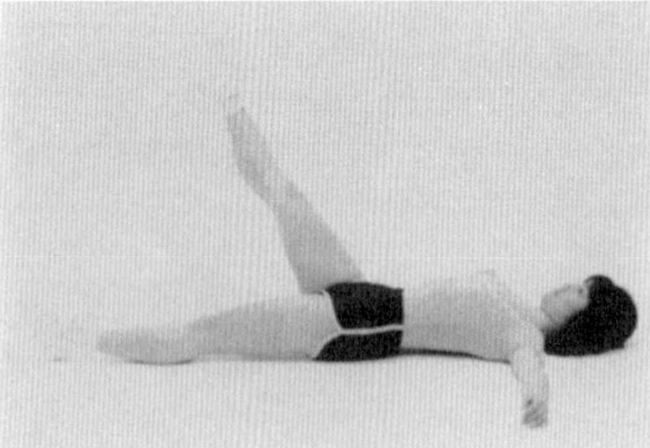

그림 21 고관절의 굴곡(대퇴사두근 등) 앙와위(supine position)

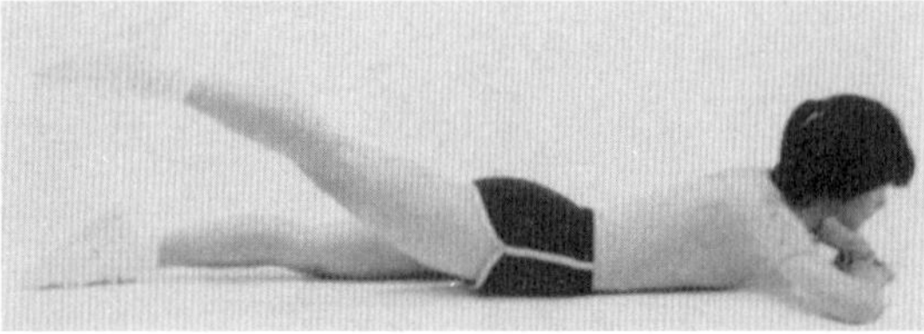

그림 22 고관절의 신전(둔근 등) 복와위(prone position)

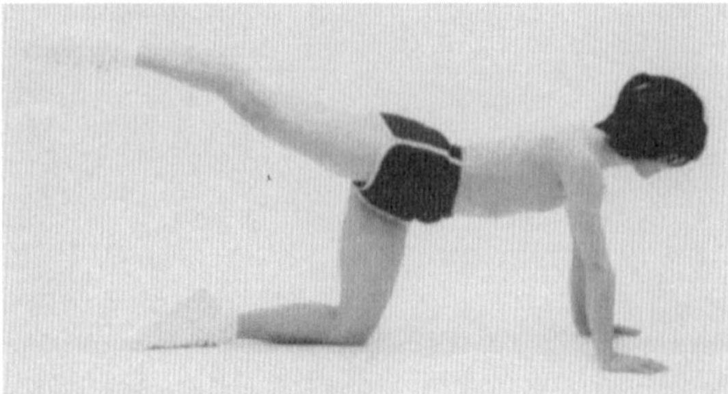

그림 23 고관절의 신전

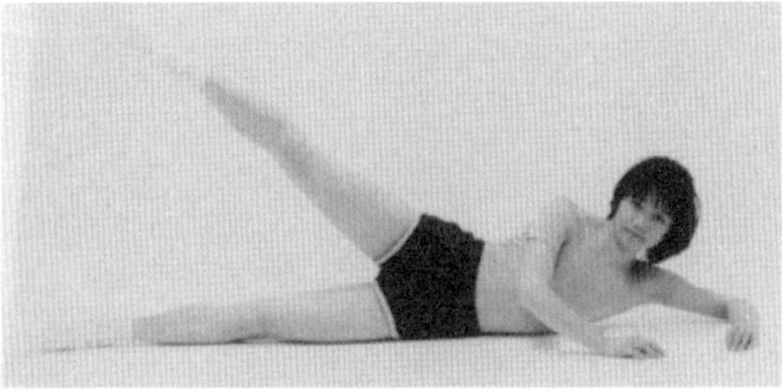

그림 24 고관절의 외전
측와위(side lying)

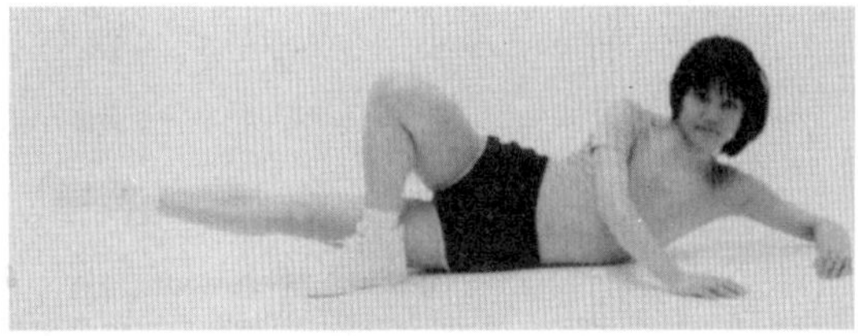

그림 25 고관절의 내전
측와위(side lying)

●기립자세에서 하는 근력강화

5) 고관절의 굴곡(front raise :그림 26)
6) 고관절의 신전(back kick :그림 27)
7) 고관절의 외전(side raise :그림 28)
8) quarter(1/4) squat(그림 29)
9) half(1/2) squat(그림 30)
10) full(1/1) squat(그림 31)

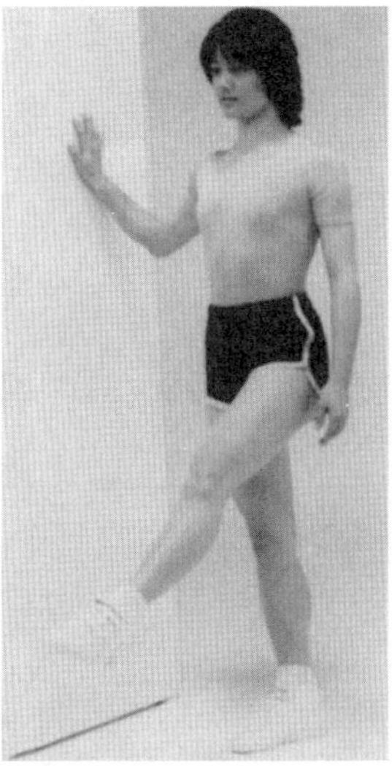

그림 26 고관절의 굴곡(기립자세)

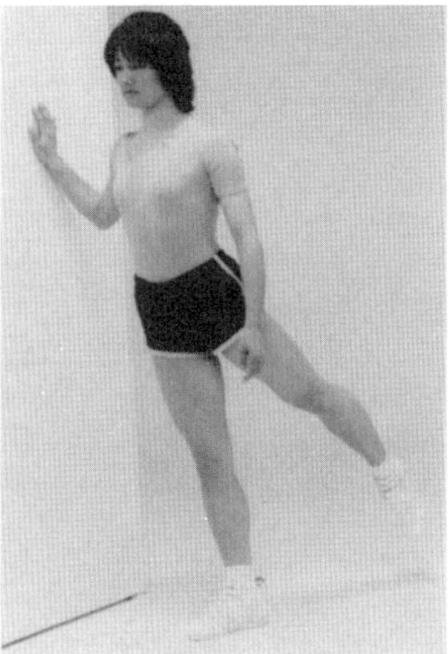

그림 27 고관절의 신전(기립자세)

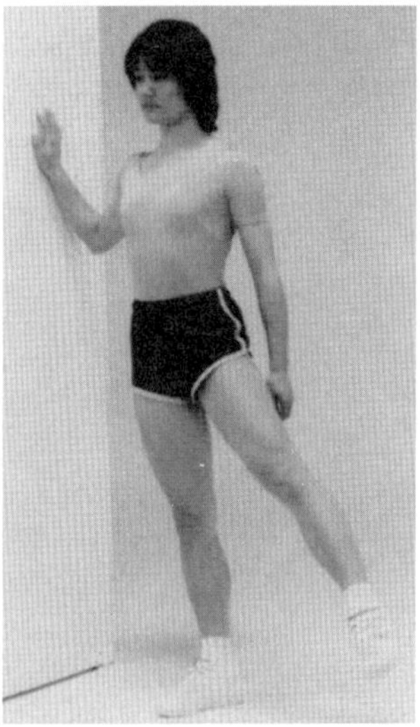

그림 28 고관절의 외전(기립자세)

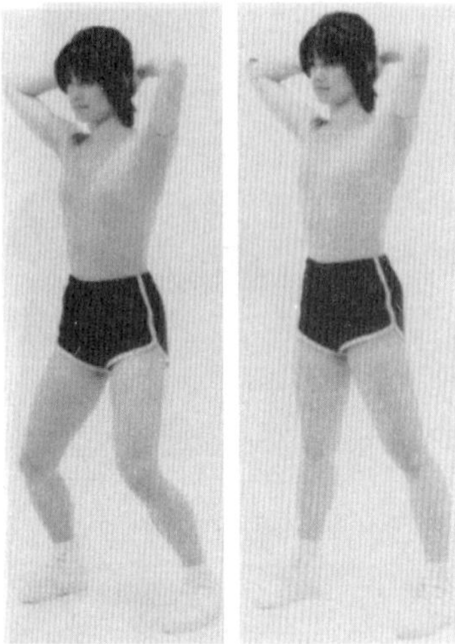

그림 29 quarter(1/4) squat

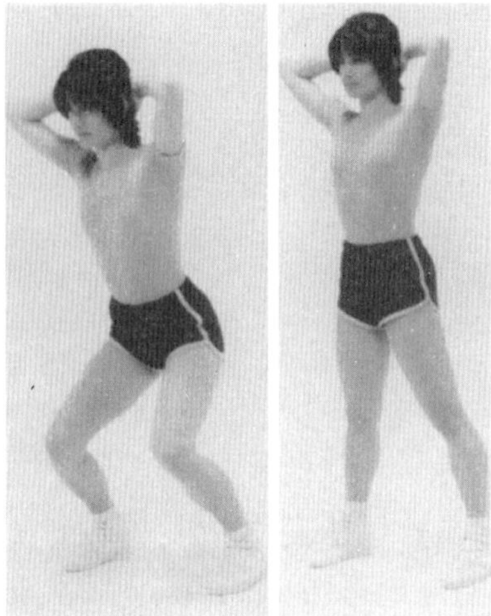

그림 30 half(1/2) squat

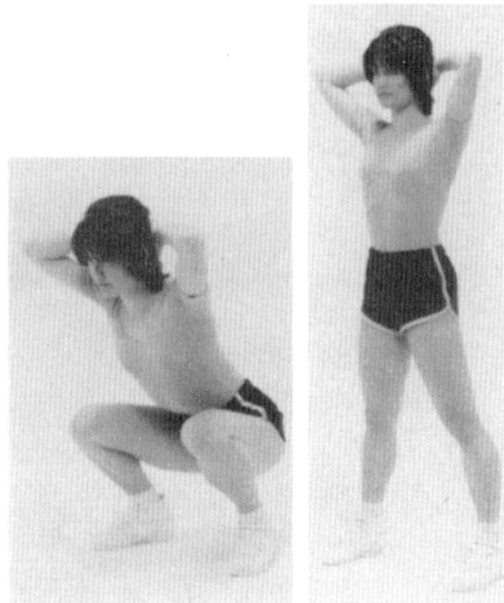

그림 31 full(1/1) squat

●특수한 근력강화

11) 종말슬 신전법(terminal knee extension) : 내측 광근 강화(그림 32)

●파트너와 하는 근력강화

12) 저항을 가하여 고관절의 굴곡(그림 33)

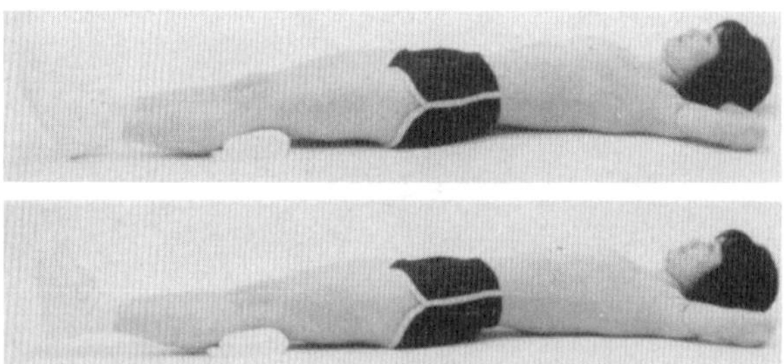

그림 32 종말슬 신전법(내측 광근 강화)
무릎의 아래에 타월을 넣어 가볍게 무릎을 굽히고 천천히 무릎을 펴서 힘을 넣어 5초간 유지한다.

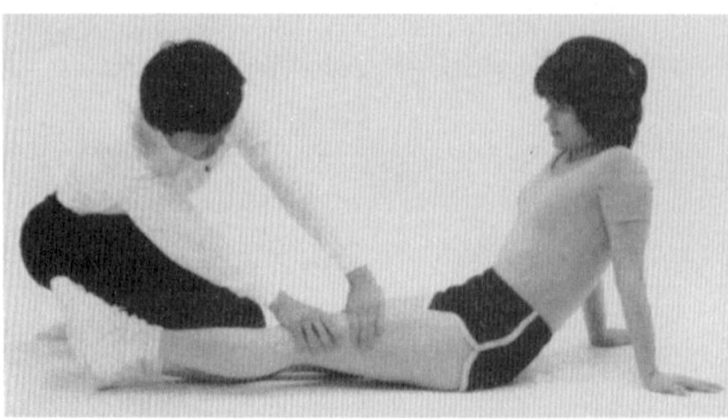

그림 33 저항을 가하여 고관절의 굴곡

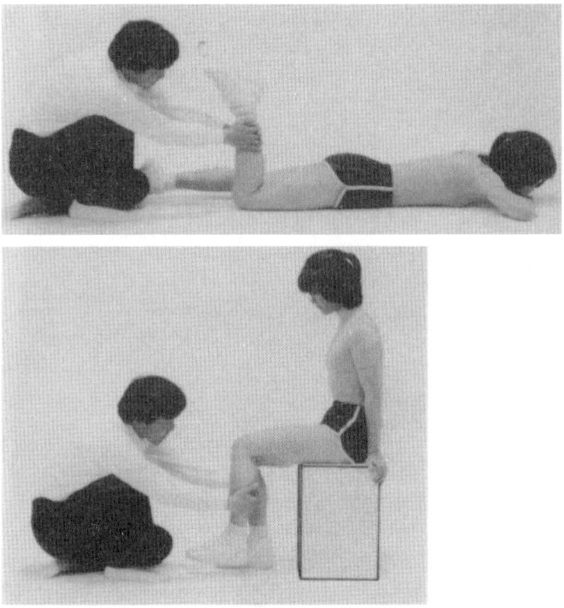

그림 34 저항을 가하여 슬관절의 굴곡

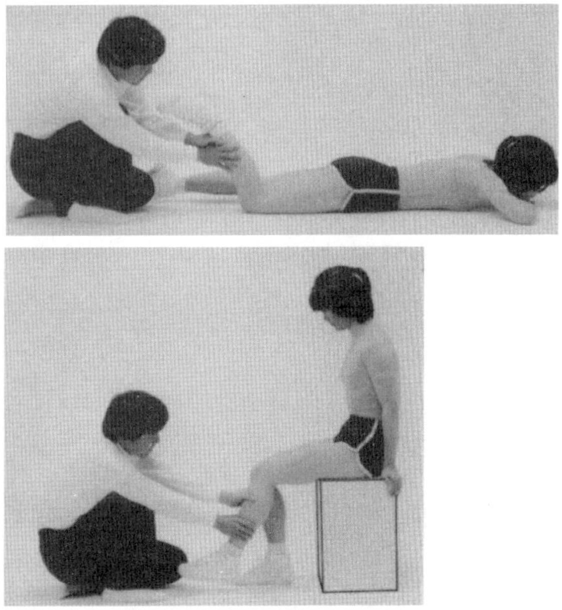

그림 35 저항을 가하여 슬관절의 신전

13) 저항을 가하여 슬관절의 굴곡(그림 34)

14) 저항을 가하여 슬관절의 신전(그림 35

●바벨을 사용하는 근력강화

발의 폭은 어깨의 폭 정도로 하고 등줄기를 펴서 전방을 본다.

15) quarter(1/4) squat (그림 36)

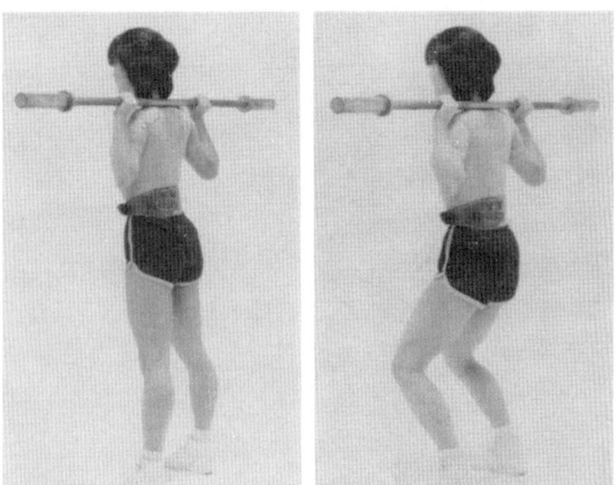

그림 36 quarter(1/4) squat

16) half(1/2) squat (그림 37)

17) full(1/1) squat (그림 38)

● 한쪽 다리로 하는 근력강화

18) 한쪽 다리로 하는 quarter squat (그림 39)

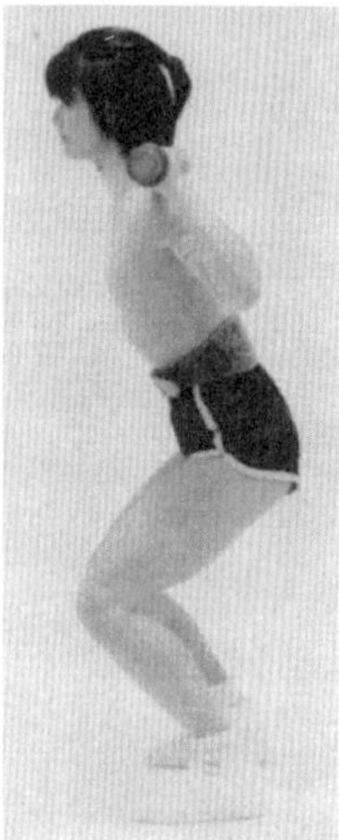

그림 37 half(1/2) squat

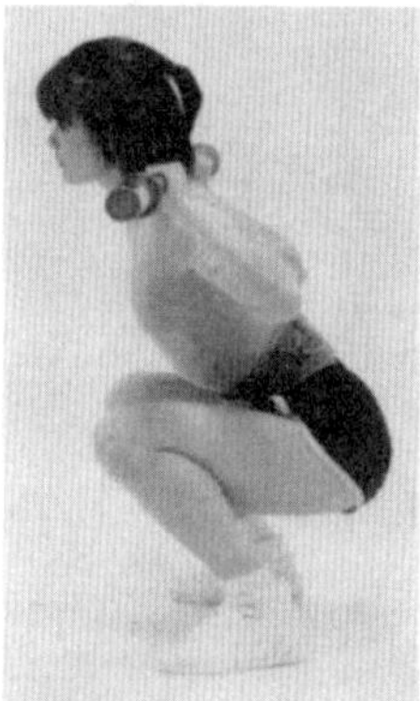

그림 38 full(1/1) squat

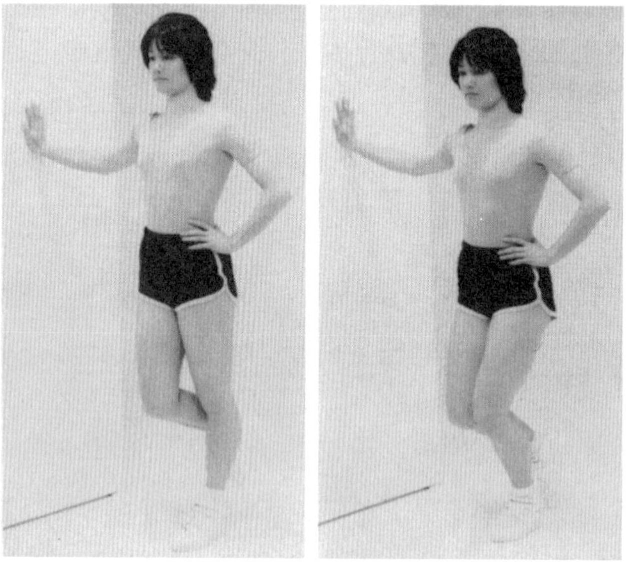

그림 39 한쪽 다리로 하는 quarter squat

8 하퇴 · 족관절부

A ■ 하퇴 · 족관절부의 바이오메카닉스

하퇴는 내측의 경골과 외측의 비골로 구성된다. 족관절은 그 원위 끝에서 내과(경골)와 외과(비골)의 안에 거골을 수용하여 거퇴관절을 형성하는데 그 후

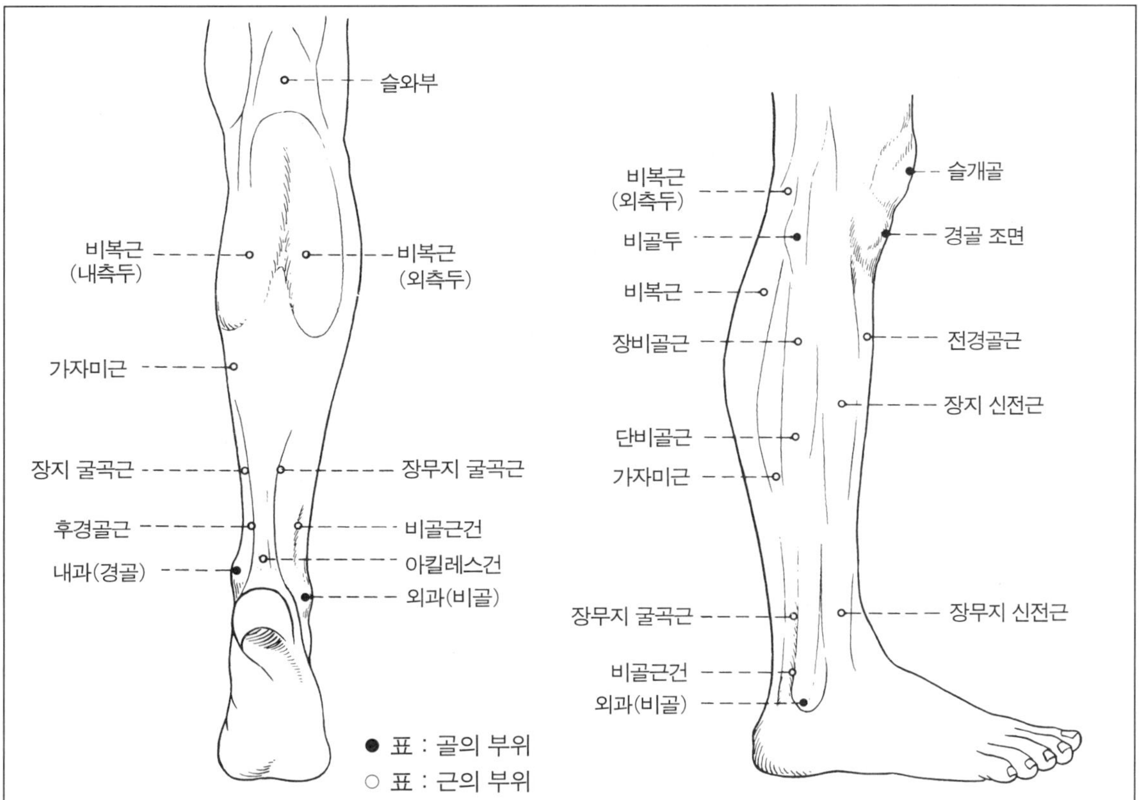

그림 1 하퇴부의 근(후 · 외측면)

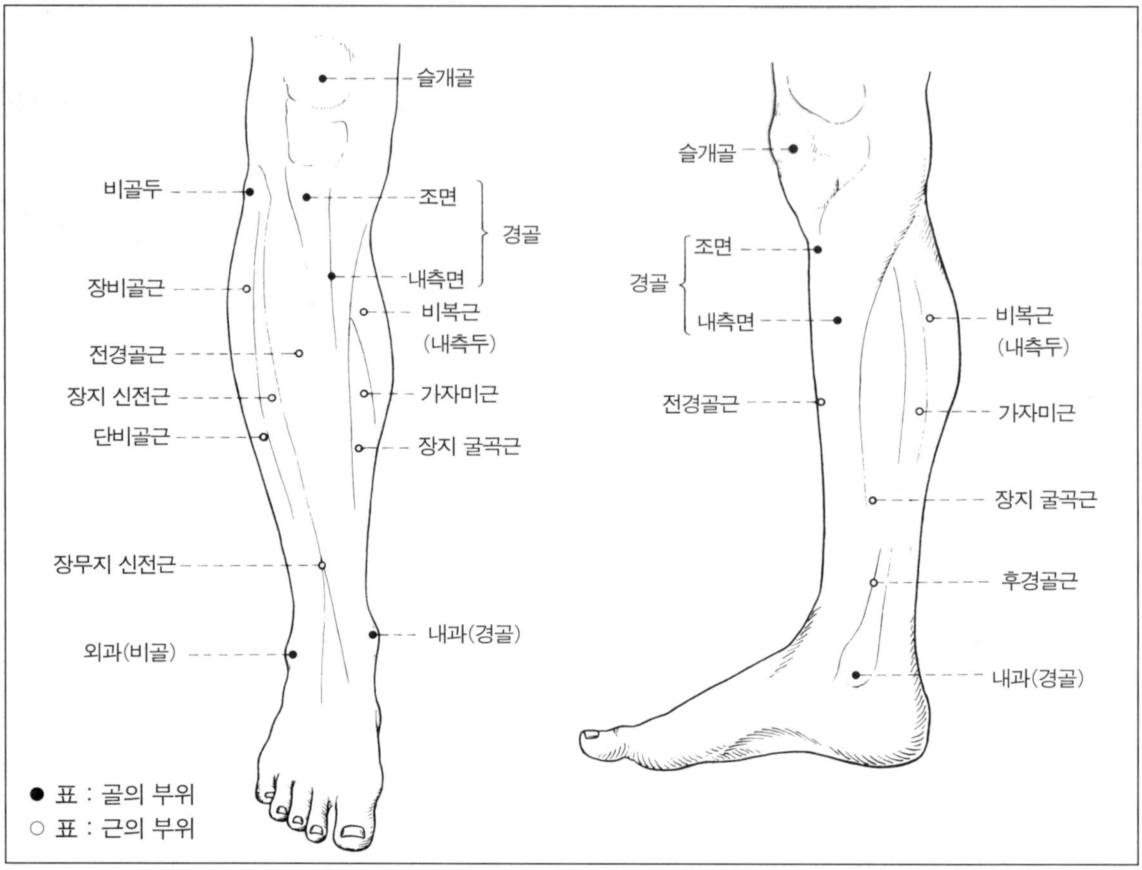

그림 2 하퇴부의 근(전 · 내측면)

방의 종골과 전방의 족근골 사이의 관절도 포함하여 총칭한다(거골하관절 또는 거종주관절).

하퇴 전방에는 족관절과 발가락을 신전(배굴)시키는 전경골근 또는 신전근군, 후방에는 굴곡(저굴)시키는 하퇴삼두근 또는 굴곡근군이 있다.

족관절의 운동은 굴곡(저굴)과 신전(배굴), 내전과 외전, 회내와 회외, 또한 이들을 조합한 회전운동인 내번(회외, 내전, 저굴)과 외번(회내, 외전, 배굴)이다(그림 1~2, 표 1). 회외를 내번, 회내를 외번이라 부르는 일도 있다. 거퇴관절은 저굴과 배굴만을 하는 단축관절이지만 거골하관절을 비롯하여 족부의 각 관절의 운동이 추가됨으로써 3차원적인 운동이 가능해져 있다.

외측 인대군은 비골 외과로부터 전방의 거골 전외측을 연결하는 전거비인대, 비골 외과로부터 하방의 종골 외측면을 연결하는 종비인대, 비골 외과로부터 후방의 거골 후돌기의 외측 결절을 연결하는 후거비인대로 구성된다. 전거비인대는 저굴, 회외에서 긴장하고 종비인대는 배굴, 회외에서 긴장한다.

내측 인대는 삼각인대라 부르고 경골 내과로부터 부채꼴로 퍼져서 전방은 주상골과의 사이를, 하방은 거골과의 사이를, 후방은 종골과의 사이를 연결한다.

표 1 족관절과 족의 운동에 관여하는 근

근 명	신 경	족관절		족부				족이 지(발가락)	
		배굴	저굴	배굴	저굴	내번	외번	굴곡	신전
전경골근	심비골신경 L_4~S_1	○		○		△			
장무지신전근	심비골신경 L_4~S_1	△		○					○**
장지 신전근	심비골신경 L_4~S_1	○		○			△		○*
제3비골근	심비골신경 L_4~S_1	○		○			△		
장비골근	천비골신경 L_5~S_1		○		○		○		
단비골근	천비골신경 L_5~S_1		△		○		○		
비골근	경골신경 L_4~S_2		○						
가자미근	경골신경 L_4~S_2		○						
족저근	경골신경 L_4~S_1		○						
후경골근	경골신경 L_5~S_2		△		○	○			
장지 굴곡근	경골신경 L_5~S_2		△		○	○		○*	
장무지 굴곡근	경골신경 L_5~S_2		△		○	△		○**	

* 제2~5지, **제1지
○ : 주동근, △ : 보조근

B ▮ 하퇴 · 족관절부의 스포츠 손상과 재활치료

1 하퇴 · 족관절부의 골절 · 아탈구(fracture · subluxation)

장기간의 깁스고정을 하기 때문에 관절의 구축 및 근력저하가 심하다. 또한 체중 부하도 당분간 피한다.

재활치료 고정기간이 끝난 다음 시행한다.

1) 온열치료 : 와류 욕이 좋다.
2) 능동 및 보조 능동 가동범위 개선훈련(그림 3~5 참조).
3) 근력강화 : 족 관절뿐만 아니라 하지 전체를 강화한다.

2 족관절 염좌(sprain)

족관절의 스포츠 손상은 수지부 다음으로 많고 그 중의 70% 이상이 염좌이다. 그리고 그 염좌의 대부분이 "내번 염좌(inversion sprain)"이며 외측 인대군인 전거비인대 및 종비인대의 손상을 야기할 가능성이 있다. 스포츠로서는 배구, 배드민턴, 농구 및 테니스 등의 종목에서 높은 비율로 발생한다.

표 2 외측인대 염좌의 중등도(De Palma에 따름)

경 증 : Ⅰ도	1. 외측인대 상에 압통이 있다. 2. 배굴과 저굴의 제한은 없고 통증도 없다. 3. 종부에 비정상적 내전력을 가하면 다소의 통증이 일어난다.
중등증 : Ⅱ도	1. 보통의 운동에서조차 매우 아프다. 기능장애가 상당히 크다. 2. 족관절이나 발의 종창이 널리 퍼진다.
중 증 : Ⅲ도	1. 직후보다 뚜렷한 기능장애. 2. 종창은 널리 퍼지고 그 정도가 심하다. 3. 족관절은 어느 방향으로 움직여도 강한 통증이 일어난다. 4. 비정상적 가동성이 증명된다(불안정성⊕)

일반적으로 중증도는 손상의 정도에 따라 ① Ⅰ도: 인대섬유의 작은 손상, ② Ⅱ도: 인대의 부분 파열, ③ Ⅲ도: 인대의 완전 파열로 분류된다(표 2). 신선한 예로서는 손상부위를 중심으로 한 종창, 자발통, 운동통, 압통, 불안정감 등이 인지된다. 타각적으로는 전방 및 내번 방향으로의 동요성이 인지되지만 Ⅰ～Ⅱ도의 손상에서는 분명치 않은 일이 많다. 만성의 사례에서는 불안정감이나 동통을 호소하는 일이 많고 동통부는 족관절 외측부뿐만 아니라 내측이나 전방 후방에서도 관찰되며 충돌성 외골종증으로 이행되어 간다.

재활치료

1) RICE(Rest Ice Compression Elevation) 치료: 급성기는 염증 증상의 억제를 목적으로 RICE 처치를 보통 24～48시간 동안 철저하게 시행한다. 종창의 대책으로서 외과의 형상에 맞춘 U자형 패드를 대어 압박하는 방법도 있다. 일반적으로 Ⅰ～Ⅱ도의 손상에서는 테이핑 등의 보존적 치료를 하지만 Ⅲ도의 손상에 대해서는 수술적 치료의 대상이 되는 경우도 있으며 보존적 치료의 경우에서도 일정기간의 깁스 고정이 필요하게 된다.

2) 가동범위 개선훈련: 일정기간의 깁스고정(Ⅰ도나 Ⅱ도에서는 1주일, Ⅲ도에서는 2～4주일)이 끝난 후에 와류욕 등의 온열 치료와 능동적인 관절 가동범위 훈련을 시작한다. 내번방향에 대해서는 동통이 없는 범위에서 신중히 시작하는데 손상된 인대에 신장이 가해지지 않는 운동방향 또는 족근골간관절이나 족지간관절의 수동운동은 적극적으로 시행하여야 한다. 특히 배굴의 제한이 남아 있으면 몸의 원활한 상하운동을 방해하므로 스트레칭 보드 등을 이용하여 충분한 배굴 가동범위를 확보하도록 한다(그림 9).

3) 근력 강화훈련: 근력 강화훈련은 깁스 고정시기부터 족지(발가락)도 포함하여 고정부분 이외는 적극적으로 시행하고 고정이 제거되면 탄성 밴드를 저항으로 하여 족관절 주위근도 시작한다. 특히 족관절의 외번 동작을 함으로써 외측의 동적 안정화 기전으로 되어 있는 비골근군(장비골근과 단비골근)의 근력을 강화하는 것은 중요하다(그림 18). 또한 족지 굴곡근의 강화와 함께

족관절 주변의 종창에 대해서도 효과적인 타월 끌기(towel gather)운동을 한다(그림 19).

4) 스포츠동작 훈련: 하중은 동통을 지표로 하여 가급적 전체 하중으로 하지만 약 2개월간은 장구(brace)를 장착시킨다. 전체 하중이 가능해지면 스쿼트나 카프 레이즈 등의 CKC에서의 훈련이나 족관절 염좌의 재발 방지에 효과가 있다는 불안정판의 훈련을 시행한다.

3 아킬레스건 파열

현재는 스포츠 선수에서는 수술을 하는 경우가 많고 동시에 깁스 고정도 수주일간 시행한다.

재활치료

1) 온열 치료: 와류욕이 좋다.

2) 능동 가동범위 개선훈련(그림 3 참조).

3) 근력강화: 건의 강도가 충분히 완성된 후에 시행한다(그림 13, 14 참조).

대시, 점프 등의 동작은 장기간(6~9개월) 삼가는 것이 안전하다.

손상 후 6~9개월간은 테이핑으로 족저로부터 하퇴 후방까지 길게 고정하여 재활치료를 하는 것이 안전하다.

4 하퇴 · 족관절부의 치료적 운동

아킬레스건염*1, 하퇴 피로골절*2, 씬 스프린트*3(shin-splint : 하퇴 내측의 골막염), 충돌성 외골종*4 등이 있으나 하퇴는 혈액의 순환이 나쁘고 장애의 치

용어해설

* 1 아킬레스건염: 스포츠 특히 점프동작에서 아킬레스건이 염증 또는 미세 파열을 일으켜 아픈 것. 마라톤 선수에도 많으며 난치성이 되는 경우가 많다. 아킬레스건의 스트레칭, 테이핑, 발꿈치를 1 cm 올리는 인솔(insole) 등이 효과가 있다. 국소 마취주사도 효과가 있으나 건 내에 직접 주사하면 건이 약해지기 때문에 주의한다.

* 2 하퇴 피로골절: 경골에서는 근위 1/3 (러닝형)과 중앙부 (점프형)에 많고 비골에서는 근위 (토끼뜀형)에 많다. 성장기에서는 같은 동작을 지나치게 반복하면 골의 1개소의 힘이 집중하여 피로골절하기 쉬우므로 주의한다. 1~2개월의 안정으로 치유되는 것이 많다.

* 3 쉰 스프린트(shin-splint/경골 과로성 골막염): 경골의 원위 1/3 내측부가 아파지는 것. X선 사진에서는 피로골절이 분명하지 않으나 MRI 단층촬영이나 방사성 동위원소 검사에서는 양성반응이 나온다. 피로골절의 경증이라 생각할 수 있다.

* 4 충돌성 외골종증(impingement exostosis): 족관절의 염좌의 후유증으로서 경골 말단이나 거골관절면 등에 골극이 생겨 아픈 것. 경골과 거골이 충돌하여 발생한다는 설과 관절낭의 과신전과 출혈로부터 생긴다는 설이 있다. 축구족(footballer's ankle)이라고도 부른다. 테이핑에 의한 족관절의 안정성이 효과적이다.

유가 나쁘기 때문에 순환을 좋게 하는 연구를 한다. 족관절 염좌용의 테이핑도 예방으로서 효과가 있다.

재활치료

1) 온열 치료: 와류욕이 좋다.
2) 운동 후에 종창이 생기면 RICE 처치를 한다.

C ■ 하퇴 · 족관절부의 치료적 운동

1 하퇴 · 족관절부의 스트레칭

● 와위(누운 자세)에서의 스트레칭

1) 아킬레스건의 스트레칭(그림 3)
2) 족관절의 신전(배굴)(그림 4)
3) 족관절의 굴곡(저굴)(그림 5)
4) 족관절의 내번(그림 6)

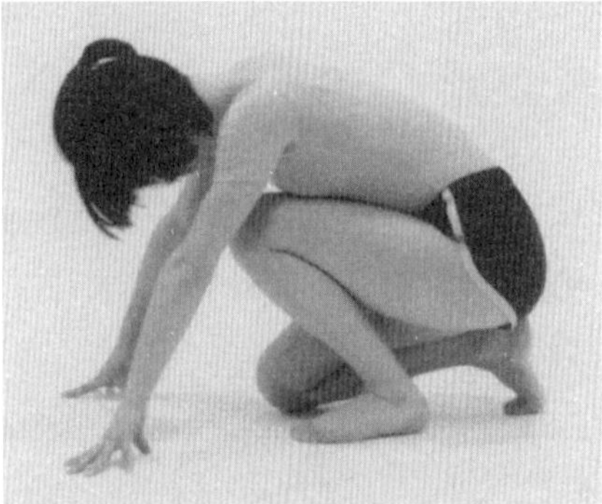

그림 3 아킬레스건의 스트레칭

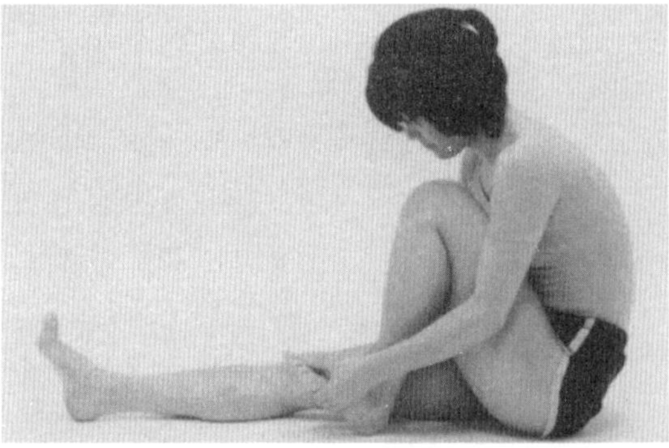

그림 4 족관절의 신전(배굴)(dorsiflexion)

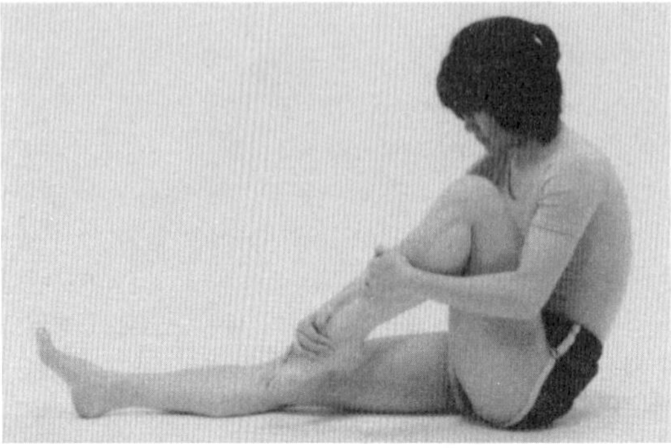

그림 5 족관절의 굴곡(저굴)(plantar flexion)

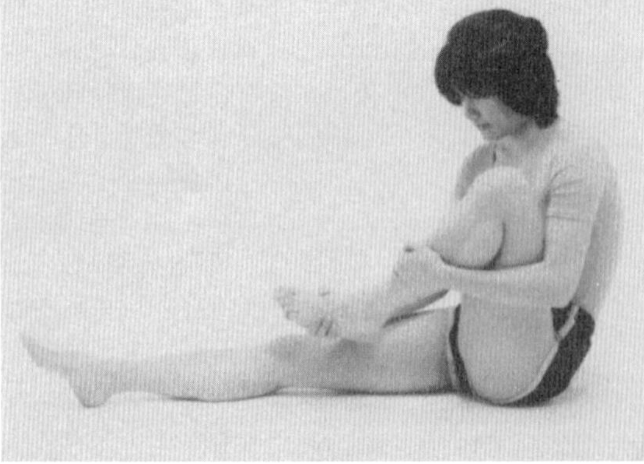

그림 6 족관절의 내번(inversion)

●기립자세에서의 스트레칭

5) 하퇴삼두근의 스트레칭(무릎을 편다)(그림 7)

6) 아킬레스건의 스트레칭(무릎을 가볍게 굽힌다)(그림 8)

7) 스트레칭 보드를 사용한 스트레칭(그림 9)

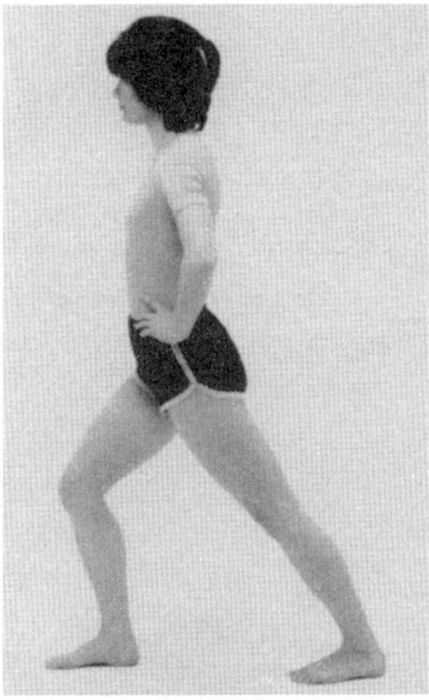

그림 7 하퇴삼두근의 스트레칭

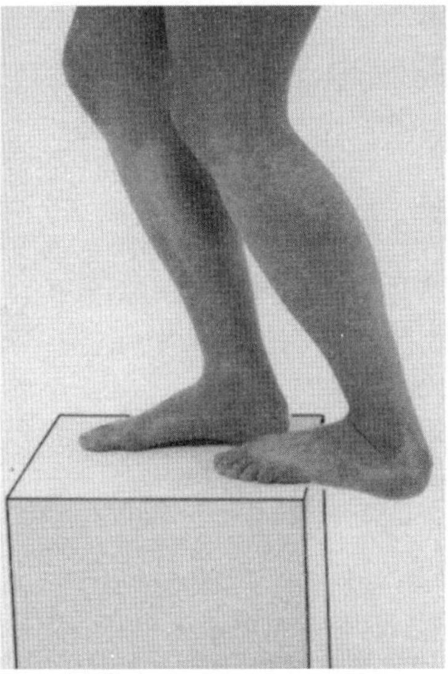

그림 8 아킬레스건의 스트레칭

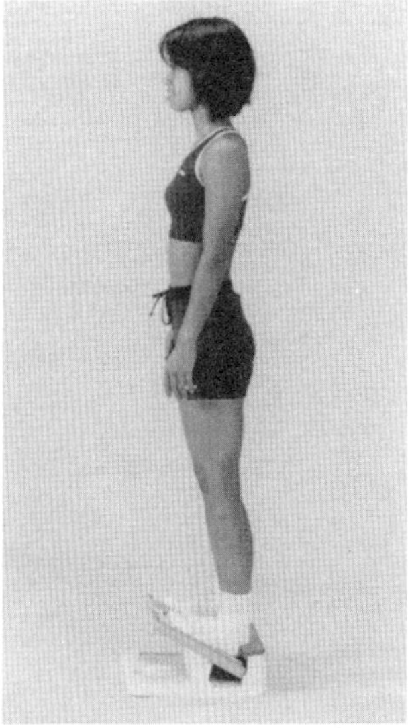

그림 9 스트레칭 보드를 사용한 (기립자세) 스트레칭

2 하퇴 · 족관절의 근력강화

●기립자세에서의 근력강화

1) 발꿈치 들어올리기(카프 레이즈: 하퇴삼두근 강화)(그림 10)

2) 발끝 들어올리기(전경골근 강화)(그림 11)

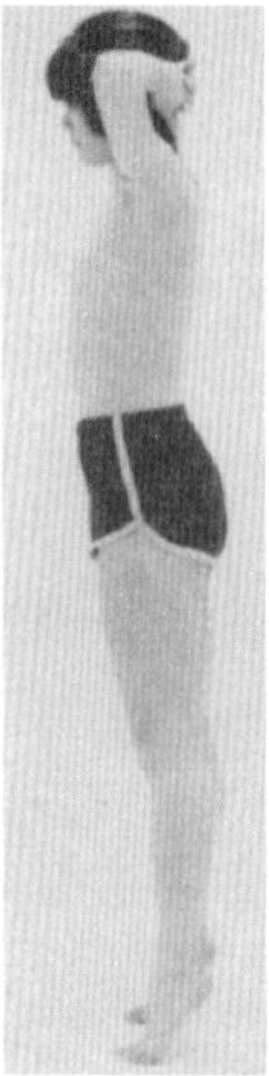

그림 10 발꿈치 들어올리기(하퇴삼두근 강화)

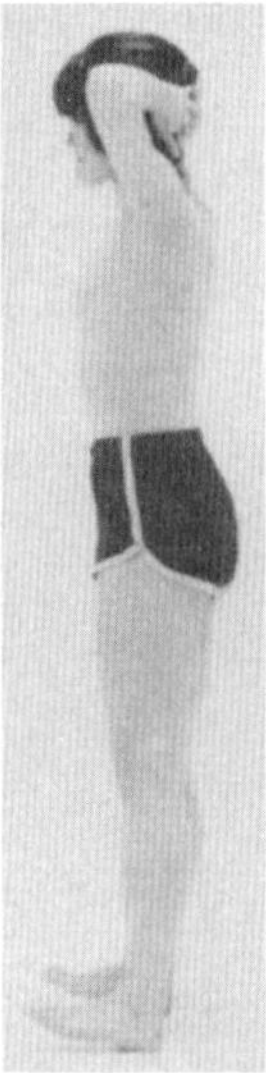

그림 11 발끝 들어올리기(전경골근 강화)

●저항을 가해서 하는 근력강화

3) 타월이나 고무를 당겨서 하는 하퇴삼두근 강화(그림 12)

4) 파트너에게 저항하여 하는 굴곡(저굴) → 하퇴삼두근 강화(그림 13)

5) 파트너에게 저항하여 하는 신전(배굴) → 전경골근 강화(그림 14)

●바벨을 사용해서 하는 근력강화

6) 발꿈치 들어올리기(카프 레이즈: 그림 15)

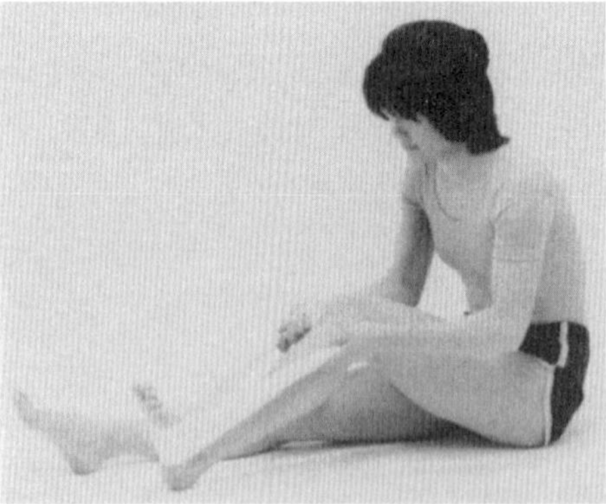

그림 12 타월이나 고무를 당겨서 저항하여 하퇴삼두근을 강화

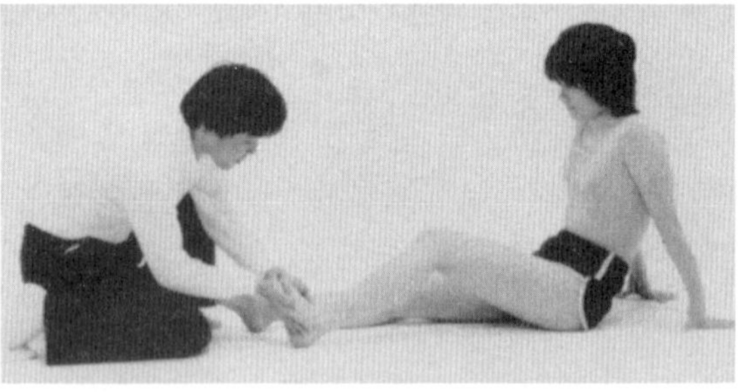

그림 13 파트너에게 저항하여 굴곡(저굴)

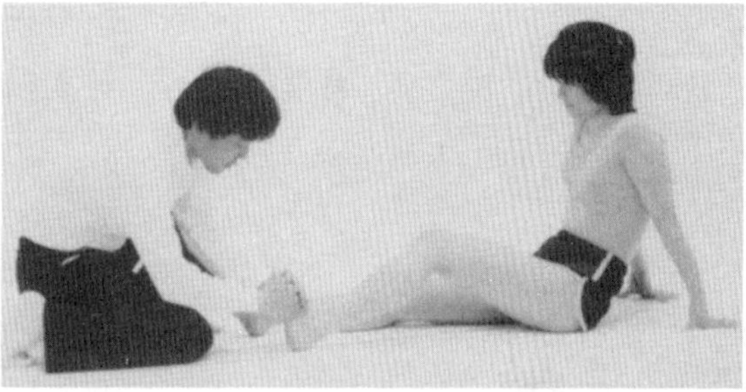

그림 14 파트너에게 저항하여 신전(배굴)
(resistance dorsiflexion exercise)

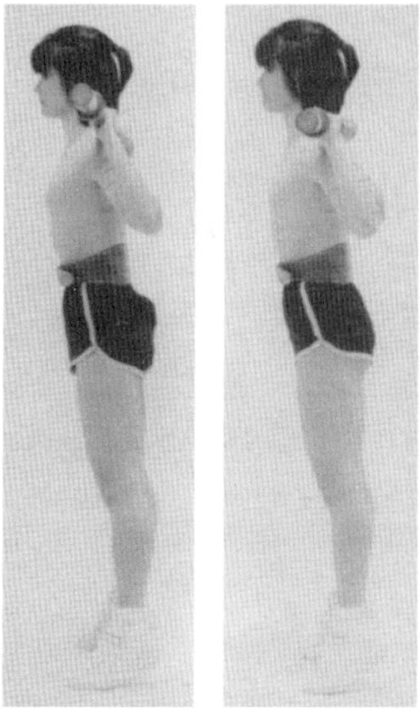

그림 15 바벨을 사용한 발꿈치의 들어올리기
등줄기, 무릎을 확실하게 편다.

●고무 벨트를 사용해서 하는 근력강화

7) 벨트를 당겨서 하는 발의 내번(inversion exercise, 그림 16)

8) 벨트를 당겨서 하는 발의 외번(eversion exercise, 그림 17)

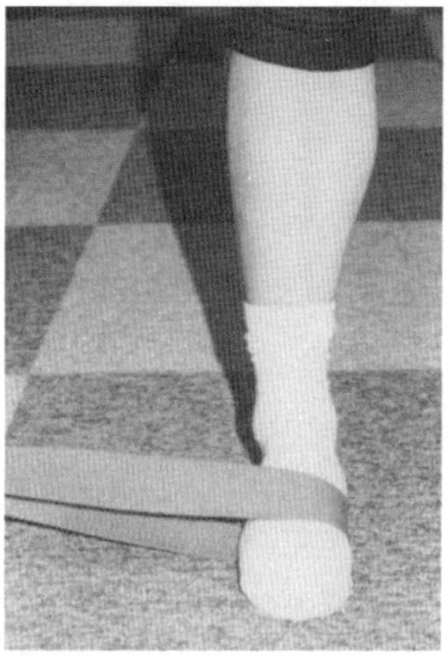

그림 16 벨트를 당겨서 하는 발의 내번 : 하퇴 · 족관절의 근력강화

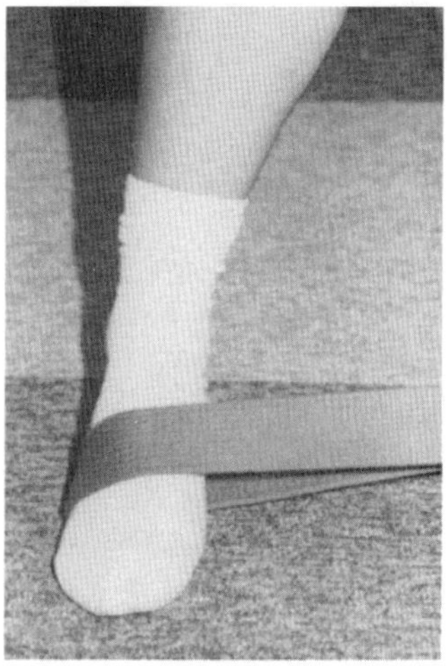

그림 17 벨트를 당겨서 하는 발의 외번

9) 고무벨트를 사용해서 족부를 외번시켜서 하는 비골근군의 강화(그림 18)

● 족지 굴곡근의 강화(그림 19)

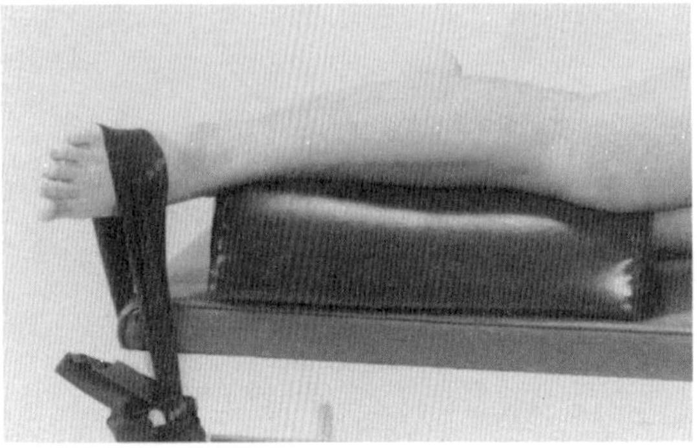

그림 18 고무벨트를 당겨 족부를 외번시켜서 하는 비골 근군(장비골근과 단비골근)의 강화(eversion exercise)

고무벨트의 저항 하에 외번 동작을 한다.

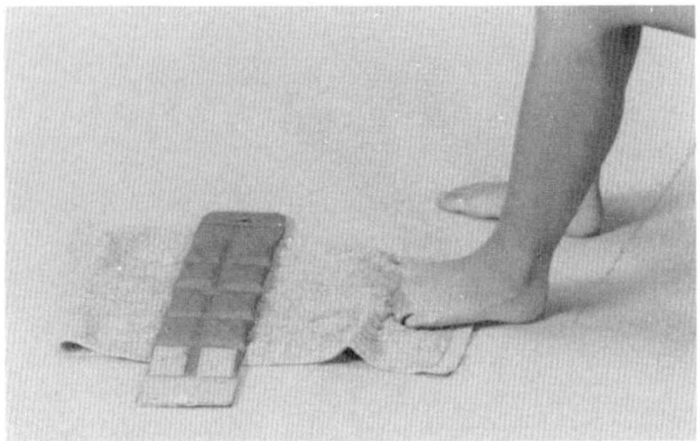

그림 19 타월 끌기(tower gather) 동작(족지 굴곡 근력의 강화)

9 족부

A ▮ 족부의 바이오메카닉스

족부는 후방으로부터 근위 족근골군(후방부터 종골, 거골, 주상골)과 원위의 족근골군(내측으로부터 제1설상골, 제2설상골, 제3설상골, 입방골), 중족골, 지골의 순으로 상방 볼록(凸)의 아치(족궁) 구조를 만들고 이것을 종 아치라 부르는데 발을 내측으로부터 보면 잘 알 수 있으며 족저의 족저근막, 굴곡근, 인대의 긴장에 의해서 지지되어 있다. 또 전방으로부터 보면 상방 볼록의 횡

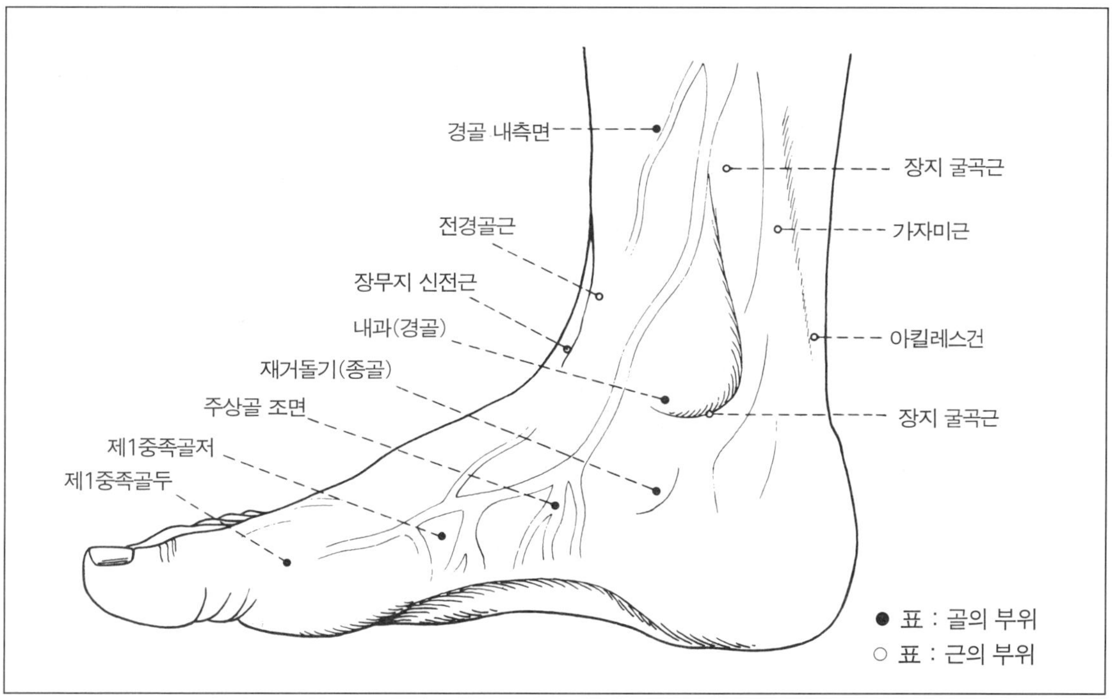

그림 1 족부의 근(내측면)

아치를 형성하고 있으며 이 2개의 아치 구조는 체중 부하나 운동으로 그 형태를 변화시켜서 체중의 분산이나 효율성 있는 운동을 한다. 근이나 인대의 능력이 저하하면 아치가 저하하고 반대로 긴장하면 강해져서 여러 가지 장애가 발생한다(그림 1~3).

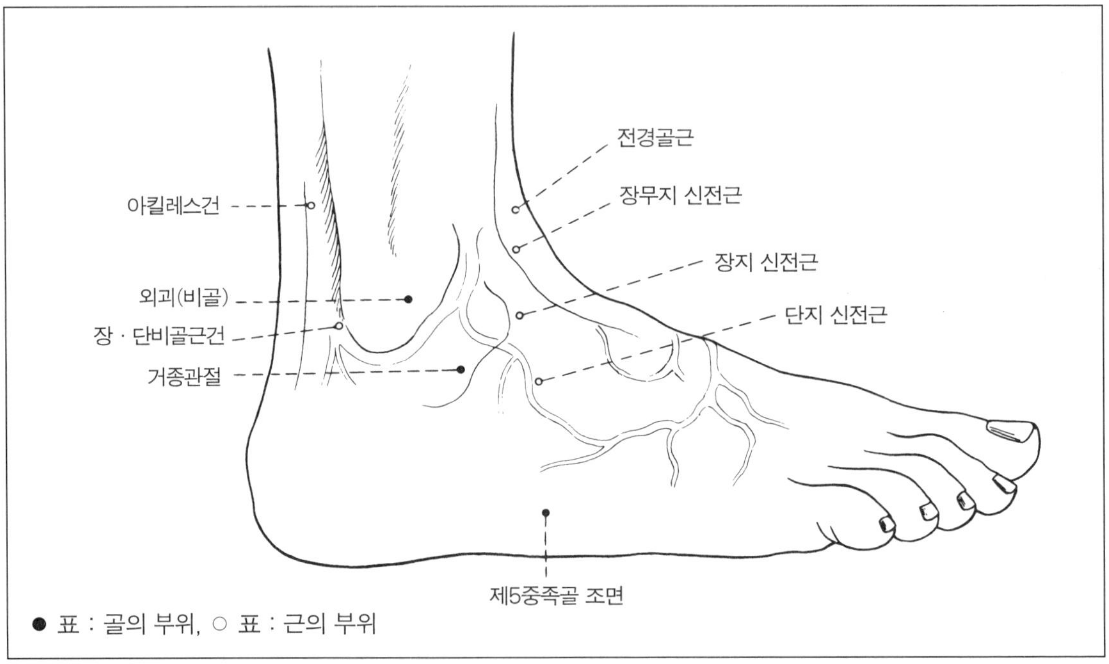

그림 2 족부의 근(외측면)

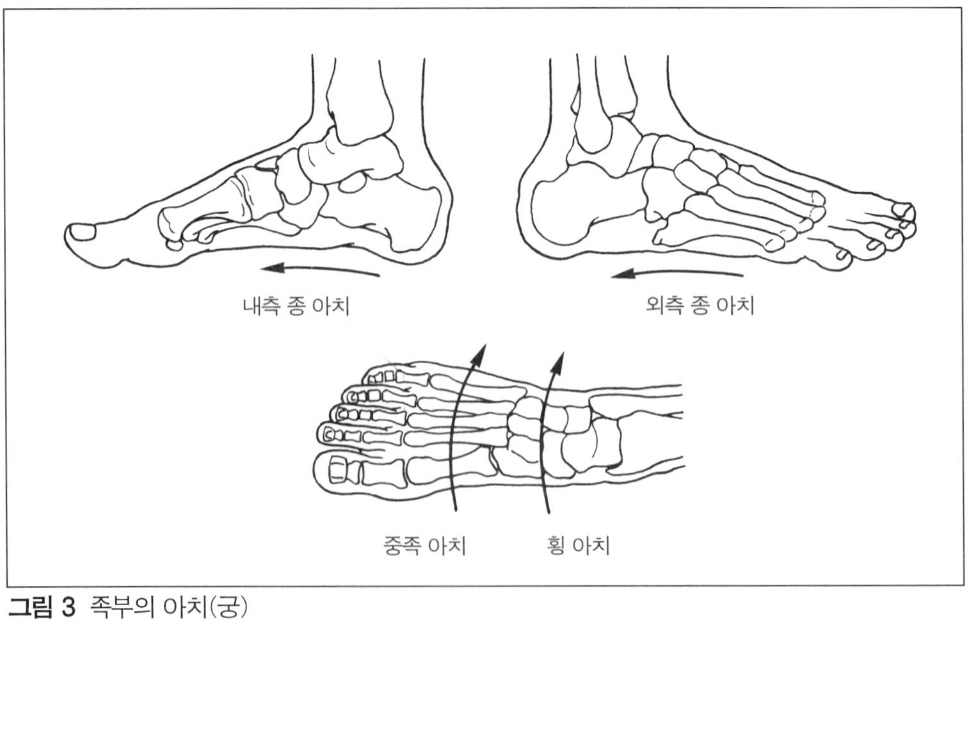

그림 3 족부의 아치(궁)

B ▮ 족부의 스포츠 손상과 재활치료

1 족부의 스포츠 외상

골절, 탈구, 염좌(인대 손상) 등으로 아치의 변형을 남기면 동통의 원인이 될 수 있기 때문에 주의한다. 또 족부는 피하조직이 얇고 종창하기 쉬우므로 주의한다.

재활치료 동통, 종창, 기능장애에 대해서 시행한다.

1) 온열 치료
2) 족저 삽판 등에 의한 아치의 보강(주로 "발바닥의 장심"을 높게 한다)
3) 족의 아치를 지지하는 근의 강화
   ① 후경골근에 대해서(Ⅲ-8-16 참조)
   ② 비골근에 대해서(Ⅲ-8-17 참조)
   ③ 족내재근(충양근 등)에 대해서(타월이나 유리 구슬을 발가락으로 집는다)(그림 7 참조)

2 족부의 스포츠 장애

종 아치의 감소를 편평족*1, 증가를 갑고(high arch)족*2, 횡 아치의 감소를 개장족*3,이라 부른다. 이 밖에 중족골 피로골절*4, 족저근막염*5, 외경골종증*6 등 아치의 장애에 의한 것이 많고 이들은 아치의 보강을 필요로 한다.

재활치료

1) 온열 치료
2) 족저 삽판(편평족이나 갑고족에서는 "발바닥의 장심"을 높게 한다. 개장족에서는 거듭 제2 중족골두부도 높게 한다)
3) 아치를 지지하는 근의 강화(타월이나 유리 구슬을 발가락으로 집는다)

용어해설

*1 편평족 : 종 아치가 감소하여 발을 내측으로부터 보면 "발바닥의 장심"이 없는 것.
*2 갑고족 : 편평족과는 반대로 내측으로부터 보아 아치가 지나치게 높은 것.
*3 개장족 : 앞으로부터 보아 횡 아치가 없는 것.
*4 중족골 피로골절 : 검도 등으로 강하게 발을 밟는 종목에 많다. 족의 갑(발등)의 뼈가 아프다. 1개월간의 스포츠 제한이 필요하지만 그 후도 insole은 예방으로서 필요하다.
*5 족저근막염 : 족저의 아치의 부분으로부터 종골에 걸쳐서 아픈 것. 편평족이나 갑고족 등이 원인이 되는 경우가 많다.
*6 외경골종증(accessory navicular) : 주상골의 내측에 골이 1개 많은 것. 이 부위에 부착하는 후경골근건에 당겨져서 아프다. 위로부터 보면 편평족 모양으로 보이고 치료도 편평족에 준해서 한다.

물집*7, 굳은 살*8, 종자골 장애*9, 종골 골단증*10, 와경골종증 등에서는 환부에 신발이 닿지 않도록 도넛형 패드를 댄다.

C ▮ 족부의 치료적 운동

1 족부의 스트레칭

1) 발가락의 스트레칭(그림 4)
2) 발가락의 신전(그림 5)

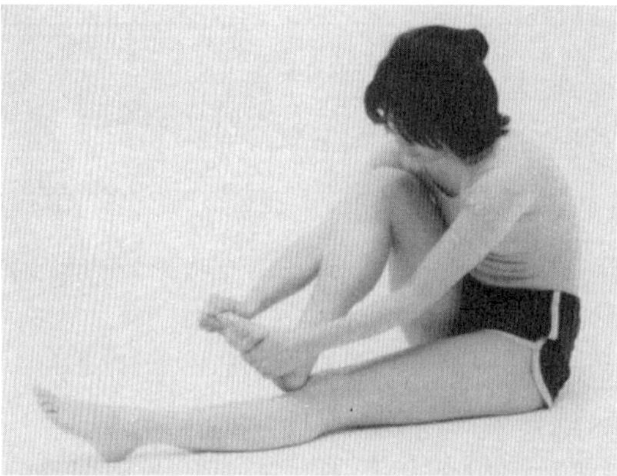

그림 4 발가락의 스트레칭

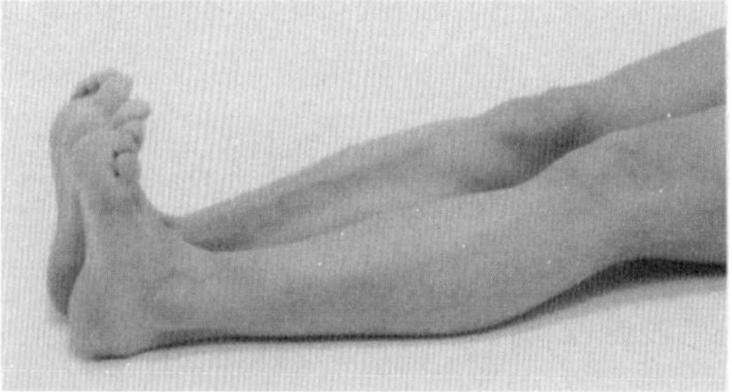

그림 5 발가락의 신전

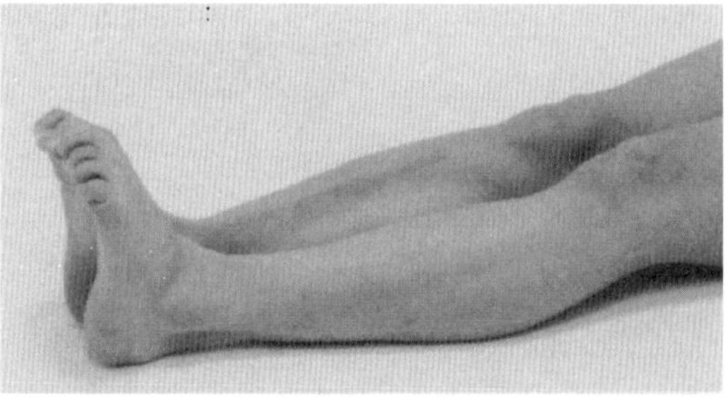

그림 6 발가락의 굴곡

용어해설

* 7 물집(수포) : 피부의 내측에 액체가 괸 것.
* 8 굳은 살(변지) : 피부의 각질화가 진행된 것.
* 9 종자골 장애 : 건의 효과기로서 작은 뼈가 있는데 종자골이라 부르고 수족에 많다. 특히 무지의 MP관절의 족저부에 2개 있고 굴곡근건을 효과적으로 작용시키지만 스포츠로 피로골절하여 아픈 일이 있다.
* 10 종골 골단증 : 소아에서 종골의 후방의 성장선(골단선)이 아파지는 것. 이 부위에 부착하는 아킬레스건과 족저근막의 긴장을 경감시키는 스트레칭을 시행하고 뒤축이 견고한 신발을 사용한다.

3) 발가락의 굴곡(그림 6)

2 족부의 근력강화

1) 타월을 집어 발가락의 굴곡근을 강화한다(타월 개더 동작) (그림 7)

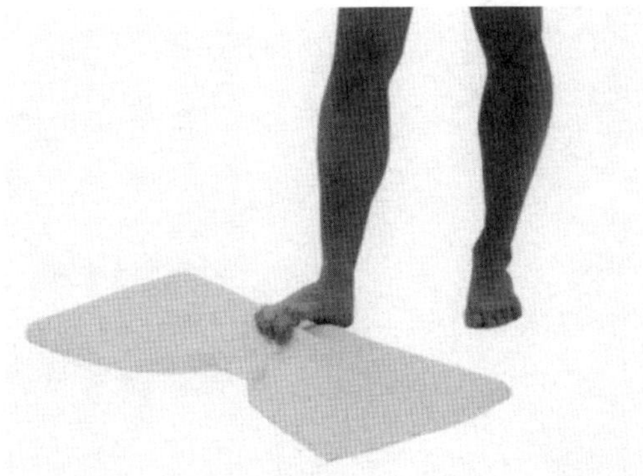

그림 7 타월을 집어 발가락의 굴곡근을 강화한다.

스포츠
재활운동의 실제

IV

특수한 재활치료

1 야구견의 재활치료

야구견이란 야구의 투구 등의 빈번한 투구 동작에 의하여 야기되는 견갑대 주위의 동통성 질환의 총칭이며 "투구 장애견"이라 불리는 "과다 사용 증후군(overuse syndrome)"의 전형이다. 골단선이 폐쇄되기 전의 소년 야구선수의 어깨의 장애는 "little league's shoulder" 등으로도 불린다. 종전에는 견봉하 활액낭염, 근개염, 상완이두근 장두염(p.171 참조)이라는 것이 병태의 주된 원인이라 생각되고 있었으나 최근에 관절경이나 MRI의 발달에 의해서 관절순 손상이나 근개 부전 파열 등의 병태도 약간이기는 하지만 해명되고 있다.

A ▮ 야구견의 증상

야구견의 주된 증상은 공을 던질 때의 투구시 통증이다. 많은 경우에는 전력 투구가 불가능하게 되고 던졌을 때에 팔이 빠져버리는 것 같은 통증을 호소하는 일도 많다. 일상생활에는 아무런 문제가 없는 예가 많으나 무언가 걸리는 느낌을 호소하는 선수도 있다. 투구를 하지 않는 한 증상이 나타나지 않는 경우 본인을 포함하여 증상이 가볍다고 착각해버려 치료 시작이 늦어지는 일도 흔히 있어 치료상 주의를 요한다. 성장기에서는 상완골 골단선 신연*[1]도 일어나기 쉽고 little league's shoulder라고도 부른다.

〈투구동작의 분석과 동통 발생기의 관계〉

용어해설

*1 상완골 골단선 신연 : 상완골의 중추측의 성장선인 골단선이 투구동작으로 피로골절하여 X선 사진에서 "신연"이 관찰되는 것. 투구시에 통증이 발생하므로 투구를 1개월간 금지하면 완쾌되지만 성장이 완성될 때까지는 재발하기 쉽다.

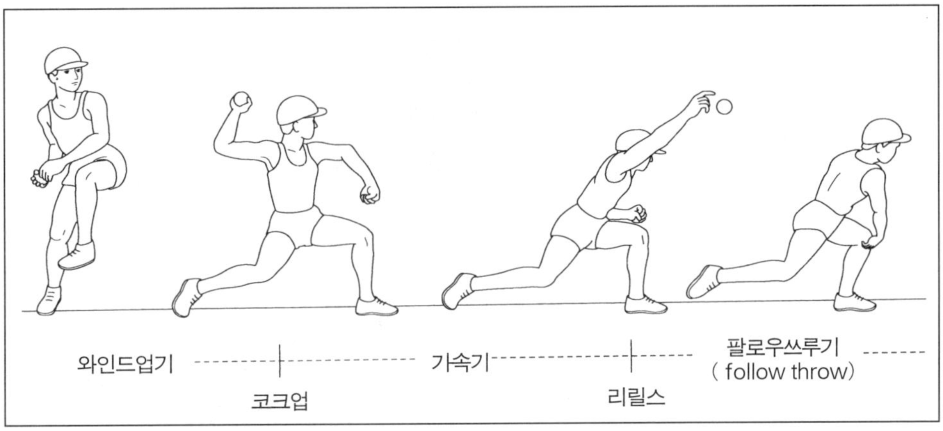

그림 1 투구동작의 각각의 양상

바이오메카닉스적으로 투구동작을 분석하면 ① 팔을 머리의 뒤로 돌리는 "와인드업(windup)기", ② 그 최종기에서 어깨를 내회전 위치에서 갑자기 최대 외회전 · 외전 · 후방 회선 자세로 하는 "코크업(cockup)기", ③ 그 후에 팔을 아래로 내리는 "가속기", ④ 공을 떼고(release) 나서부터의 "폴로스루(follow-through)기"로 나눈다(그림 1).

와인드업기에서는 어깨 전방이 신장되고 코크업기부터 가속기 전반에서는 상완골두가 상전방으로 당겨져 어깨 전방은 과긴장이 되며 폴로스루기에서는 어깨 후방이 신장된다.

이 때문에 이들의 부위의 통증이 일어나는 일이 많다. 재활치료로서는 동통 발생기를 잘 물어보아 그 시기를 보강하는 근을 강화한다(제 Ⅲ 부 3장 「견갑대」를 참조).

B ▮ 야구견의 물리적 소견

물리적 소견에서는 시진상 견갑골의 좌우 비대칭이 야구선수에 특징적이다(그림 2). 이것은 어깨의 장애가 없는 선수라도 상당히 인지되는 것이기 때문에 반드시 장애 발생의 요인이라고는 말할 수 없으나 견갑골의 위치에는 충분히 주의해야 한다. 관절 가동범위는 언뜻 보아 정상인 예가 대부분이다. 그러나 후방 관절낭의 구축이 인지되는 사례가 많고 이 곳의 운동의 개선이 재활치료에서도 특히 중요하다(그림 3, 4). 공을 던지는 동작 이외에서 각별히 운동시의 통증을 갖는 환자는 드물지만 임핀지먼트 증후군처럼 견봉하 활액낭에도 병변이 존재하는 경우는 상지를 거상할 때의 통증을 수반하는 일이 많다. 오훼

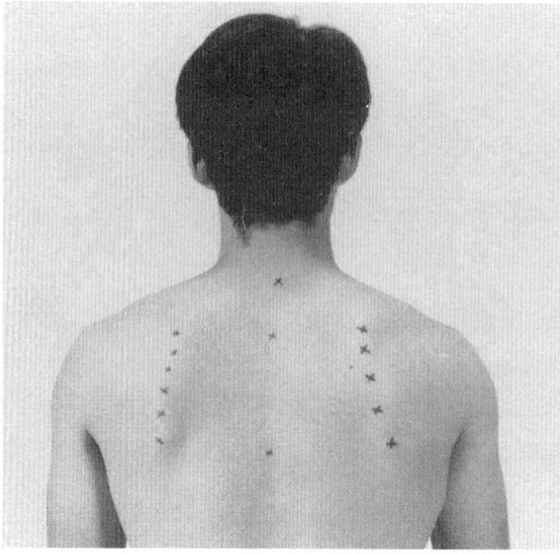

그림 2 견갑골의 좌우 비대칭(우측 견갑골의 외방 편위⊕)

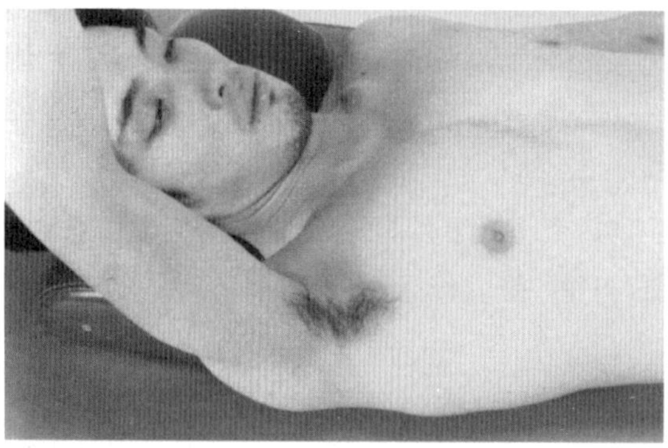

그림 3 환측 : 후방 관절낭의 구축⊕

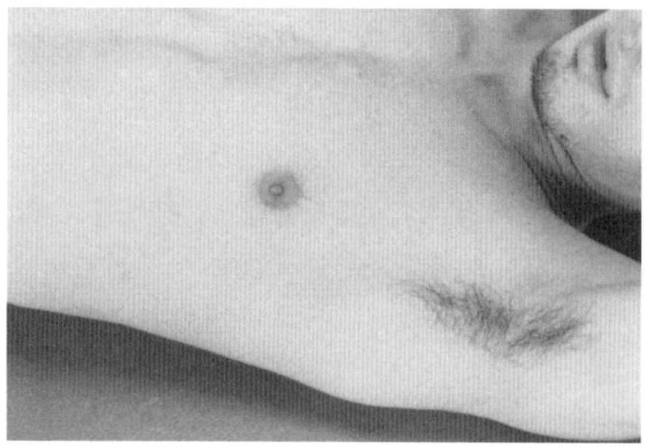

그림 4 건측 : 후방 관절낭의 구축⊖

돌기나 근개소부에 압통이 인지되는 예가 많고 대결절상에 압통이 인지되는 예도 많다. 명백한 불안전성이 인지되는 예는 적지만 하방 불안정성이 양성반응으로 나오는 경우도 있다.

C ▮ 야구견의 진단

야구견의 진단의 요점은 병적 변화가 관절낭 내에 있는가 또는 견봉하 활액낭 내에 있는가를 아는 일이다. 이들의 진단에는 MRI나 관절 조영 등이 시행되는 일이 많다(그림 5). 근개 부전파열 등의 진단은 병적 변화가 작으면 관절조영이나 MRI로 발견되지 않는 경우도 있어 관절경으로 비추어보아 병적 변

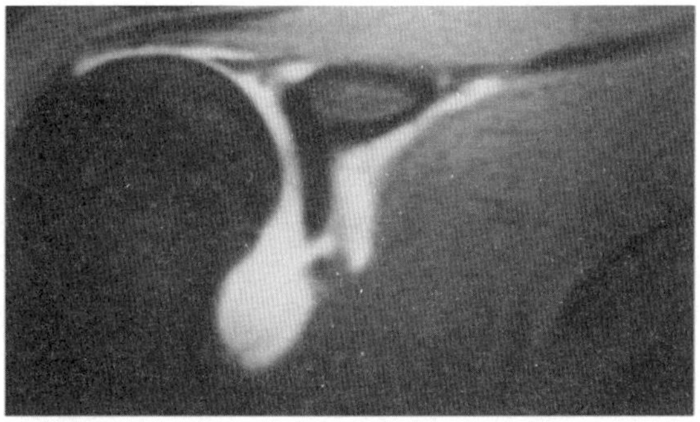

그림 5 MRI 소견

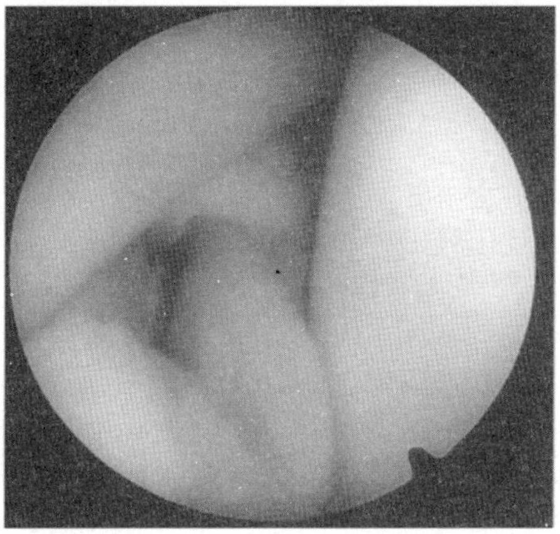

그림 6 관절순 손상의 관절경 소견

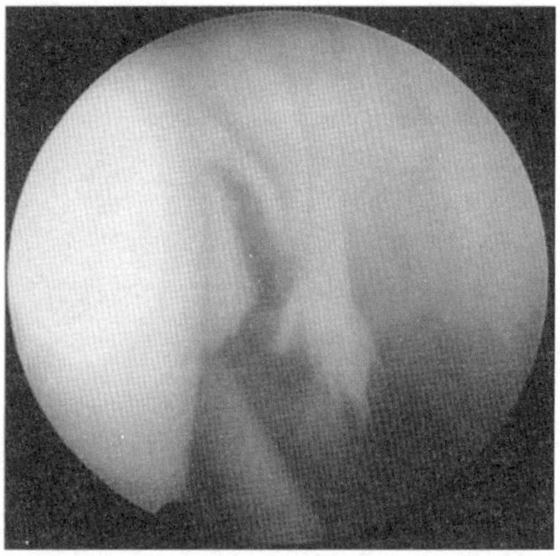

그림 7 근개 부전 파열의 관절경 소견

화가 존재하면 그대로 치료로 옮겨서 수술을 하는 방법이 경기 수준이 높은 선수에게는 비교적 흔히 시행되는 치료법이다(그림 6, 7).

D ▮ 야구견의 치료와 재활치료

기본적인 치료는 국소의 안정과 견관절의 기능개선이다.

투구를 금지함으로써 증상은 경감된다. 투구를 시작함에 있어서는 어깨의 기능이 충분히 회복된 후에도 우선 동통이 생기지 않는 범위에서만 투구를 시키고 시합에서의 연속 투구나 변화구를 많이 사용하는 것 등은 삼가도록 한다.

또한 연습 직후나 동통이 심할 때는 한랭 치료를 하고 만성기에는 온열 치료 및 물리치료를 한다.

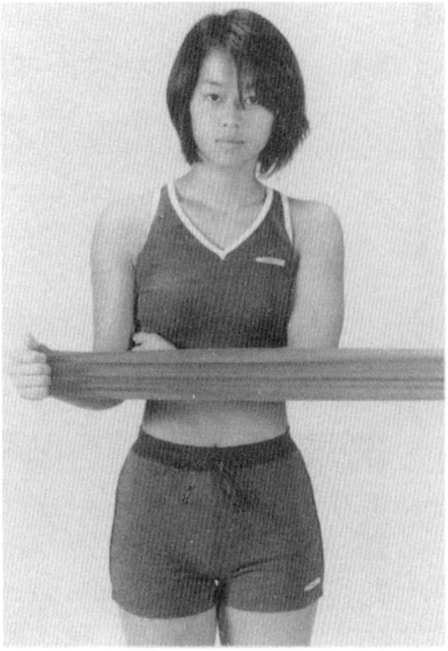

그림 8 고무를 사용해서 하는 근개 기능훈련(극하근, 소원근)
정확히 시행하는 것이 중요하다.
←

→
그림 9 고무를 사용해서 하는 근개 기능훈련(극상근)

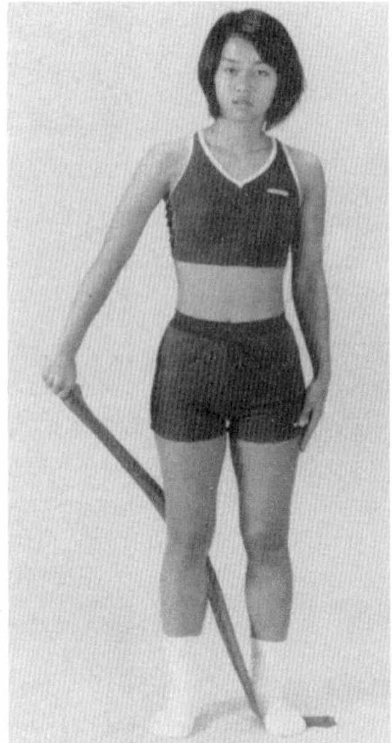

치료적 운동으로서는 견갑대의 치료적 운동(제Ⅲ부 3장의 그림 3~7 참조, p.173), 근력강화 (제Ⅲ부 3장의 그림 8~19 참조, p.174~177 참조)을 한다.

기능 개선훈련으로서는 "어깨의 내층근군과 외층근군" (제Ⅲ부 3장「견갑대」를 참조)을 의식한 근개 기능훈련이 어깨의 보존적 치료에서는 가장 흔히 시행되는 방법이다(그림 8, 9). 구체적인 방법은 튜브나 고무 또는 가벼운 덤벨 등을 이용하여 시행한다. 야구견에서는 견갑골의 움직임이 나빠져 있는 예가 있으므로 견갑골의 내전이나 외전을 의식한 훈련이 특히 중요해진다.

이러한 견관절이나 견갑-흉곽의 기능개선만으로 치료가 끝나는 예는 오히려 적고 보다 기술적인 문제를 해결할 수 있는지의 여부도 중요한 문제로 된다.

투구 장애를 일으키는 선수는 이른바 "손으로의 던짐"으로 던지는 선수가 많다. 투구동작은 선수 개인에 특유한 것이어서 간단히 교정할 수 있는 것이 아니며 교정한다는 것이 반대로 다른 부분의 문제를 야기할 가능성도 있으므로 충분한 주의가 필요하다. 그러나 야구견과 같은 과다 사용 증후군에서는 동일한 폼으로 경기를 재개시킨다는 것은 증상의 재발도 고려하면 반드시 좋다고는 할 수 없다. 오히려 의학적으로 옳다고 생각되는 투구 폼으로 교정하는 것이 필요하다고 생각된다.

E ▮ 투구 폼의 교정방법

투구동작을 7단계로 나누어 관절 가동범위나 근력 외에 목표로 하는 동작을 결정한다. 일반적으로 투구동작은 견관절의 내 외회전으로 던진다고 이해되는 일이 많으나 여기서 시행하는 투구동작은 「기본적으로는 체간의 비틀림을 중심으로 신체 전체로 공을 던지게 하는」것을 목표로 삼게 하며(그림 10) 구체적으로는 「상지를 견갑골면상에서 움직여 체간의 회전을 반대측의 고관절상에서 시행케 한다」.

▶1 단계 : 수근관절 (그림 11) : 손목만을 사용해서 공을 던진다.

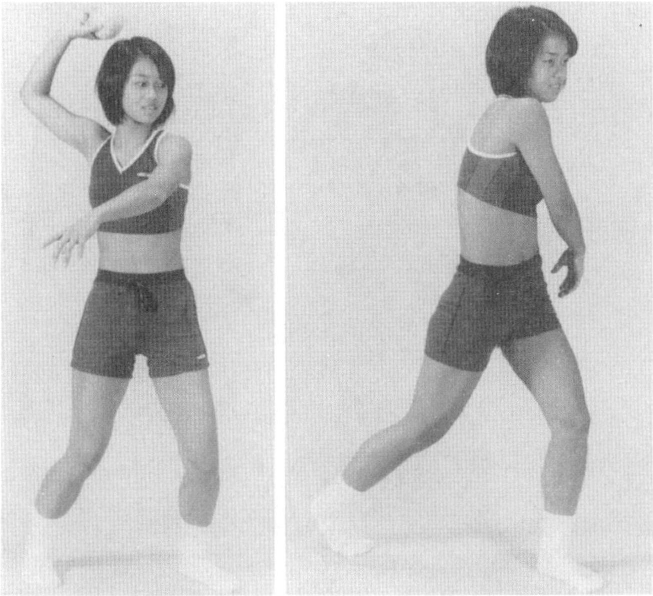

그림 10 체간을 비틀어서 던지는 것에 대한 이해(오른손 던지기의 경우)

① 공의 위치(견갑골면상인지의 여부)
② 왼손의 위치(공과는 반대의 움직임이 나쁜 예에서는 움직이지 않고 있는 일이 많다)
③ 무릎의 위치(take back일 때 우측 무릎을 좌측 팔꿈치로 접근한다. follow through일 때 오른손은 좌측 무릎에 접근한다)

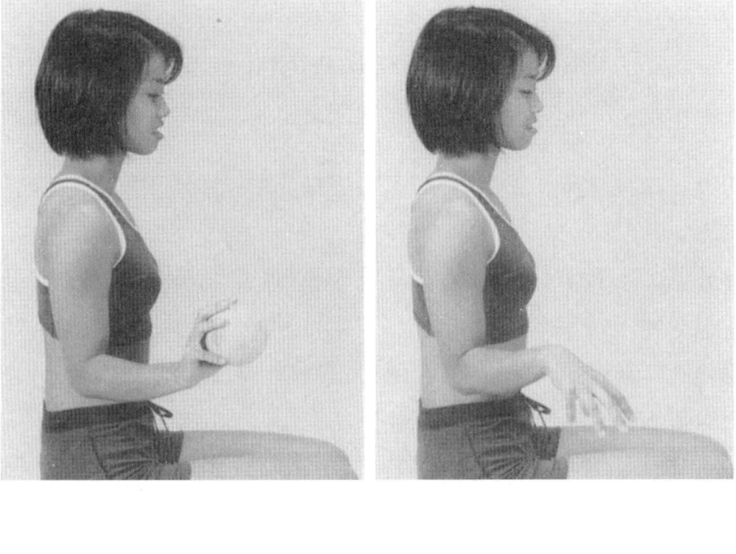

그림 11 1단계 : 손목만을 사용하는 투구
수근관절의 통증을 체크한다.

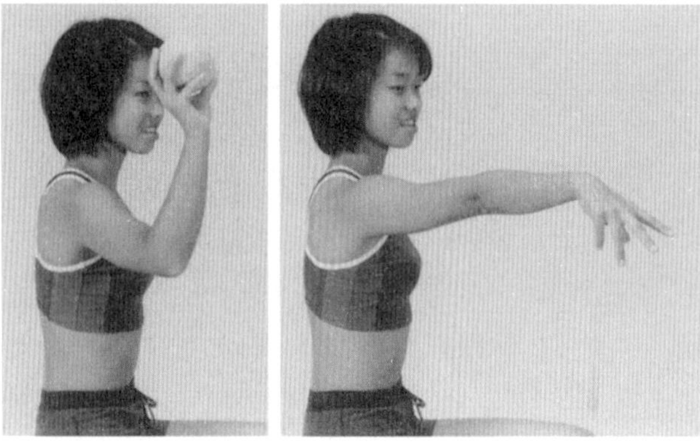

그림 12 2단계 : 손목과 팔꿈치만을 사용해서 하는 견갑골면상으로의 투구
주관절을 체크한다. 신전 제한, 화내 제한이 있으면 잘 던질 수 없다.

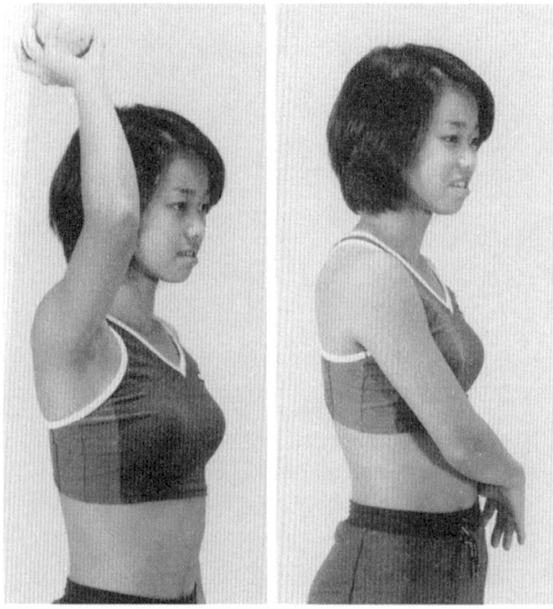

그림 13 3단계 : 손목과 팔꿈치, 견관절을 사용해서 하는 견갑골면상의 연장선상으로서의 투구
견갑골 면에서의 거상을 의식시킨다. 견관절을 체크한다. 자연스럽게 팔을 흔들게 하는 것을 목표로 한다.

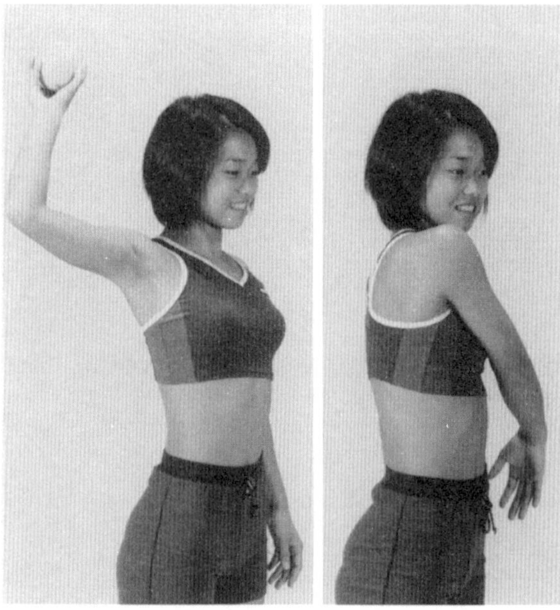

그림 14 4단계 : 손목, 팔꿈치, 견관절, 견갑대를 사용해서 하는 견갑골면상의 연장선상으로서의 투구
견갑골의 내전으로 take back을 취하도록 지도한다. 던진 후에도 견갑골이 움직이고 있음을 확인한다(가슴을 펴는 것 같은 이미지가 중요하다). 견갑골의 움직임을 체크한다.

▶2 단계 : 주관절 (그림 12) : 손목과 팔꿈치만을 사용하여 공을 견갑골면상으로 던진다.

▶3 단계 : 견관절 (그림 13) ; 손목과 팔꿈치 및 견관절을 사용해서 견갑골 면상의 연장선상에 공을 던진다.

▶4 단계 : 견갑대 (그림 14) : 손목, 팔꿈치, 견관절 및 견갑대까지를 사용해서 견갑골면상의 연장선상에 공을 던진다.

▶5 단계 : 체간 (그림 15) : 손목, 팔꿈치, 견관절, 견갑대, 체간을 사용해

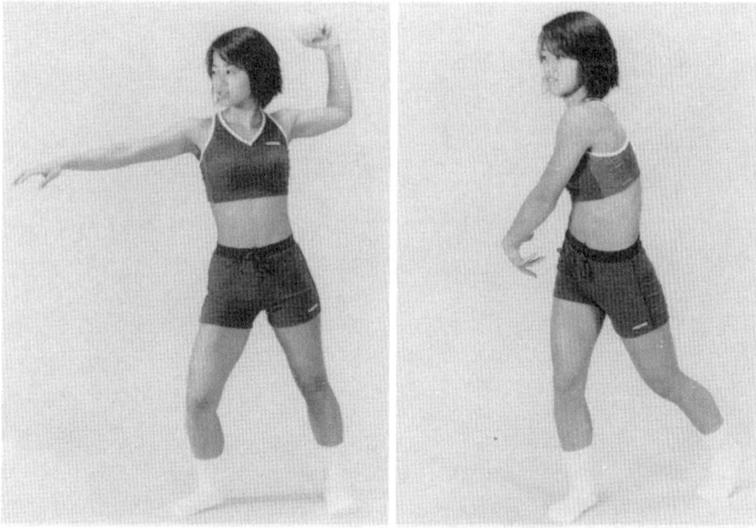

그림 15 5단계 : 손목, 팔꿈치, 견관절, 견갑대, 체간을 사용해서 하는 정면으로의 투구

체간의 회전을 이용해서 던진다. 반대측의 팔의 움직임에 주의해서 시행한다(take back일 때는 앞으로 내밀고 follow through일 때는 뒤로 당긴다는 것을 의식시킨다). 이 시점에서는 하반신은 움직이지 않도록 지도한다. 무릎을 약간 굴곡 위치로 하여 무릎의 위치를 확인하면 된다. 요통의 유무등 체간을 체크한다.

서 공을 정면으로 던진다.

▶6 단계 : 고관절 (그림 16) : 손목, 팔꿈치, 견관절, 견갑대, 하반신을 사용해서 공을 정면으로 던진다.

▶7 단계 : 족 (그림 17) : 손목, 팔꿈치, 견관절, 견갑대, 하반신을 사용해서 좌족(왼발)의 연장선상에 공을 던진다.

각 단계에서 문제가 되는 것은 견관절 이외에서도 적극적으로 치료해가지만 대부분의 예에서 견관절 후방의 관절낭의 광배근이나 대원근 등의 내회전근군의 구축이 인지된다. 또한 견관절 이외에서 흔히 문제가 되는 것은 주관절의 신전 제한, 전완의 회내 제한이다. 주관절의 신전 제한, 전완의 회내 제한이 존재하면 상지를 거상하여 테이크 백(take back)을 취할 때에 견관절 내회전 위치에서의 후외측 경로로의 거상을 하려고 하여 견갑골면을 벗어난다(그림 18, 19).반대로 공을 던지는 경우에는 전방으로 내려치게 되어 이른바 "손으로의 던짐"이 되기 쉽다. 이것이 결과적으로 견 근개의 과로(over work)를 야기하여 장애로 결부될 것으로 예상된다. 이 밖에도 비투구측 고관절의 구축도 문제가 되는 경우가 있다.

우리의 경험으로는 약 40%의 선수에 이 방법이 효과가 있으며 특히 견봉하활액낭의 병변에 효과가 있었다. 반대로 효과가 없는 예는 관절내 병변의 경우

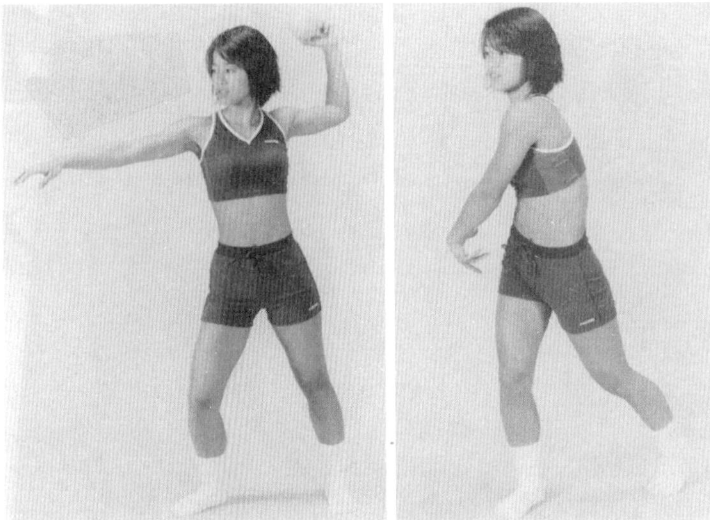

그림 16 6단계 : 손목, 팔꿈치, 견관절, 견갑대, 하반신을 사용해서 하는 정면으로의 쿠구

5단계로부터의 연장이며 비투구 측의 발을 일보 앞으로 내밀고 체간의 회전에 중심의 이동을 더해서 던진다. 발을 내밀음으로써 체간의 회전이 되돌아오지 않도록 주의한다. 여기서는 고관절의 움직임이 문제가 되므로 반드시 고관절을 체크한다.

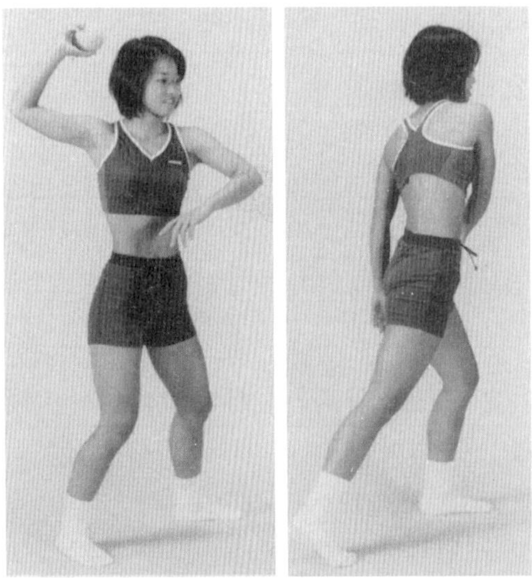

그림 17 7단계 : 손목, 팔꿈치, 견관절, 견갑대, 하반신을 사용해서 하는 왼발의 연장선상으로서의 투구

6단계가 끝나면 이번에는 비투구 측의 발을 옆으로 내딛는다. 여기서도 내디딜 때에 체간의 회전이 되돌아오지 않도록 한다. 옆으로 내디디면 체간이 움직여버리는 측에서는 골반의 과다한 전경(앞으로 기움)이 인지되는 일이 많다. 복근을 강화하여 이들의 개선을 시도한다.

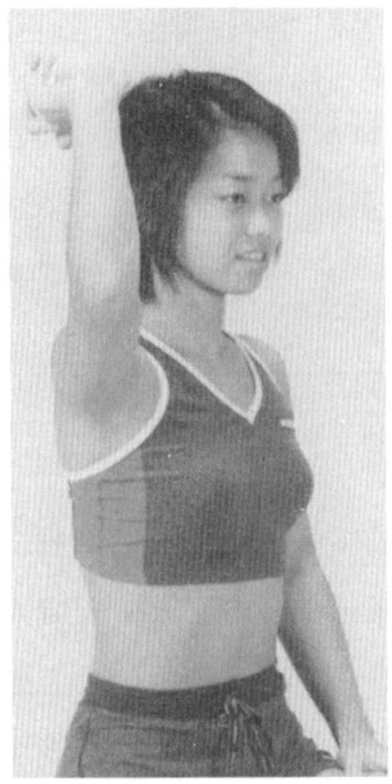

그림 18 전완 회내 위치에서의 견갑골면상에서의 거상

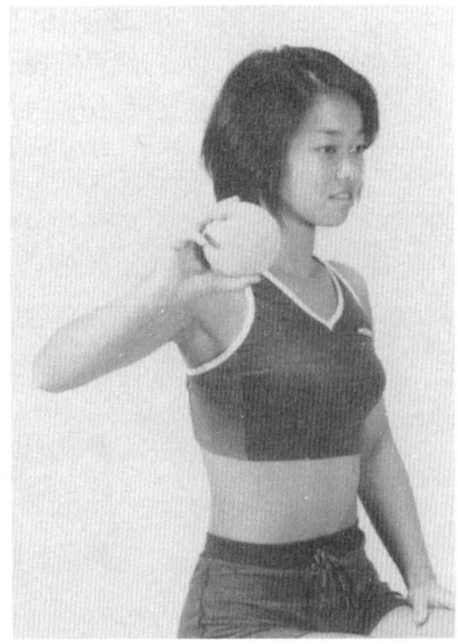

그림 19 견관절 내회전 위치에서 견갑골보다 뒤에서의 거상(팔꿈치가 올라가지 않는다)

이다. 기본적으로는 7단계까지 통증 없이 시행할 수 있었던 시점에서 투구의 재개를 허용한다. 이들의 치료에 소요되는 시간은 각양 각색인데 1개월 정도는 필요하다고 생각되며 시즌 오프를 이용한 치료가 효과적이다.

2 슬관절 인대손상의 재활치료

스포츠의학 중에서 특히 중요한 위치를 차지하는 슬관절 인대손상의 요인과 재활치료의 원칙에 대해서 개략적으로 설명한다. 특히 스포츠 외상으로서는 내측 측부인대(MCL)와 전방십자인대(ACL)의 손상이 많으므로 이 양자를 중심으로 증상 · 진단, 치료 · 재활치료에 대해서 해설한다(슬관절의 해부 · 바이오메카닉스 또는 치료적 운동에 대해서는 제3부 7장을 참조할 것).

A ▮ 슬관절의 안정성과 불안정성

슬관절은 원래 그 구조 때문에 골성의 안정성이 나쁘지만 "좌금"으로서의 반월(판)의 작용과 인대와 근의 균형 잡힌 작용에 의해서 안정성과 운동성이 유지되어 있다. 특히 인대의 작용은 비정상적 외력이 가해졌을 때에 관절의 이상운동을 저지하는 제어기능과 관절의 생리적인 운동이 원활하게 이루어지도록 하는 유도기능을 가져 관절의 안정성과 운동성을 만들어 낸다. 무릎의 인대나 반월 등의 손상에 의해서 관절의 불안정성(흔들흔들하는 느낌)이 생기는데 이 불안정성의 방향과 정도를 검사 진찰함으로써 손상인대의 종류와 정도를 알 수 있다(표 1, 2. 제1부 3장 참조).

인대손상의 정도는 표 3의 분류에 따라 평가한다.

B ▮ 슬관절의 인대손상의 종류와 요인

슬관절 인대손상은 교통사고나 스포츠 외상으로 슬관절에 외력이 가해져 정상 운동범위를 넘어선 운동이 강제됨으로써 일어난다. 슬관절의 어느 방향으로

표 1 슬관절의 불안정성의 분류

1. 한 방향의 불안정성
    a. 내측 불안정성(외번 동요)
    b. 외측 불안정성(내번 동요)
    c. 전방 불안정성(끌어내기)
    d. 후방 불안정성(밀어 넣기)
2. 회전 불안정성
    a. 전내방 회전 불안정성
    b. 전외방 회전 불안정성
    c. 후외방 회전 불안정성
    d. 후내방 회전 불안정성
3. 복합 회전 불안정성

표 2 슬관절의 불안정성과 손상 인대

무릎 불안정성의 종류	손상되어 있는 인대
외 번 동 요	내측 측부인대
내 번 동 요	외측 측부인대나 슬와근 또는 양쪽
전 방 동 요	전방십자인대나 후방십자인대 또는 양쪽
후 방 동 요	전방십자인대나 후방십자인대 또는 양쪽
전외방 복합 불안정	lateral quadruple complex*, 전방십자인대, 때로는 외측 반월의 전각
전내방 복합 불안정	medial quadruple complex**, 내측 반월, 전방십자인대
후외방 복합 불안정	후방십자인대, lateral quadruple complex
후내방 복합 불안정	medial quadruple complex, 후방십자인대

* lateral quadruple complex : 장경인대, 대퇴이두근, 슬와근, 외측 측부인대
** medial quadruple omplex : 내측 측부인대, 봉공근, 박근, 반건양근, 반막양근, 사슬와인대
(上崎典雄 : 膝關節の解剖と機能, 整形外科 MOOK No.9, 金原出版, 1979에서 인용)

표 3-a 인대의 손상정도의 분류(O'Donoghue, 1975)

① 제1도(strain)=경증 : 인대의 소섬유만의 손상 및 피하조직까지의 손상이며 국소의 압통뿐이고 종창도 적고 관절의 불안정성은 없다.
② 제2도(sprain)=중등증 : 인대의 부분파열이고 압통 및 종창은 뚜렷하나 관절의 불안정성은 없다.
③ 제3도(avulsion)=중증 : 인대의 완전파열이고 압통, 종창과 관절의 불안정성이 뚜렷하다.

표 3-b 인대의 손상정도의 분류(American Medical Association, 1968)

1도 손상 : 인대의 섬유의 작은 손상수준이다. 증상은 동통, 기능장애, 압통은 경미하며 종창은 있어도 적다. 내출혈도 적고 불안전성은 관찰되지 않는다.
2도 손상 : 인대의 부분파열수준이다. 증상은 동통, 압통, 종창이며 내출혈은 1도 손상보다 분명하고 기능장애도 있다. 불안정성도 약간 또는 중등도로 관찰된다.
3도 손상 : 인대의 완전파열 수준이다. 증상은 동통, 압통, 종창, 출혈 등의 이외에 불안정성이 명백히 관찰된다. 또한 불안정성은 X선에 의한 스트레스촬영으로도 계측할 수 있다.

외력이 가해지는가에 따라 여러 가지의 인대손상이 일어난다.

(1) 내측 측부인대(MCL) 손상 : 슬관절의 외번(eversion) 강제에 의해서 일어나는 일이 많다. 스포츠 외상에서는 축구나 유도 등의 접촉성 스포츠에서

사람에 부딪혀서 일어난다. 슬인대 손상 중에서 가장 그 빈도가 높다.

(2) **외측 측부인대(LCL) 손상** : 슬관절의 내번(inversion) 강제나 과신전에 의해서 일어난다. 십자인대 손상을 합병하는 예가 많다.

(3) **전방십자인대(ACL) 손상** : 미식 축구에서 외측으로부터 태클(tackle)을 받은 것 같은 경골 상단에 미치는 무릎 외측으로부터의 외력(직접 전달되는 외력 = 접촉성 손상)과 착지나 감속동작 때에 자기자신의 대퇴사두근의 강력한 힘(비접촉성 손상)에 의해서 일어나는 일이 많다. 농구나 체조 등의 점프의 착지 시에 무릎이 비틀렸을 때에 일어난다.

(4) **후방십자인대(PCL) 손상** : 넘어져서 무릎을 지면에 강하게 부딪히는 등에 의해서 무릎 굴곡 위치에서 전방으로부터의 외력에 의해서 일어나는 일이 많다.

(5) **복합인대 손상** : 내측 또는 외측 측부인대 손상에 십자인대 손상이 합병되는 것.

C ▮ 내측 측부인대(MCL) 손상 후의 증상 · 진단, 치료와 재활치료

손상기전

무릎 내측 측부인대(MCL) 손상은 스포츠 외상에서 발생빈도가 높은 질환이며 슬관절에 외번 · 외회전력이 작용함으로써 발생한다. 전방십자인대(ACL) 손상은 비접촉성 손상이 많은 것에 반하여 접촉 손상으로 일어나는 일이 많다. 미식 축구의 태클 등으로 강한 외번력을 받았을 때는 MCL과 ACL 및 내측 반월(medial meniscus : MM)이 동시에 손상되고 "불행한 3개의 주된 징후(unhappy triad)"라 불린다.

증상 · 진단

슬관절 내측의 동통과 관절 종창이 주된 증상인데 오래된 예에서는 자각증상이 비교적 적고 대퇴사두근의 동적 대상기능을 얻기 쉽기 때문에 간과하는 일이 많다.

〈진단 기법〉

① 외번 스트레스 테스트 : 진단 기법으로서는 슬관절 불안정성 테스트가 중요하며 특히 무릎 외번 테스트를 신중히 시행한다. 무릎을 약간 굽힌 자세와 완전히 신전한 자세에서 천천히 시행하여 「건전한 측과의 비교, 종말점(end point)의 유무, 동통의 유무」 등을 조사한다. 완전 신전 위치에서도 불안정하고 종말점이 없는 증상 예에서는 ACL 손상이 합병되어 있는 경우가 많다. 그리고 MCL은 비스듬히 하전방으로, LCL은 비스듬히 하

후방으로 주행하여(뻗어있어) MCL, LCL 모두 내회전으로 이완하고 외회전으로 긴장하기 때문에 무릎의 90° 굴곡위치에서 내회전과 외회전을 시켜 전방 및 측방(내번과 외번)의 불안정성을 진찰한다. ACL 손상이 의심되면 MRI검사를 하는 것이 정확하다.

치료

MCL 단독 손상에서는 수술적 치료도 보존적 치료도 그 결과에는 차이가 없으며 최근에는 MCL 단독 손상에 대한 치료의 원칙은 보존적 치료로 되어 있다. 그리고 인대의 치유과정의 연구가 진행되어 종전에는 보존적 치료로서 장기간(4~8주일)의 깁스고정을 해 왔으나 이것으로는 구축이 일어나 인대의 치유에는 오히려 나쁜 결과를 초래한다는 것을 알게 되었다. 특히 스포츠 외상에 대해서는 손상 직후부터 경성 장구를 장착시켜 불안정성을 보호하면서 아프지 않은 범위에서 가동범위 개선훈련이나 근력훈련을 시행하는 "적극적 보존적 치료"가 치유를 촉진하고 스포츠 복귀도 빠르다.

또한 손상 시에 불안정성이 심하고 관절내혈증(hemoarthrosis)이 관찰될 때에는 전방십자인대 손상이나 반월 손상도 합병하고 있는 일이 많으므로 MRI검사 등을 하여 정확히 진단을 한 다음 치료와 재활치료를 시행한다. 또한 ACL 손상의 합병 사례에서는 ACL은 인대 재건술을 시행하고 MCL은 경성 장구에 의한 보존적 치료를 하는 경우가 많다.

재활치료의 원칙

〈제1도 인대손상의 보존적 치료 (테이핑 등) 후의 재활치료의 원칙〉

제1도(경증)에서는 테이핑 등의 가벼운 고정을 수일~1주일간 시행하고 손상 후 2~3일에 내출혈이 멎으면 재활치료를 시작한다.

(1) 온열 치료
(2) 능동 및 보조 능동 가동범위 개선훈련(하지의 스트레칭 그림 1, 2)
(3) 근력 강화훈련(하지의 근력 강화훈련 그림 3~6)

어느 것이든 통증을 느끼지 않는 범위에서 테이핑이나 지주가 부착된 서포터를 부착하여 안전하게 시행한다.

〈제2도 및 제3도 인대손상의 보존적 치료(깁스나 경성 장구 등) 후의 재활치료의 원칙〉

제2도(불안정성은 없으나 종창이 심하다)나 제3도(불안정성이 있다)에서는 장기간(4~8주일)의 깁스고정이나 수술 또는 면하(하중을 걸지 않는 것)가 시행되어 왔다. 현재는 ACL 손상을 합병하지 않는 MCL 단독 손상에서는 경성 장구를 손상 직후부터 장착하여 오히려 적극적으로 재활치료를 시행하는 편이 스포츠 복귀가 빠르기 때문에 스포츠 외상으로서는 이러한 "적극적 보존적 치

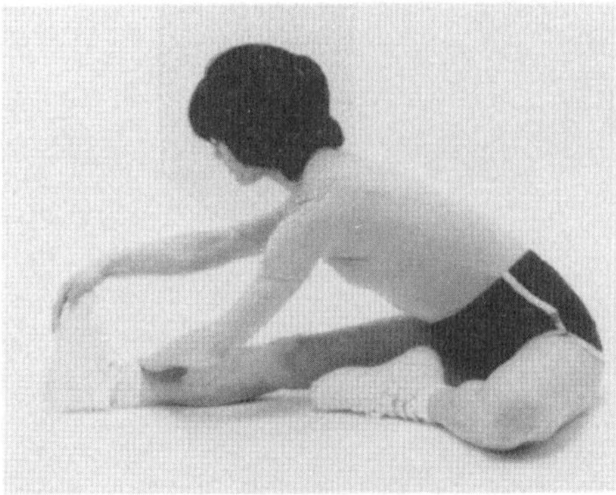

그림 1 대퇴 후면(햄스트링스)과 둔근의 스트레칭

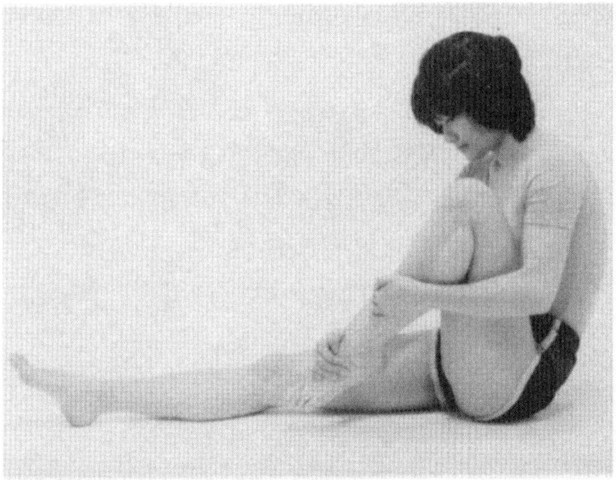

그림 2 자기의 손으로 무릎을 굽혀서 하는 대퇴사두근의 스트레칭

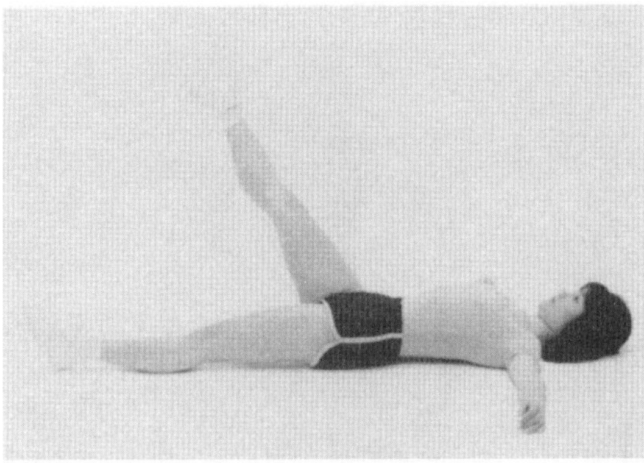

그림 3 고관절의 굴곡(대퇴사두근 등의 강화): SLR법(누운자세)

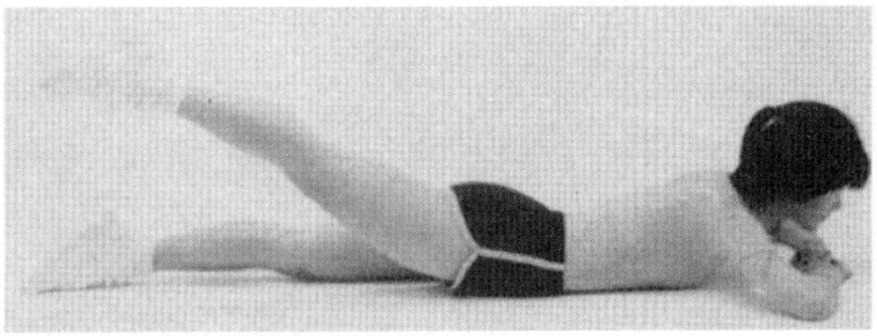

그림 4 고관절의 굴곡(둔근, 햄스트링스 등의 강화)(누운자세)

료"가 시행된다.

어느 것이든 구축, 근력저하, 동통이 심함으로 신중하게 재활치료를 한다.

(1) 온열 치료

(2) 능동 및 보조 능동 가동범위 개선훈련:

· 안전한 범위에서 시행한다.

· 신전위치에서는 인대의 긴장이 심하다는 것을 이해하여 두고 초기에는 강하게 하지 않는다.

(3) 근력 강화훈련:

· 등척성 운동은 신전위치에서는 하지 않는다.

· 등장성 운동은 무릎의 가까운 곳에 겹침 벨트를 부착하고 먼 곳에는 부착하지 않는다(그림 7).

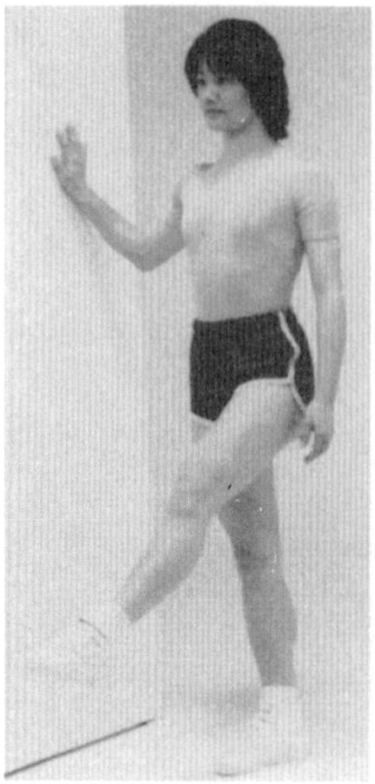

그림 5 고관절의 굴곡 (기립자세)

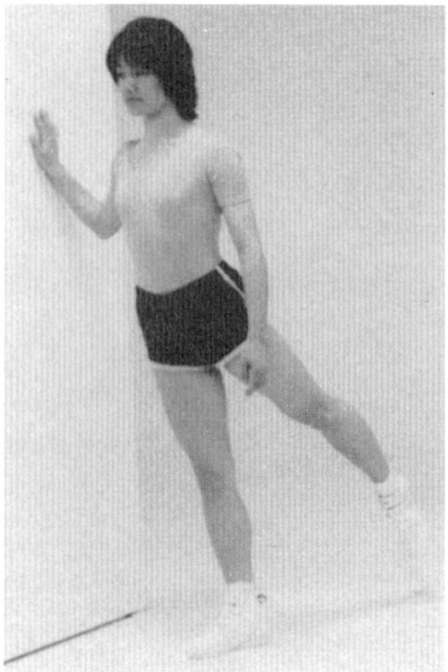

그림 6 고관절의 신전(기립자세)

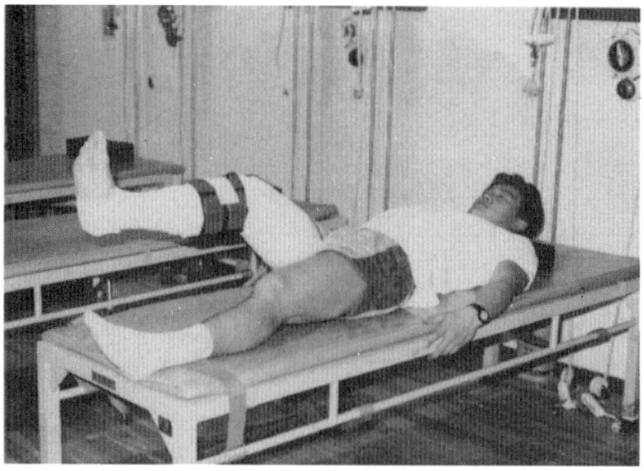

그림 7 깁스 치료 중의 환자의 근력 개선운동

· 등속운동에서의 최대운동은 2~3개월은 삼간다.
· 십자인대 손상 합병 예에서는 전방십자인대 손상에서는 햄스트링스를, 후방십자인대 손상에서는 대퇴사두근을 중점적으로 강화한다(보조작용근).
· MCL의 보조작용근의 강화로서 종말슬 신전법(terminal knee extension)*[1](그림 8)에 의하여 광배근을, 또 고관절 내전근을 강화한다.

용어해설

*1 종말슬 신전법 (terminal knee extension) : 무릎의 약간의 굴곡위치로부터 완전 신전위치에서의 슬 신전동작을 강하게 시행하는 근력강화방법. 장좌위(길게 앉은 자세)에서 무릎 아래에 베개를 놓고 이것을 찌부러뜨리는 것처럼 해도 된다. 대퇴사두근 안의 광근군의 강화에 적합한 운동방법이다.

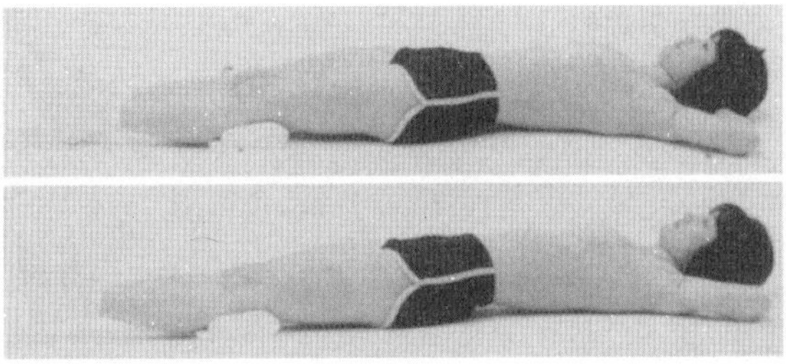

그림 8 종말슬 신전법
굴곡을 강하게 하면 통증을 호소하는 경우에 시행한다.

재활치료의 실행

(1) RICE 치료 : 염증 증상이 인지되는 급성기에는 그 조기 진정을 목적으로 아이싱(icing)을 주체로 한 RICE 처치를 한다.

(2) 장구 치료 : 급성 염증기가 지나면 경성 장구나 연성 장구는 슬 외번을 제동하기 때문에 대퇴와 하퇴의 외측과 슬관절 내측의 3점을 지지한 스트랩이 부착된 슬 장구(그림 9)를 장착시켜 하중을 시작한다. 하중은 동통이나 종창을 기준으로 부분 하중으로부터 가급적 전체 하중으로 진행시킨다.

(3) 관절 가동범위 개선훈련: 급성 염증기가 지나면 부드러운 능동 보조운동을 시작한다(통증이 심해지지 않는 범위에서 적극적으로 움직인다).

(4) 근력 강화훈련: 슬 외번 불안정성의 예방에는 대퇴사두근 특히 내측 광

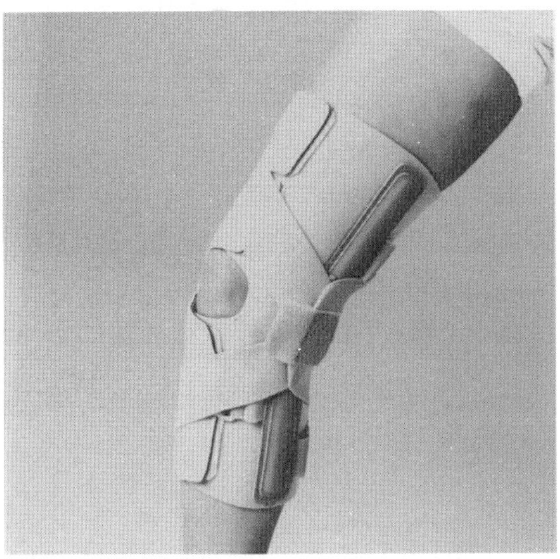

그림 9 MCL용 연성 장구

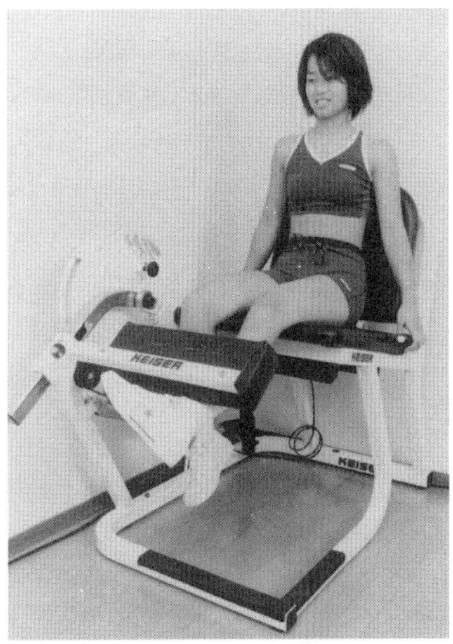

그림 10 leg extension machine
고관절, 슬관절의 내회전을 의식시켜서 MCL의 과신장을 방지한다.

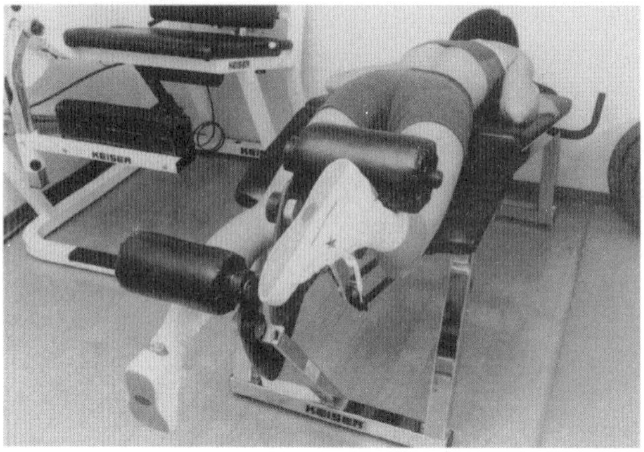

그림 11 leg curl machine
하퇴를 내회전시켜 햄스트링스를 의식시킨다.

근의 근력강화가 중요하며 슬관절 운동 시에 동통이 있는 시기에는 내측 광근으로의 전기자극, 거듭 장구 장착 하에 SLR(straight leg raising : 그림 3)이나 등척성 수축훈련에 의한 대퇴사두근의 근력강화를 한다.

동통이 경감되면 근력의 회복정도에 맞춰서 탄성 밴드를 사용한 leg extension이나 머신에서의 leg extension을 적극적으로 시행한다. 이 때 슬관절 외번·외회전에서의 MCL에 대한 과대한 스트레스를 피하기 위하여 무릎을 신전할 때에 고관절, 슬관절의 내회전을 수반하도록 의식하여 시행시킨다(그림 10). 동적인 내측 지지기구인 내측 햄스트링스의 강화도 중요해지므로 동통이 경감되면 슬관절을 내회전시킴으로써 내측 햄스트링스의 수축을 의식시킨leg curl을 시행한다(그림 11).

가동범위가 확대되어 자전거의 구동이 가능해지면 족첨과 무릎의 방향을 동일하게 하는 것에 주의하여 고정식 자전거로 부하를 건 훈련을 시작한다.

(5) 스포츠 동작훈련: 하중을 걸어도 동통이 나타나지 않게 되면 leg press나 squat 등의 closed kinetic chain(CKC)동작에 의한 근력강화를 시작한다. 거듭(BAPs board) 불안정판에서의 훈련도 한다. 또한 무릎에 대한 회전 두려움의 회피를 학습하는 것을 목적으로 트위스팅(twisting)(그림 12)을 시킨다.

(6) 경기 복귀: 그 후 자각증상과 근력을 지표로 장구나 테이핑(그림 13)을 한 다음 조깅부터 시작하여 서서히 속도를 올려간다. 다음으로 원둘레 달리기, 8자형 달리기 등을 하고 각종의 스포츠 훈련으로 옮겨 스포츠 복귀를 허용한다.

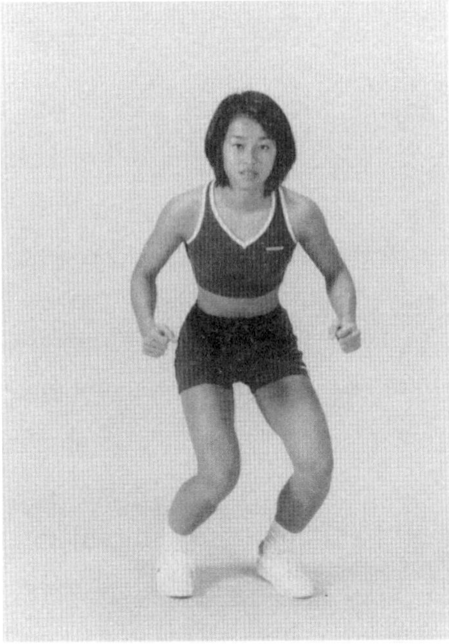

그림 12 트위스팅(twisting)

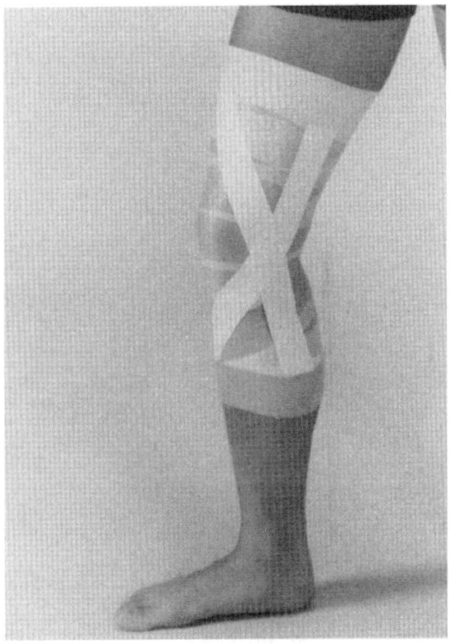

그림 13 MCL용 테이핑

D ▮ 전방십자인대(ACL) 손상 후의 증상 · 진단, 치료와 재활치료

해부학적 특징

ACL은 대퇴골 외과 내측 후방으로부터 기시하여 전내방으로 뻗고 경골 과간 결절 내측 및 그 전방에 부착한다. 일반적인 ACL의 기능은 경골의 전방 제동이다. 슬 신전동작에서 대퇴사두근이 경골 조면에 부착하여 경골을 전상방으로 당기는데 ACL이 경골의 전방 탈구를 방지함으로써 슬관절의 신전운동(대퇴골 과부를 중심으로 한 회전운동)으로 변환한다.

ACL은 대퇴사두근을 수축시키면 슬관절 신전위치에서 수동적인 굴곡 신전보다도 분명히 긴장이 고조된다. 또한 슬관절의 수동적인 굴곡 신전 시에 내번이나 내회전을 가하는 것으로도 ACL의 긴장은 증가한다. leg extension과 같은 open kinetic chain(OKC)동작*2으로 대퇴사두근에 부하를 걸면 슬 신전위치에서 ACL은 강하게 신장되지만 한쪽 다리의 half squat와 같은 closed kinetic chain(CKC) 동작*3에서는 ACL의 신장은 적다.

이와 같이 ACL은 일반의 골 관절질환과는 달리 단순히 하중량에 의하여 스트레스를 받는 일은 없는 반면 대퇴사두근 훈련에서는 그 방법을 고려하지 않으면 과대한 스트레스를 걸어버린다. 이러한 것이 ACL 손상의 재활치료의 요점이 된다.

증상 · 진단

손상시의 증상은 파열음(poping)을 느끼거나 하고 통증 때문에 움직일 수 없게 된다. 불안정감은 손상 직후는 통증 대문에 분명치 않으나 ACL은 관절내 인대이기 때문에 관절내혈증이 관찰되는 일이 많고 손상 직후에서는 관절 혈증이 유일한 단서가 된다. 3~4주일 후의 아급성기 이후에서는 관절 불안정성이 주된 증상이 된다.

전술한바와 같이 ACL의 주된 기능은 대퇴사두근이 경골을 전방으로 탈구하는 것을 방지하는 일이다. 이 때문에 ACL이 손상되면 대퇴사두근의 수축 시(무릎을 펼 때나 착지할 때)에 슬관절의 아탈구(subluxation)가 일어난다. ACL 손상 후의 주된 임상증상은 슬 굴곡 30~10°에서의 경골의 전방 내회전 아탈구현상(전방 내회전 불안정증: anterior internal rotatory instability)이며 "무릎 무너짐(giving way)"이라 일컬어지고 "착지시의 슬관절 탈구감"으로서 환자가 무서워하여 스포츠활동이 크게 제한된다.

〈진단 기법〉

① 전방 끌어내기 테스트(anterior drawer test) : 환자를 앙와위(prone position)로 하여 슬관절을 90°로 굽히고 검사자는 환자의 발을 자기의 대퇴로 누르고 경골 상단을 두 손으로 천천히 전방으로 당긴다. 경골의 전방 탈구도나 종말점의 유무를 건전한 측과 비교한다.

② N-테스트(pivot shift test) : 환자를 앙와위로 하여 검사자는 한 손으로 환자의 족부를 잡아 하지를 내회전과 동시에 축방향으로 압력을 가하고

용어해설

*2 open kinetic chain(OKC)동작 : 족저면이 접지하지 않고 마루 면으로부터의 반작용이 없는 운동형태를 말한다. 구체적으로는 leg extension이나 leg curl이 대표적이다. 이점으로서는 목적으로 하는 근의 강한 수축을 얻을 수 있다. 결점으로서는 스포츠동작과는 동떨어진 동작이기 때문에 그 효과를 실제의 스포츠 실행과 결부시키기 어렵다고 생각된다. 또한 leg extension동작은 ACL이 파열된 무릎에서는 경골의 전방탈구가 일어나기 때문에 ACL의 보존적 치료나 재건수술 후에는 삼갔으면 한다.

*3 closed kinetic chain(CKC)동작 : 족저면이 접지하고 마루 면으로부터의 반작용을 받는 것 같은 운동형태를 말한다. 구체적으로는 leg press나 squat 등이 대표적이다. 이점으로서 스포츠동작에 가까운 근 수축 양식(굴곡/신전근의 동시 수축) 때문에 그 효과가 스포츠 실행에 나타나기 쉽다고 생각된다. 결점으로서 단일의 근육에 착안하면 근 수축이 약하기 때문에 근력강화로서의 효과는 OKC와 비교하여 낮다. ACL이 파열된 무릎에서도 경골의 전방 탈구가 일어나기 어렵기 때문에 보존적 치료나 재건수술 후에도 시행할 수 있으나 최대 근력을 발휘하는 것은 당분간 삼갔으면 한다.

또 다른 손으로 대퇴골 외과를 잡아 외번력과 검사자의 무지로 비골 소두를 전방으로 밀어내면서 굴곡 90° 위치로부터 천천히 무릎을 신전 시킨다.. ACL 손상이 있으면 굴곡 30~10° 부근에서 갑자기 경골이 전방 그리고 동시에 내회전 방향으로 아탈구하는 것을 시진으로도 촉진으로도 알 수 있다. 이때에 환자는 "무릎이 빠질 것 같은 느낌이 든다"라 하여 매우 불안해한다. 이것이 "무릎 무너짐"의 재현이다. 마찬가지의 기법으로서 lateral pivot shift test, Slocum test, jerk test, Losee test 등이 있다.

③ 라흐만(Lachman) 테스트 : 전방 끌어내기 테스트의 변형된 방법이며 굴곡 0~15° 에서의 전방 끌어내기 테스트를 한다. 환자를 앙와위로 하여 검사자는 한 손으로 대퇴 말단을, 또 다른 손으로 경골 상단을 꽉 쥐고 경골의 전방 끌어내기 테스트를 한다. 이 기법을 정량화하기 위하여 "KT-100기"가 실용화되어 있으나 햄스트링스근의 방어적 긴장을 해소시키지 않으면 정확히 측정학 수 없다.

치료

ACL은 관절내 인대라는 특수성 때문에 파열하면 자연치유가 매우 어려우며 이를 방치하고 스포츠활동을 계속하면 "ACL 부전슬"이 되어 무릎 아탈구를 반복하고 반월이나 다른 인대를 손상시킨다.

ACL 손상의 치료의 원칙은 성장기의 어린이(골단선이 존재하므로 골단선을 손상시키는 수술은 신중하게 하기 위해)나 고령자 등을 제외한 스포츠를 계속할 의사가 있는 사람에게는 자기의 건(자가건)이나 동종의 건 또는 인공재료를 사용한 인대 재건술이 시행된다.

재활치료

〈보존적 치료 후의 재활치료〉

ACL 손상의 보존적 치료는 MRI나 관절경에 의해서 부전손상이나 부분파열이 확인된 것과 재건술을 할 수 없는 어린이나 고령자에 한정되지만 원칙적으로는 MCL 손상의 보존적 치료와 같은 방법으로 하며 손상 직후부터 경성 장구를 장착하여 안정성을 확보한 다음 가동범위 훈련 등을 한다. 근력강화에 대해서는 「재건술 후의 재활치료」와 마찬가지로 한다.

〈ACL 재건술 후의 재활치료〉

ACL 재건술 후의 조기 재활치료에서 중요한 요점은 재건인대에 대한 위험관리이며 특히 슬 신전 강화훈련 시에 주의가 필요하다.

(1) 관절 가동범위 개선훈련: ACL의 길이 변화가 적은 관절 각도는 「20~120°」라 하므로 초기는 이 범위를 목표로 하였으면 한다. 그러나 실제로는 완전 신전위치(0°)를 얻을 수 없으면 걷는 모습이 나쁘므로 조기부터 「0~120°」

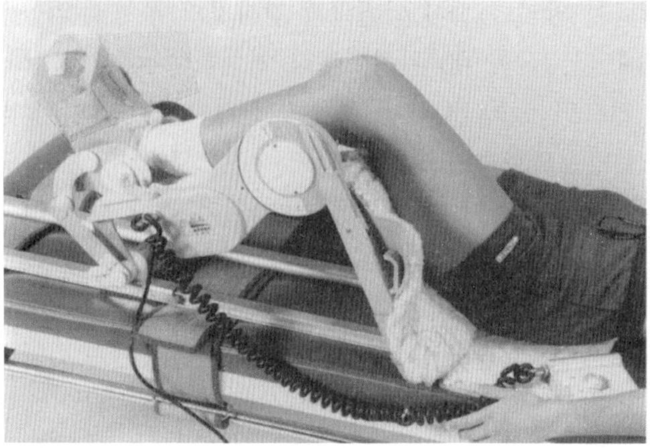

그림 14 CPM기계

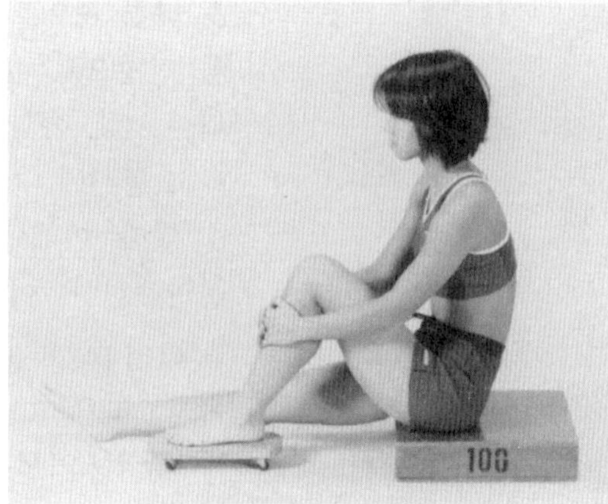

그림 15 무릎 능동보조운동(heel slide)
족저의 마찰을 적게하고 하퇴 근위부를 끌어들이는 것처럼 하여 무릎을 굽힌다.

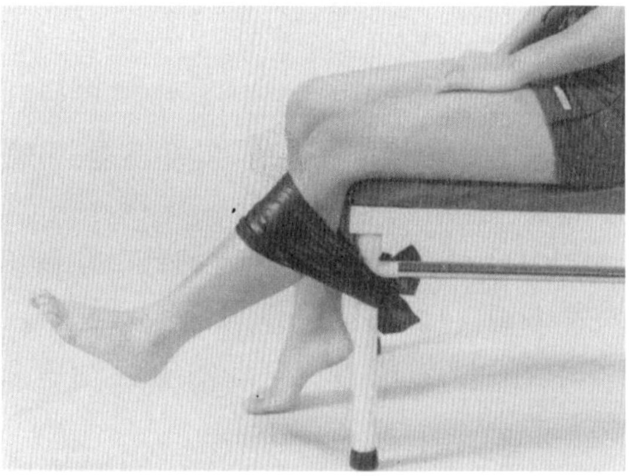

그림 16 근위 저항에 의한 leg extension
경골의 전방 이동을 제한하는 목적으로 근위에 저항을 건다.

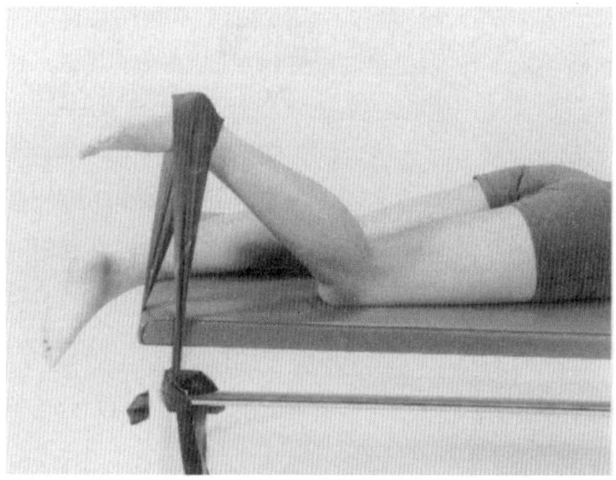

그림 17 leg curl(탄성 밴드)

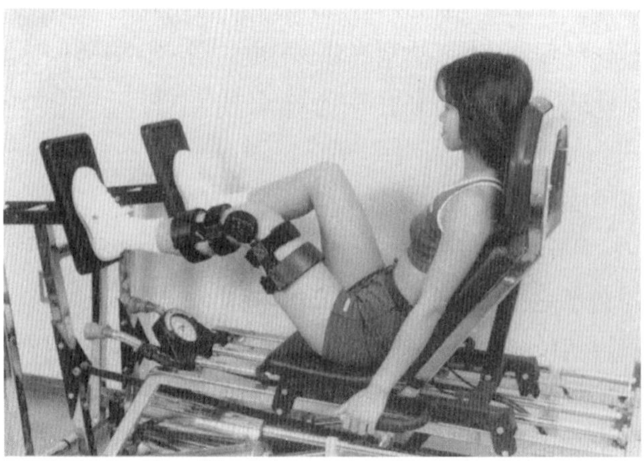

그림 18 leg press

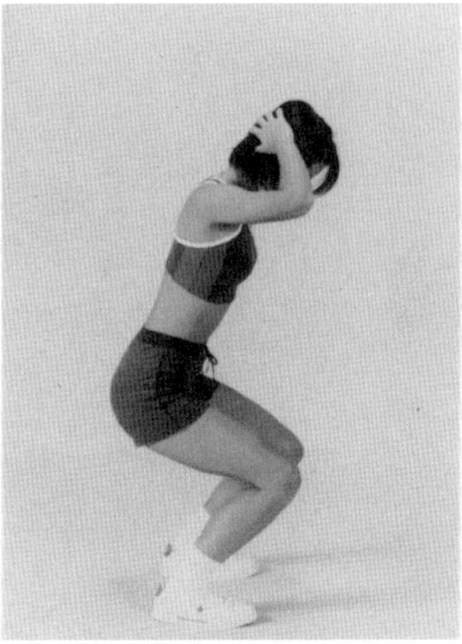

그림 19 squat

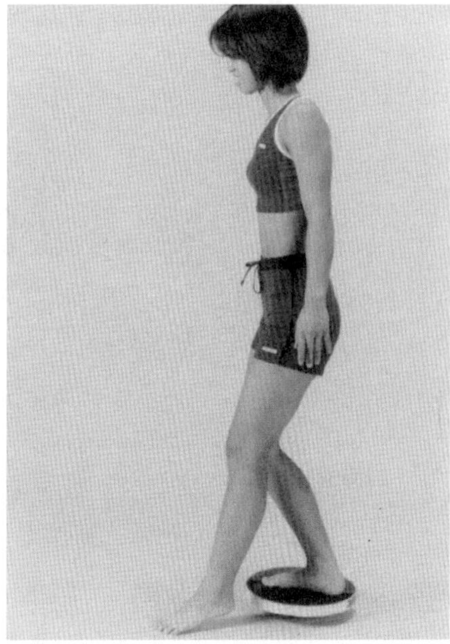

그림 20 불안정판 상에서의 건전한 측의 스윙

를 지향한다. 그리고 수술 후 3주에서 「0~130°」의 확보를 목표로 CPM (continuous passive motion)기계를 사용하여 시작한다(그림 14). 다음으로 능동 보조로도 한다(그림 15). 아무튼 수술 후 6개월은 과신전하지 않도록 주의하고 건전한 측이 과신전되는 여성 등에서는 경성 장구 등으로 보호한다. 하중 보행훈련은 수술 후 2주일 정도에서 전체하중으로 한다.

(2) 근력 강화훈련: 근력 강화훈련은 대퇴사두근의 경우 CKC동작을 원칙으로 하고 전력을 다해서 하는 OKC동작은 수술 후 6개월간은 삼간다. 초기에는 굴곡위치에서의 등척성 수축, 근위 저항에 의한 leg extension부터 시작한다(그림 16). 햄스트링스에 대해서는 탄성 밴드를 사용한 leg curl을 적극적으로 시켜(그림 17) 근력강화의 수준에 맞춰서 머신(기계)으로 옮긴다.

하중을 걸 수 있는 상태가 되면 leg press(그림 18)나 squat(그림 19) 와 같은 CKC동작에 의한 근력 강화훈련을 시작한다. 또한 CKC동작으로 보다 효과적인 근력 강화훈련을 한다는 관점에서 불안정판 상에서의 스쿼트나 한쪽 다리로 서기에서의 반대측 다리의 스윙 등을 한다(그림 20).

반건양근건 박근건을 사용한 재건술의 경우 슬관절 굴곡 범위에서의 햄스트링스의 근력저하가 인지되는 증상 예가 많다. 이에 반해서 하퇴부를 롤에 얹고 그 롤을 당기는 것처럼 무릎을 굴곡 시키면서 하는 브리지(bridge)(그림 21) 등으로 굴곡영역에서의 햄스트링스의 강화를 한다(롤 브리지 법).

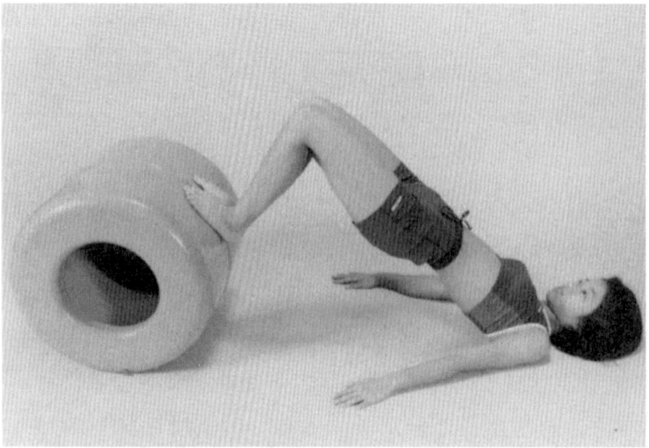

그림 21 roll bridge

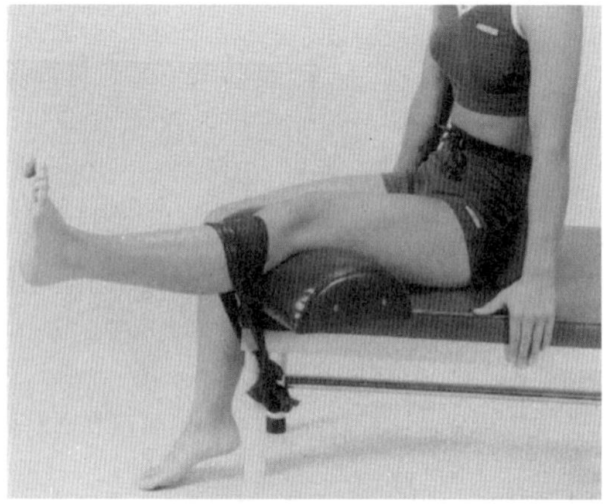

그림 22 근위 저항에 의한 무릎 최종 신전범위 훈련

무릎 신전부전(extension lag)*4 이 인지되는 증상 예에 대해서는 OKC동작(leg extension)의 훈련에서는 탄성 밴드를 경골 근위에 붙여서 경골의 전방 탈구를 예방하는 "하퇴 근위 저항에서의 슬 최종 신전범위훈련(terminal knee extension)"(그림 22)을 한다.

CKC동작(squat)의 훈련으로서는 대퇴 원위부에 탄성 밴드를 걸어서 ACL의 신장을 예방하고 이것을 잡아늘이도록 최종 신전을 의식한 "대퇴 원위 저항에서의 스쿼트"(그림 23)를 시행한다.

(3) 스포츠 동작훈련 : 각종 트레이닝 머신이나 조깅 등의 보다 실천적이고 적극적인 각종의 스포츠 훈련을 시작하는 시기로서 재건인대가 지나는 대퇴골 및 경골의 골공 벽이 경화되는 것을 지표로 삼고 있으며 이 경화는 재건술 후 대략 4개월 정도가 되는 경우가 많다. 각종의 스포츠동작을 해나가고 있는 중에 관찰되는 문제점으로서 정지시의 무릎의 흔들거림, 슬관절의 가벼운 굴곡위치로부터 신전위치에서의 체중 지지시의 불안감, 민첩한 동작에서의 이른바 "날카롭지 않음", 주행시의 무릎굴곡 부족 등이 있다. 이러한 점에 주의를 기울이면서 아래와 같이 크게 나눠서 실천적 훈련("footwork 훈련"이라 부른다)을 한다.

용어해설

*4 무릎 신전부전 (extension lag) : 대퇴사두근의 근력이 현저하게 저하되어 있는 상태. 구체적으로는 앉은 자세에서의 슬관절의 완전신전이 곤란하거나 배와위에서 슬 완전 신전위치에서의 고관절의 굴곡이 곤란해진다.

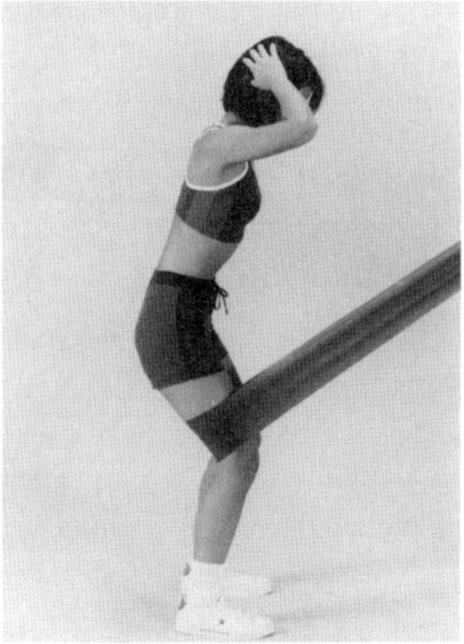

그림 23 무릎 최종 신전을 의식시킨 스쿼트

① 턴(turn)계 : 느린 속도에서 빠른 속도로, 양쪽 발 턴에서 한쪽 발 턴으로 진행시켜 간다. 이 때 하지의 관절 위치(alignment)에 주의하고 발끝이 내향(toe-in), 발끝이 외향(toe-out), 무릎이 발끝의 방향에 대해서 내측을 향하는(knee-in) 등이 특히 여성에 많으므로 주의하면서 지도한다.

② 옆으로의 운동 : 무릎의 흔들거림에 주의하면서 side step, cross over step을 시행한다.

③ 감속 및 정지계 : 달려와서 재빨리 작은 제자리걸음 동작으로 서서히 감속하는 것으로부터 대시(dash)하여 후진하는 동작을 시행한다. 또한 정지시의 고관절, 슬관절의 굴곡동작을 시작하는 당초에는 크게 하고 조금씩 작아도 할 수 있도록 한다. 이들의 훈련과 수술 후 기간의 대응은 어디까지나 하나의 기준이며 개개의 사례의 상태와 능력에 따라 시행할 필요가 있다.

(4) 경기 복귀 : 본격적인 조깅이나 러닝은 수술 후 6개월부터, 또한 경기 복귀는 재건술 후 10개월을 목표로 하지만 동통이나 불안감 등의 자각증상과 함께 등속성 운동기계로 측정한 근력의 평가치를 경기 복귀를 위한 하나의 지표로 한다. 그러나 등속성 운동기계에는 기종이 많아 기종에 따른 측정치의 불규칙성이 인정되고 있어 스포츠 복귀를 위한 근력의 지표를 획일적으로 결정하는 것은 어렵다. 필자 등이 사용하고 있는 기계(ARIEL machine)에서는 경기 복

귀를 위한 근력의 지표를 체중비 (lbs 단위)로 하여 남성의 경우 슬신전근은 90~100%, 슬굴곡근은 60%로 하고 있다.

E ▮ 후방십자인대(PCL) 손상 후의 증상 · 진단, 치료와 재활치료

해부학적 특징

PCL은 대퇴골 과간와 내측 전방으로부터 기시하여 외방으로 뻗고 경골 과간 융기의 후방 및 후관절낭에 부착한다.

PCL의 역할은 경골의 후방 제동이며 그 손상에 의해서 계단을 내려갈 때에 손상된 측의 발을 올리는 순간 불안감을 호소하는 것이 특징적이다.

PCL 손상의 전형적인 손상기전은 슬 굴곡위치에서 경골 조면을 강타하여 경골이 강제적으로 후방 이동되는 것이다. 럭비, 축구, 유도 등에서 지면이나 마루를 무릎으로 강하게 짚었을 때에 일어난다. 교통사고에서도 많다.

증상 · 진단

손상 후의 동통으로서는 슬와부에 자발통이나 압통을 호소하는 사람이 많은데 PCL 단독 손상에서는 관절 혈증은 적다. 만성기에서는 굴곡시의 무릎 후방의 위화감을 호소하지만 불안정성의 호소는 대퇴사두근에 의해서 대상되므로 적다.

〈진단 기법〉

① 경골 후방 꺼짐 징후(sagging sign) : 환자를 앙와위로 하여 두 무릎을 90° 굴곡위치로 하든가, 90° 굴곡위치 그대로 두 발을 검사자가 들어올리면 환부 측의 경골 조면이 후방으로 꺼져 있는 것을 시진할 수 있다. Gravity test라고도 부른다.

② 후방 끌어내기 테스트 (posterior drawer test) : 전방 끌어내기 테스트와 마찬가지로 환자를 앙와위에서 두 무릎을 90° 굴곡위치로 하여 검사자가 경골 상단을 후방으로 밀어 넣어 테스트한다. PCL이 손상된 무릎에서는 원래 경골이 후방으로 아탈구 되어있기 때문에 이 위치로부터 끌어내면 "전방 끌어내기 테스트 양성"과 오인하기 쉬우므로 주의한다.

치료 · 재활치료

PCL 손상은 보존적 치료로도 대퇴사두근의 근력이 회복되면 높은 비율로 스포츠 복귀가 가능한 경우가 많다.

(1) RICE 치료 : 염증 증상이 인지되는 급성기에는 그 조기 진정을 목적으로 얼음 냉각을 주체로 한 RICE 처치를 한다. 급성 염증기가 지나면 경골의

후방 동요를 제동하기 위하여 하퇴 근위부를 후방으로부터 누르는 스트랩을 부착한 슬장구(제1부 제10장 그림 8 참조)를 장착시켜 하중을 시작한다.

(2) 관절 가동범위 개선훈련 : 급성 염증기가 지나면 조기에 관절 가동범위 훈련을 시작한다.PCL 손상의 경우 슬 굴곡에 수반하여 경골이 후방으로 꺼져 슬와부에 동통이 나타나는 일이 있다. 이 경골의 꺼짐을 억제하기 위하여 슬와부에 타월을 끼이어 넣고 굴곡영역의 가동범위 훈련을 하면 좋다.

(3) 근력 강화훈련 : 대퇴사두근은 경골의 후방 동요를 제동하는 작용이 있어 PCL 손상의 보존적 치료에서 대퇴사두근의 근력 강화훈련은 가장 중요하다. 근력의 회복 정도에 맞춰서 탄성 밴드를 사용한 leg extension이나 머신에서의 leg extension을 적극적으로 한다. 비하중시의 햄스트링스의 단독 수축은 경골의 후방 동요를 일으키기 때문에 leg curl 시는 경골의 후방 동요를 억제하기 위하여 하퇴 근위부에 강한 저항을 걸고 시행한다.

현저한 대퇴사두근의 근력저하가 없으면 하중 시에 후방 동요는 일어나지 않으므로 하중이 가능하게 되면 스쿼트 등의 CKC에 의한 근력 강화훈련도 적극적으로 시킨다.

(4) 스포츠 동작훈련/경기 복귀 : 러닝 등의 스포츠훈련은 슬 장구를 제거해도 ADL에 의한 불안이나 동통이 일어나지 않게 된 시점을 기준으로 시작한다. PCL 단독 손상의 경우 근력이 건전한 측과 동등 이상 있으면 스포츠 복귀가 가능하다고 한다.

F ▮ 외측 측부인대(LCL) 손상 후의 증상 · 진단, 치료와 재활치료

증상 · 진단

LCL 손상은 축구 등 강한 내번력(varus force)을 받았을 때에 일어나는데 우리 나라는 미식 축구가 없기 때문에 이 손상은 적다. 오히려 ACL 손상이나 PCL 손상에 합병되는 일이 많다. 특히 ACL 손상 직후에서는 경골 후외측의 통증과 도수검사로 내번 불안정성이 관찰될 때에 "LCL 손상"이라 생각되는 일이 많다. 진단 기법은 "외번 불안정성 테스트"가 중요한데 MRI검사도 한다.

치료

LCL 손상의 치료는 MCL과 마찬가지로 보존적 치료가 원칙이지만 불안정성이 심한 것은 ACL이나 PCL 손상을 합병하고 있는 경우가 많으므로 십자인대 재건술과 동시에 정복술도 시행된다.

재활치료

LCL 단독 손상의 예에서는 MCL 손상과 마찬가지로 하고 또한 십자인대 손상과의 합병 예에서는 그 십자인대 손상의 재활치료에 따라서 시행한다.

G ■ 반월판(meniscus) 손상 후의 증상 · 진단, 치료와 재활치료

반월판 손상의 치료와 재활치료에 대해서는 〈Ⅲ-7 :「슬관절」〉을 참조할 것. 반월 절제술 후에서는 즉각 가동범위나 근력 훈련을 시행하여 1개월 정도로 스포츠 복귀가 가능하다. 반월 봉합술을 시행하였을 때에는 ACL 재건술과 마찬가지의 재활치료 메뉴로 하중 시기를 2~4주일 늦춰서 시행하며 스포츠 복귀에는 6~9개월에서 시행하고 있는 경우가 많다.

참고문헌

(이 책을 집필함에 있어 참조한 서적 및 관련도서)

1 해부

1) Lanz J : Practische Anatomie, Springer-Verlag, 1972
2) Perkopf 지음, 小川鼎三, 石川浩一 옮김: 臨床應用局所解剖 譜, 醫學書院,1966
3) Anderson EE 편집, 森田 茂, 楠 豊和 옮김: グラント解剖學 譜, 第2版, 醫學書院, 1980
4) 金子丑之助 : 日本人體解剖學, 南山堂, 1973
5) Lang J, Wachsmuth W 편저, 山田致和 외 감역: ランッ下肢臨床解剖學, 醫學書院, 1979

2 운동생리

1) 猪飼道夫 편집 : 身體運動の生理學, 杏林書院, 1988
2) 宮下充正 외 편집 : フィットネス Q & A, 改訂第2版, 南山堂, 1993
3) 카르보빗지, 시닝 지음, 石河利寛 옮김 : 新版 運動の生理學, ベースボールマガジン社, 1976
4) 오스트랜드, 라달 지음, 朝比奈一男 감역: 運動生理學, 大修館書店, 1976
5) 朝比奈一男 감력: スポーツ生理學, 大修館書店, 1982
6) 宮下充正: トレーニングの科學的基礎, ブックハウスHD, 1993
7) 金久博昭: 筋のトレーニング科學, 高文堂, 1989
8) 田畑 泉, 山本正嘉 : 身體運動のエナジェテイクス, 高文堂, 1989
9) 眞島英信: 生理學, 第18版, 文光堂, 1986

3 스포츠의학, 스포츠 외상 · 장애

1) 中山鳥寬之 편저: スポーツ整形外科學, 南江堂, 1987; 개정 제2판, 1998
2) 林浩一郎 편집: スポーツ整形外科, メジカルビユー, 1994
3) 黑田善雄 외 편집 : スポーツ醫學マニュアル, 診斷と治療社, 1995
4) 黑田善雄, 中山鳥寬之 편집: スポーツ醫學 Q & A, 金原出版, 1988
5) 高澤晴夫, 井形高明 편저: 臨床スポーツ整形外科, 南江堂, 1994
6) 小出淸一 외 편집: スポーツ指導者のためのスポーツ醫學, 南江堂, 2000
7) 黑田善雄, 中山鳥寬之 감역: スポーツ醫學事典, 南江堂, 1992
8) 筑波大學スポーツクリニック 편집: スポーツ外來ハンドブック, 南江堂, 1992
9) 市川宣恭 편집: スポーツ指導者のためのスポーツ外傷 傷害, 改訂2版, 南江堂, 1992
10) 栗山節郎: スポーツ傷害救急ハンドブック, 不昧堂出版, 1987
11) 小出淸一: スポーツ外傷 障害 Q & A, 南江堂, 1995
12) 黑田善雄 외 편집: スポーツ外傷 傷害の治療-復歸へのガイド, 文光堂, 1987
13) 武藤芳照, 高岸憲二 감역: コーチングマニュアル : スポーツ傷害, 大修館書店, 1991
14) 栗山節郎 : 新　テーピングの實際, 南江堂, 1996
15) 栗山節郎 : 實踐テーピングのすべて, 教育出版センター, 1984
16) 中山鳥寬之 편집: テーピングハンドブック, 全日本病院出版會, 1995
17) 山本郁榮: 運動解剖からみたテーピングの實技と理論, 3版, 文光堂, 1993
18) 守屋秀繁 편집: スポーツ障害に對するテーピング, 國際醫書出版, 1995
19) 加瀨建造 : 寫眞とイラストによるキネシオ テーピング法, 道の日本社, 1984
20) 加瀨建造 : 症狀疾患別キネシオ テーピング法, 上 下卷, 道の日本社, 1987
21) 加瀨建造 : キネシオテーピング法, スポーツ編, 道の日本社, 1991
22) 川野哲英 : ファンクショナル テーピング, ブックハウス エイチディ, 1988

23) 田中信孝 : スパイラル テーピング, メディカルプレス, 1993

4 치료적 운동, 재활치료

1) 미국 스포츠의학회 편집, 日本體力醫學會體力科學編集委員會 감역: 運動處方の指針-運動負荷試驗と運動プログラム, 南江堂, 1997
2) Wasserman K et al 지음, 谷口興一, 吉田敬義 감역: 運動負荷テストとその評價法-心肺運動負荷テストの基礎と臨床, 南江堂, 1989
3) 荒川規矩男, 河合忠一 편집: 運動療法の實際, 南江堂, 1991
4) 村山正博, 河野一郎 편집 : 一般臨床 のためのスポーツ可否 許可基準ガイドブック, 南江堂, 1995
5) 村山正博 편집: スポーツのためのメデイカルチェック, 南江堂, 1989
6) 宮下充正, 武藤芳照 편집 : 運動療法ガイド - 正しい運動處方を求めて, 日本 事新報社, 1991
7) 松本清一, 石河利寛 감수: 中高年の運動指導テクニック, 文光堂, 1992
8) 和田 攻, 永田直一 편집: 運動療法と運動指導の進め方, 文光堂, 1992
9) 栗山節郎, 川島敏生 : スポーツマンの 運動療法, 南江堂, 1991
10) 栗山節郎 : 新 ストレッチングの實際, 南江堂, 1999
11) 淺見俊雄 감역 : ストレッチングハンドブック, 文光堂, 1989
12) 安田矩明 외 편집 : ストレッチ體操, 第4版, 大修館書店, 1982
13) Voss DE, Ionta MK, Myers BJ 지음, 福玉靖子 외 옮김: 神經筋促通手技, 제3판, 協同醫書出版, 1989
14) 中山鳥寛之 감수 : インジャード アスリート : ケガをした選手の醫學的管理と競技復歸, ブックハウス エイチデイ, 1994
15) 上田 敏 외 편집 : リハビリテーション基礎醫學, 醫學書院, 1983
16) 細田多穗 외 편집 : 理學療法ハンドブック, 개정 제2판, 協同醫書出版, 1991
17) 博田節夫 편집 : 關節運動學的アプローチ, 齒藥出版, 1990
18) 井原秀俊 외 : 關節トレーニング, 協同醫書出版, 1990
19) 中村隆一 외: 基礎運動學, 제4판, 齒藥出版, 1995
20) 岩倉博光 외 편집 : 運動器疾患とリハビリテーション, 齒藥出版, 1984
21) 栗山節郎, 川島敏生 : スポーツ リハビリテーション,不昧堂出版, 1994

22) Torg JS 지음, 大　襄 감역 :スポーツ外傷 障害のリハビリテーション, 醫學書院, 1990
23) 福林　徹 편집 : スポーツ外傷 障害とリハビリテーション, 文光堂, 1994
24) 市川宣恭 편집 : スポーツリハビリテーションプログラム－復歸のためのガイドライン, 文光堂, 1991
25) 日本整形外科學會 日本リハビリテーション醫學會 편집: 義肢裝具のチェックポイント, 醫學書院, 1982
26) ハリーラバック: ザ フット ブック, ブックハウス エイチデイ, 1982
27) 石塚忠雄 : スポーツシューズの醫學, 金原出版, 1996

5 컨디셔닝, 트레이닝

1) 栗山節郎 감수 : コンデイショニングバイブル, 森永製菓, 1987
2) 栗山節郎, 村井貞夫, 本間 美 : アスレチック マッサージの實際, 南江堂, 1993
3) 宮下充正 외 편집 : フィットネスQ & A－指導者のための基礎知識, 개정 제2판, 南江堂, 1993
4) 淸原伸彥, 小關博久, 栗山節郎 편집 : アスレチックトレーニングの實際, 南江堂, 1998
5) 武藤芳照, 村井貞夫, 鹿倉二郎 편집 : スポーツトレーナーマニュアル, 南江堂, 1996
6) Arnhaeim DD 지음, 渡邊一夫, 岩崎由純 외 옮김 : トレーナーズ バイブル, 道の日本社, 1991
7) 栗山節郎 감수 : ちょっとまってあなたのトレーニング, 毎日コミュニケイションズ, 1987
8) 栗山節郎 감수 : トレーニング用語辭典, 森永製菓, 1990

찾아보기

【 ㅈ 】

【 ㅊ 】